o coração do yoga

O livro é a porta que se abre para a realização do homem.

Jair Lot Vieira

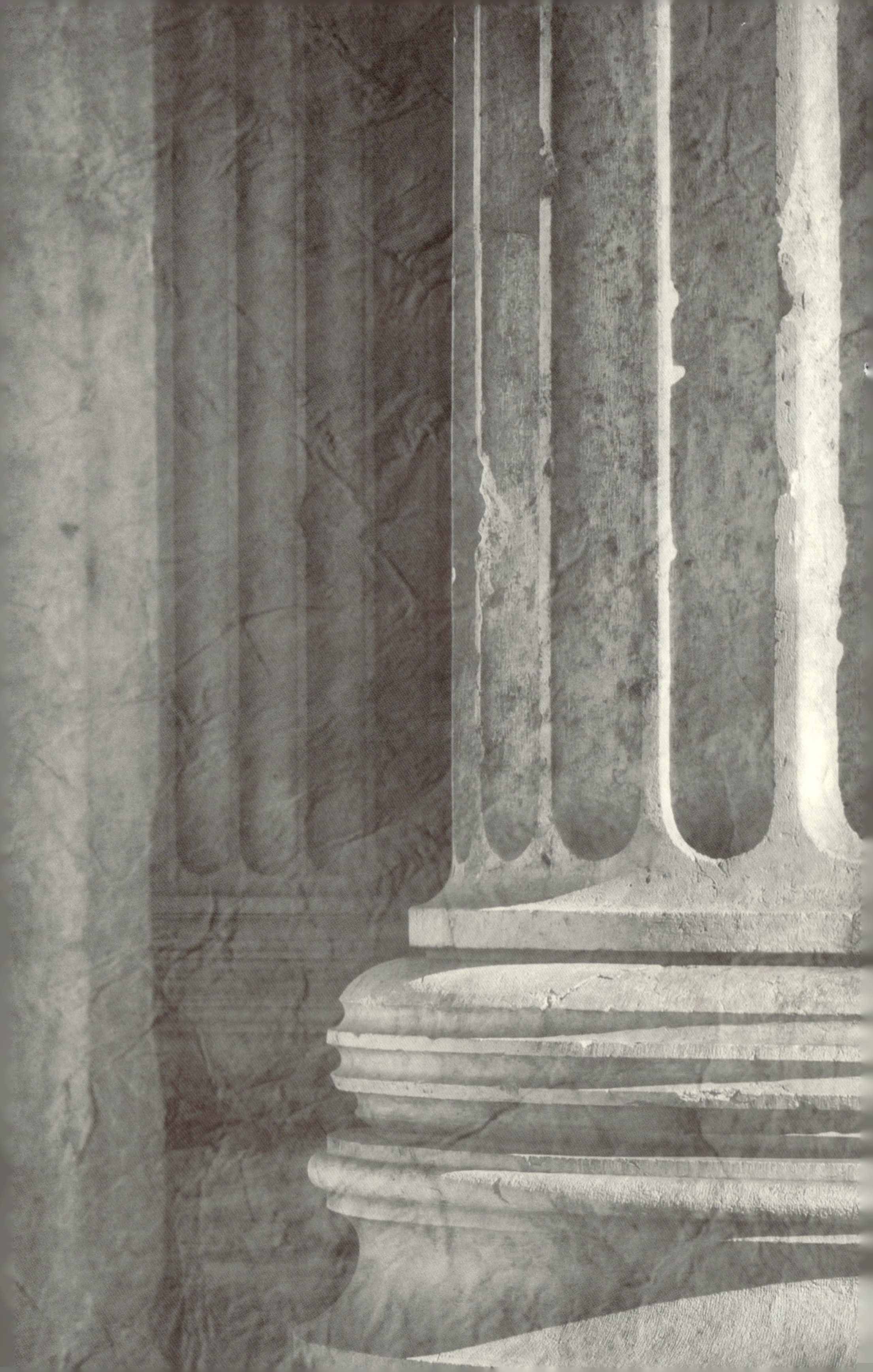

o coração do yoga

Desenvolvendo a prática pessoal

T. K. V. DESIKACHAR

Tradução
Greice Costa

Jornalista e roteirista.
Estudante de yoga e meditação desde 2003,
com aprofundamentos na Índia,
nos Estados Unidos, no Brasil e na Inglaterra.
Foi diretora de redação e *publisher*
da *Yoga Journal Brasil*.

mantra.

This edition was published in the USA by Healing Arts Press, a division of Inner Traditions International, Rochester, Vermont. This edition published by arrangement with Inner Traditions International,

Grafia conforme o novo Acordo Ortográfico da Língua Portuguesa.

2ª edição, 3ª reimpressão 2023.

Editores: Jair Lot Vieira e Maíra Lot Vieira Micales
Coordenação editorial: Fernanda Godoy Tarcinalli
Tradução: Greice Costa
Revisão técnica: Jorge Knak e Maria Nazaré Cavalcanti
Consultoria do sânscrito: João Carlos Gonçalves
Revisão: Fernanda Godoy Tarcinalli
Diagramação: Karine Moreto de Almeida
Capa: Marcela Badolatto | Studio Mandragora

Dados Internacionais de Catalogação na Publicação (CIP)
(Câmara Brasileira do Livro, SP, Brasil)

Desikachar, T. K. V.

O coração do yoga : desenvolvendo a prática pessoal / T. K. V. Desikachar ; tradução Greice Costa. – 2 ed. – São Paulo : Mantra, 2018.

Título original: The heart of yoga : developing a personal practice.

ISBN 978-85-68871-08-9

1. Ioga 2. Ioga – Técnicas I. Título.

05-6031 CDD 613.7046

Índice para catálogo sistemático:
1. Ioga : Técnicas : 613.7046

ABDR — Cópia não autorizada é crime — Respeite o direito autoral
EDITORA AFILIADA

mantra

São Paulo: (11) 3107-7050 • Bauru: (14) 3234-4121
www.mantra.art.br • edipro@edipro.com.br
@editoramantra

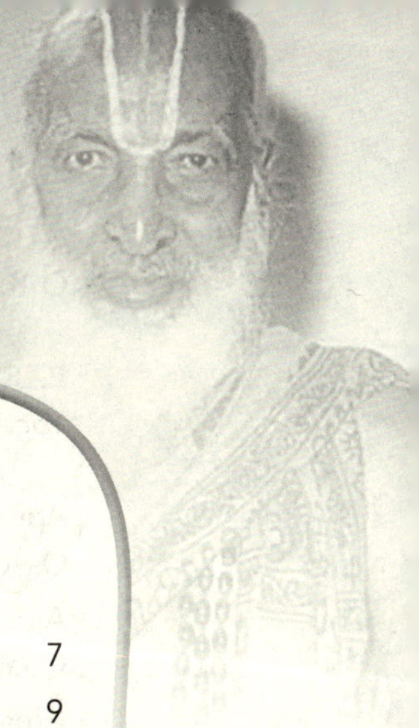

Sumário

Uma bênção, de Indra Devi 7

Prefácio, por Vanda Scaravelli 9

Apresentação à 1ª edição brasileira, por T. K. V. Desikachar 11

INTRODUÇÃO 15

A vida e o yoga de Śrī T. Krishnamacharya 17

PARTE I

A prática do yoga 41

1 Yoga: conceito e significado 43

2 Os fundamentos da prática de yoga 47

3 Os princípios da prática de *āsanas* 55

4 A construção cuidadosa de uma prática de yoga 65

5 Variações dos *āsanas* 91

6 *Prāṇāyāma* 103

7 Os *bandhas* 129

PARTE II

A compreensão do yoga 135

8 As coisas que obscurecem o coração 137

9 Ações deixam rastros 147

10 O mundo existe para ser visto e descoberto 153

11 Vivendo no mundo 157

12 O mundo existe para nos libertar 171

13 As qualidades da mente 189

14 Nove obstáculos no caminho do yoga 193

15 Os muitos caminhos do yoga 207

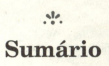

PARTE III
O *Yoga Sūtra* de Patañjali 217

PARTE IV
Yogāñjalisāram 313

Apêndice 1
Os textos mencionados neste livro 327

Apêndice 2
Quatro sequências gerais para prática 331

Glossário 337

Índice remissivo 345

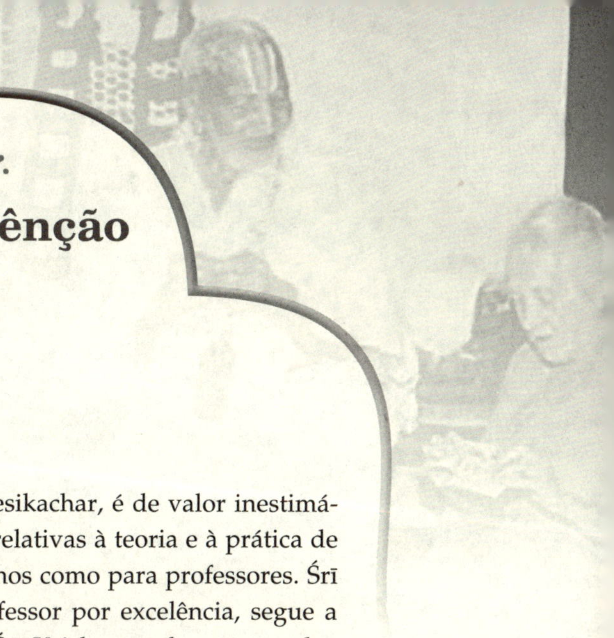

Uma bênção

Este livro, escrito por Śrī Desikachar, é de valor inestimável como fonte de informações relativas à teoria e à prática de yoga. É essencial tanto para alunos como para professores. Śrī Desikachar, ele mesmo um professor por excelência, segue a linhagem de yoga do seu pai, Śrī Krishnamacharya, um dos melhores professores de yoga de seu tempo. Foi uma grande sorte ter sido aceita por Śrī Krishnamacharya em suas aulas, em uma época em que eu não era apenas a única estrangeira, mas também a única mulher.

Que este livro sirva como guia e inspiração para todas as gerações de entusiastas do yoga que estão por vir.

Com bênçãos, luz e amor;
*do coração de Indra Devi**

* De origem russa, Indra Devi (1899-2002), a primeira aluna ocidental de Śrī Krishnamacharya, foi uma renomada professora de yoga que contribuiu significativamente para a disseminação do yoga no ocidente. Abriu sua primeira escola de yoga na China, incentivada por Śrī Krishnamacharya. Ensinou por muitos anos em Hollywood, tendo instruído diversas celebridades a partir de 1948. Inaugurou um Centro de treinamento para professores de Yoga no México, em 1961, e posteriormente ensinou na Argentina. Foi eleita presidente de honra da Federação Internacional de Yoga. (N.E.)

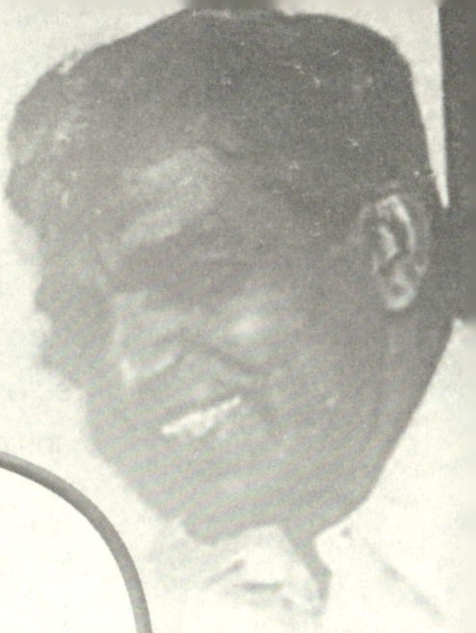

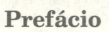

Prefácio

Eu sou grata por ter a oportunidade de escrever sobre Śrī Desikachar, um professor de yoga excepcional, e é com grande prazer que dedico estas poucas palavras para enfatizar a importância de seus ensinamentos.

Que bela pessoa é Desikachar! Basta estar ao seu lado para se sentir atraído por ele – estar em sua companhia é um prazer. A simplicidade é uma das características excepcionais de sua personalidade. Ele não se julga melhor que os outros de jeito nenhum. No mundo de hoje, é animador encontrar alguém que saiba tanto e ainda assim seja tão modesto. Humildade, do que resulta a simplicidade, é uma virtude muito preciosa. Desikachar é uma dessas raras pessoas que verdadeiramente vive essa qualidade.

Os anos que Desikachar passou na universidade obtendo sua graduação em Engenharia não foram perdidos. Pelo contrário, uma vez perguntei o que mais o ajudara no seu trabalho atual e ele respondeu: "Meus estudos de Engenharia". É provável que esse tipo de treinamento tenha estimulado sua inteligência brilhante, o que mais tarde lhe daria a habilidade de transmitir seus ensinamentos com clareza e precisão. Quando Desikachar fala, ele se expressa de uma forma natural e acessível, em uma linguagem que todos conseguimos entender. Ele caminha até você com passos leves, e o sorriso delicioso dá a entender que o seu coração está aberto.

Eu recebi um presente precioso em um dia em que ele cantou para mim e para meus amigos. Seus sons claros fluíam de uma forma delicada e ao mesmo tempo poderosa, seguindo o ritmo que vinha da sua bela voz. A atmosfera encantadora criada pelas vibrações daquele som preencheu a sala e permaneceu conosco por muito tempo depois que ele saiu dali.

Desikachar ajuda-nos a perceber que o essencial na prática de yoga é a respiração, porque cada postura e cada movimento se originam dela. Essa união equilibrada traz harmonia aos nossos corpos e mentes.

A maneira como ele consegue transmitir esses ensinamentos de yoga tão especiais é extraordinária. Ele tem grande respeito pelo assunto e pela pessoa a quem está transmitindo o seu conhecimento. Ele não o pressiona, mas, muito gentilmente, o conduz até a porta que, em algum momento, inesperadamente, pode se abrir para você entrar.

*Vanda Scaravelli**
Florença, Itália

* Musicista e professora de yoga, iniciou sua prática já idosa, e foi aluna de B. K. S. Iyengar e T. K. V. Desikachar. (N.E.)

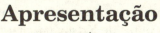

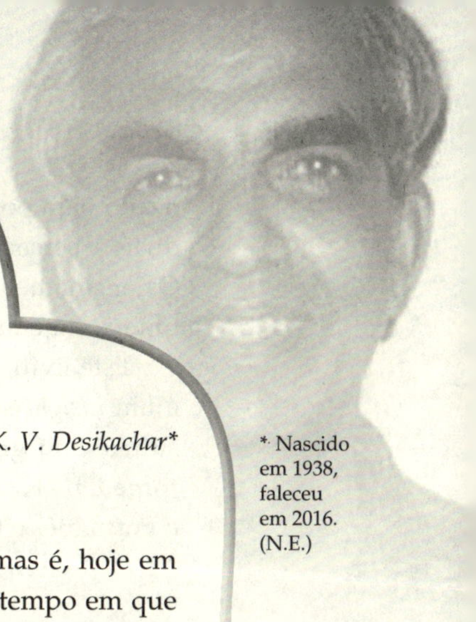

Apresentação
à 1ª edição brasileira

*por T. K. V. Desikachar**

* Nascido em 1938, faleceu em 2016. (N.E.)

O yoga teve sua origem humilde na Índia, mas é, hoje em dia, adotado no mundo inteiro. Nascido em um tempo em que a maneira de viver, a cultura, a estrutura social e a civilização eram muito diferentes, ainda assim ele encontra aceitação em cada canto do globo. Essa é a prova verdadeira de seu eterno apelo e de sua mensagem universal.

Essa mensagem já estava muito clara mesmo no primeiro texto de yoga – o *Yoga Sūtra*. De autoria do grande **Patañjali**, essa obra-prima é, de fato, o coração do yoga. O poder de sua mensagem está em sua simplicidade, profundidade e dignidade. A vastidão dos ensinamentos do yoga é nele apresentada em um estilo aforístico simples, em que os versos são breves, concisos, mas plenos de significado. Nos quatro capítulos que o compõem, o *Yoga Sūtra* apresenta todo o fundamento dos ensinamentos de yoga, e é considerado a autoridade final sobre o assunto.

Muitos mestres antigos consideravam que o que não é consistente com os yoga sūtras absolutamente não é yoga. Certamente, o grande **Krishnamacharya** – que é provavelmente o mais influente mestre de yoga dos tempos modernos – era um dos que acreditava totalmente no *Yoga Sūtra*. Ele baseou seu ensinamento inteiramente nessa escritura, e compartilhou o coração do yoga com todas as pessoas, seja nas áreas da saúde, da cura ou da espiritualidade.

Tive a imensa sorte de estudar por quase três décadas com esse grande mestre, que não apenas era um *expert* em yoga, mas também era fiel a **Patañjali** e a seus ensinamentos. Uma das mensagens-chave do *Yoga Sūtra*, que **Krishnamacharya** elucidou por meio de seu trabalho, foi a de que o yoga precisa ser personalizado para poder se adequar às diferentes necessidades individuais. É somente assim que o yoga torna-se especialmente efetivo. Os ensinamentos puros de **Krishnamacharya** beneficiaram a muitos enquanto ele viveu e continuam beneficiando ainda hoje.

Este livro, *O coração do yoga – desenvolvendo a prática pessoal*, é um *insight* sobre esses ensinamentos, pelo prisma dos yoga sūtras. Sou grato a **Greice Costa, Maria Nazaré Cavalcanti, Jorge Luís Knak** e **Luzia Araújo** por seu trabalho de trazer para o Português o texto desta primeira edição brasileira.

Abril/2005

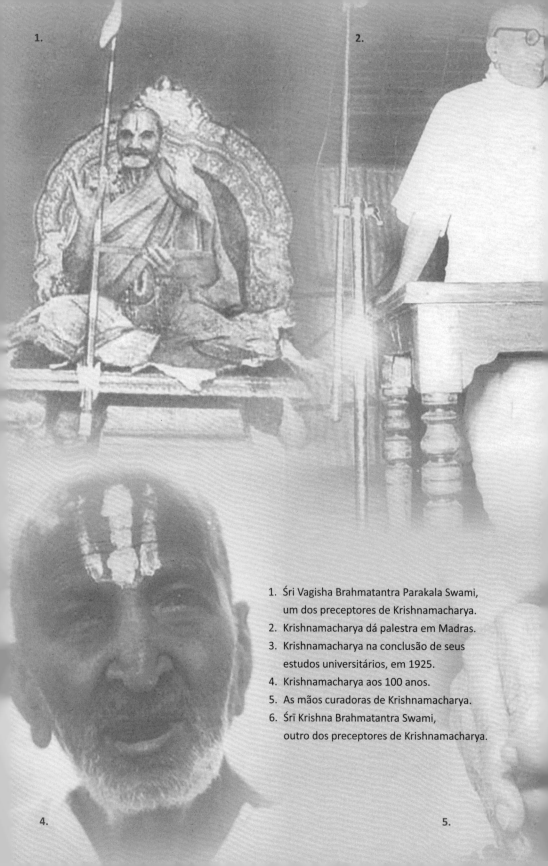

1.

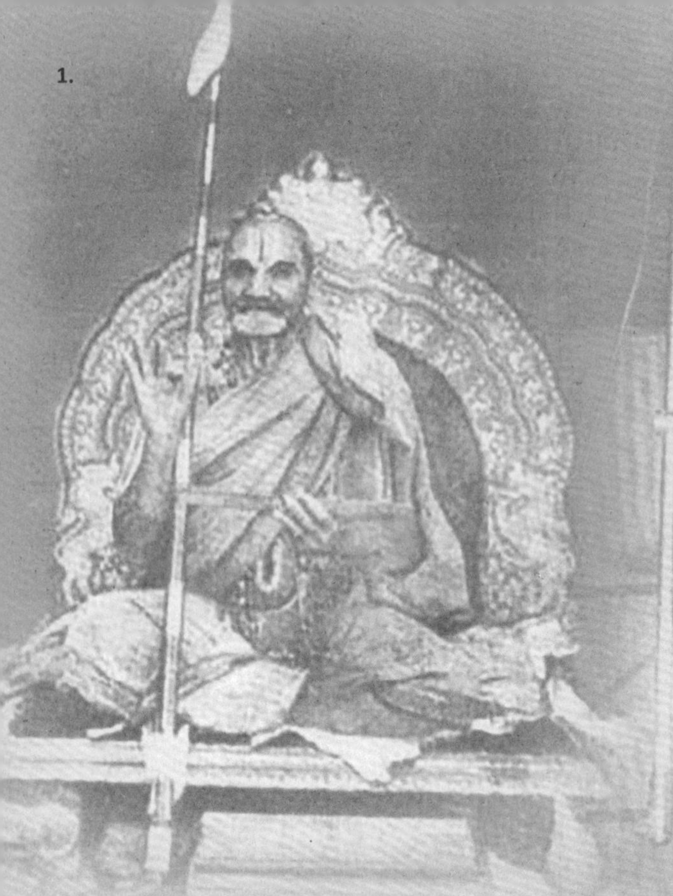

2.

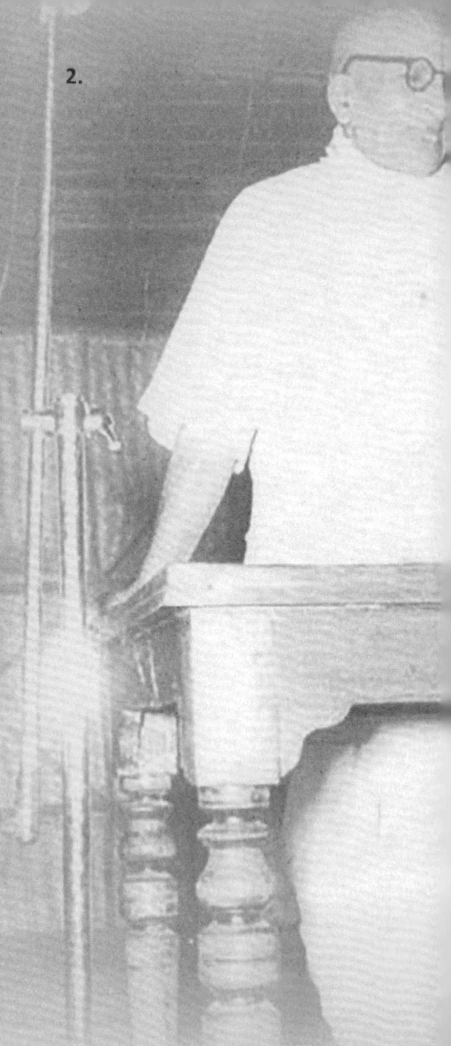

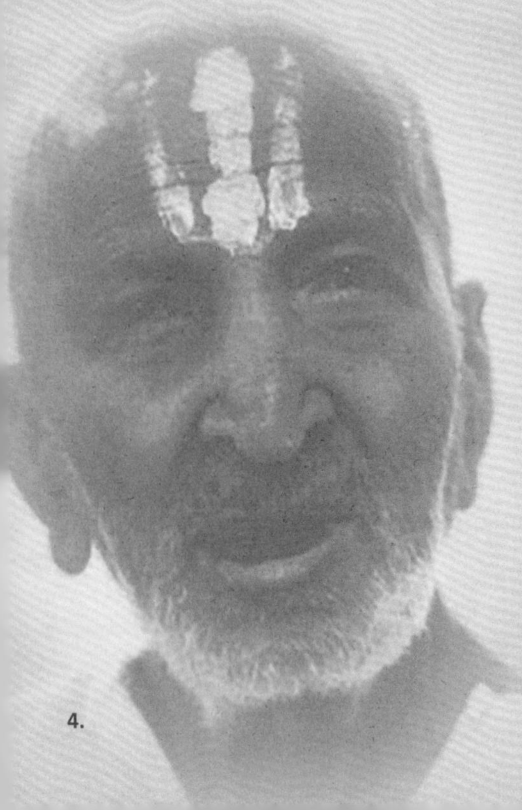

1. Śri Vagisha Brahmatantra Parakala Swami, um dos preceptores de Krishnamacharya.
2. Krishnamacharya dá palestra em Madras.
3. Krishnamacharya na conclusão de seus estudos universitários, em 1925.
4. Krishnamacharya aos 100 anos.
5. As mãos curadoras de Krishnamacharya.
6. Śrī Krishna Brahmatantra Swami, outro dos preceptores de Krishnamacharya.

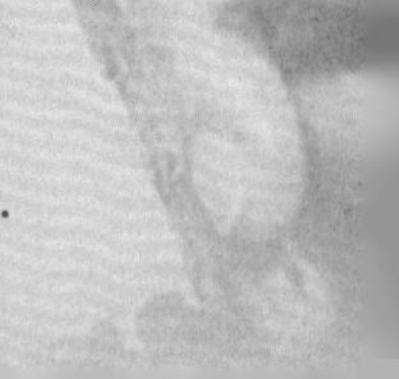

4.

5.

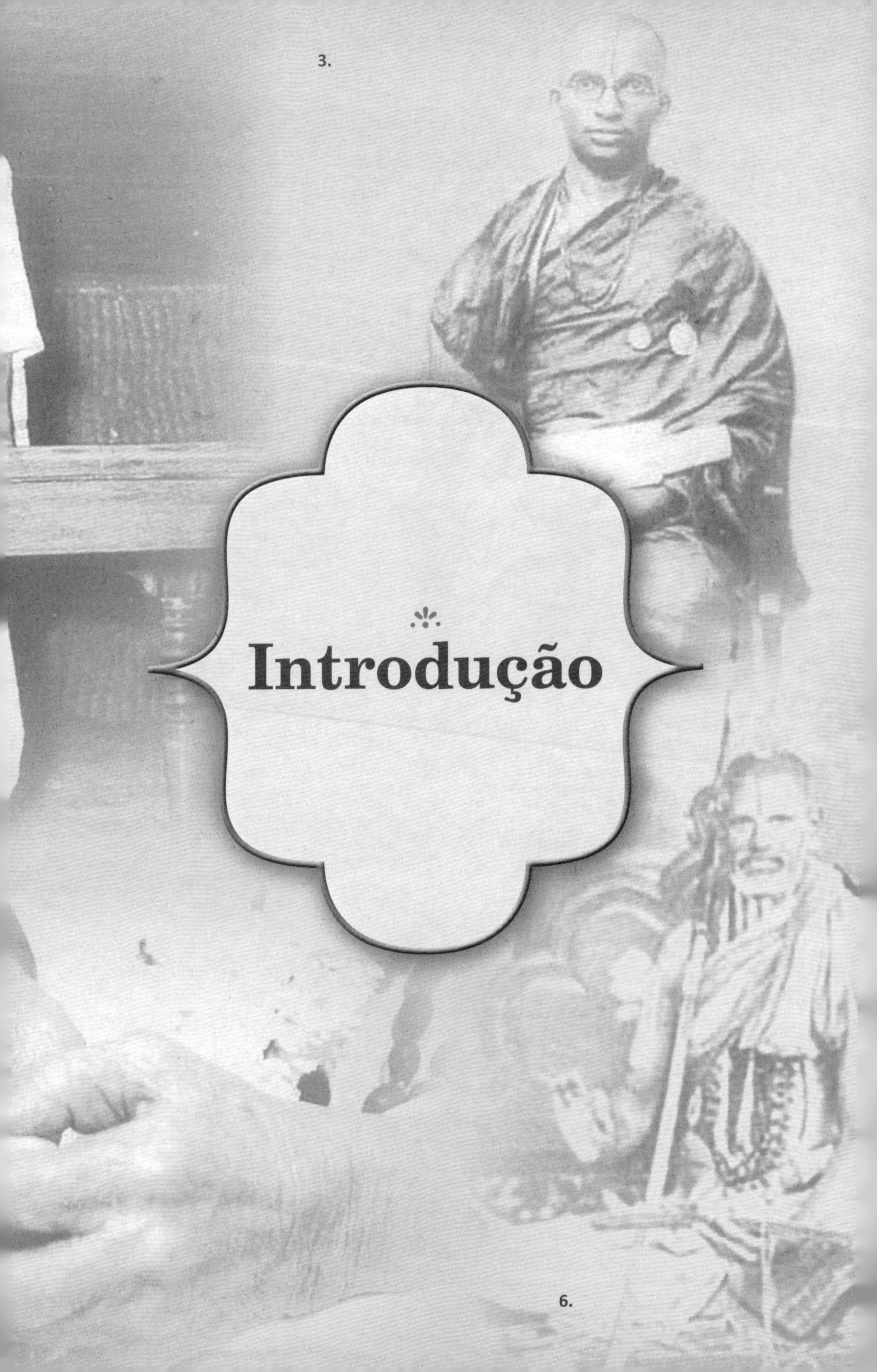

Introdução

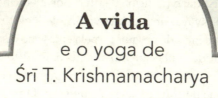

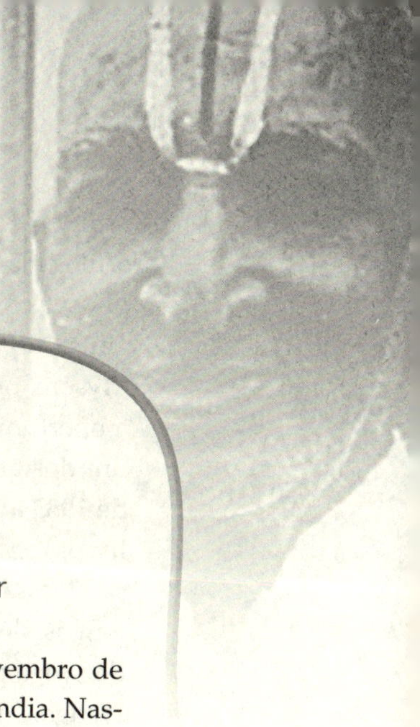

A vida
e o yoga de
Śrī T. Krishnamacharya

Uma entrevista com T. K. V. Desikachar

Tirumalai Krishnamacharya nasceu em 18 de novembro de 1888, em um vilarejo no estado de Mysore, ao sul da Índia. Nasceu em uma família que tem suas raízes ligadas ao famoso sábio sul-indiano do século IX, Nathamuni, autor do *Yoga Rahasya*, e primeiro professor na linhagem de gurus *Vaishnava*.

Krishnamacharya recebeu os primeiros ensinamentos em sânscrito e yoga de seu pai, antes de se tornar aluno no Brahmatantra Parakala Mutt, em Mysore, uma das mais reconhecidas e respeitadas escolas brâmanes. Matriculado aos doze anos, estudou os textos védicos e aprendeu os rituais védicos enquanto frequentava simultaneamente o Royal College de Mysore. Aos dezoito anos, mudou-se para Banaras, onde estudou sânscrito, lógica e gramática na universidade. De volta a Mysore, recebeu os fundamentos básicos completos da filosofia *Vedānta* de Śrī Krishna Brahmatantra Swami, diretor da Parakala Mutt. Depois, foi novamente para o Norte estudar *Sāṃkhya*, o sistema filosófico mais antigo da Índia, sobre o qual se fundamenta o yoga. Em 1916, foi para as montanhas do Himalaia, onde, aos pés do Monte Kailash, encontrou seu professor, Śrī Ramamohan Brahmachari, um sábio *yogi* que vivia com sua família perto do Lago Manasarovar, no Tibete.

Krishnamacharya passou mais de sete anos com seu professor, pessoa que exerceu uma considerável influência nos rumos que tomou na vida ao atribuir-lhe a imensa tarefa de disseminar a mensagem do yoga e de usar suas habilidades para tratar e ajudar pessoas doentes. Consequentemente, Śrī Krishnamacharya não se dedicou à carreira acadêmica, mas voltou para o Sul, onde estudou Āyurveda, o tradicional sistema de medicina indiano, e a filosofia do Nyāya, uma escola védica de lógica reconhecida por suas ferramentas de pesquisa e pela ênfase no discernimento, obtido a partir do conhecimento autêntico. Em 1924, retornou a Mysore, onde o *rāja*, um governante progressista, concedeu-lhe a oportunidade de abrir uma escola de yoga. O próprio *rāja* era um dos alunos mais entusiasmados de Krishnamacharya, que, de 1933 a 1955, ensinou yoga na escola e escreveu seu primeiro livro, *Yoga Makarandam* (Os segredos do Yoga).

Nessa época, sua reputação se espalhava pelo sul da Índia e mais além. Os primeiros alunos ocidentais vieram para estudar yoga com ele em 1937. Indra Devi estava entre eles. B. K. S. Iyengar, que se tornaria seu cunhado, recebera seus primeiros ensinamentos de yoga do aclamado professor. Em 1939 e 1940, Krishnamacharya recebeu a visita de uma equipe médica francesa querendo comprovar que um *yogi* experiente era capaz de interromper deliberadamente seus batimentos cardíacos. Para ele, o exame desse fato tão extraordinário não passava de uma demonstração muito chata, mas acabou fazendo-a em função de sentir-se responsável por validar o yoga aos olhos incrédulos do mundo científico.

Logo o trabalho e o interesse de Krishnamacharya voltaram-se para o tratamento de doentes, usando a medicina Ayurvédica e o yoga como agentes de cura. Ele se tornou cada vez mais conhecido e, em 1952, foi chamado a Madras para tratar de um renomado político que havia sofrido um ataque cardíaco. Finalmente, estabeleceu-se em Madras com sua família.

Da mesma forma que alunos indianos, mais alunos ocidentais vieram a Madras para estudar com ele. Gerard Blitz, que levou esses ensinamentos para a Europa, foi um dos primeiros a procurar por Krishnamacharya, bem como Jean Klein, professor de Advaita. Em 1976, T. K. V. Desikachar, seu filho e um de seus alunos mais próximos, fundou o Krishnamacharya Yoga Mandiram, uma instituição onde o yoga é usado para tratar de pessoas doentes e ensinado para alunos indianos e estrangeiros. Śrī Krishnamacharya ensinou e inspirou todos aqueles ao seu redor até seis semanas antes de sua morte, em 1989.

P: Como ambos, filho e aluno de Śrī Krishnamacharya, você deve ter sido uma das pessoas mais próximas a ele e aquele que o conheceu melhor. Você pode, por favor, nos dizer algo sobre Krishnamacharya, o perito em sânscrito, o curador e o *yogi*?

R: A principal razão pela qual meu pai se tornou perito em sânscrito relaciona-se à sua tradição familiar. Antigamente, pessoas como seus antepassados eram conhecidas como conselheiros, até mesmo para os reis. Hoje em dia, nós chamaríamos meu bisavô de algo como primeiro-ministro, por exemplo, mas, naquela época, o cargo de primeiro-ministro não era um cargo político da maneira como o conhecemos hoje. O avô de meu pai era mais um conselheiro, que dizia aos governantes o que era certo e o que era errado. Para isso, esses peritos naturalmente estudavam os textos antigos, que eram todos escritos em sânscrito. Assim, naquela época, era perfeitamente normal para alguém que cresceu em um meio como o de meu pai tornar-se versado em sânscrito; era a língua desses círculos, exatamente como o inglês é, hoje, a língua da tecnologia.

Em sua educação formal, ele teve de aprender sânscrito muito bem para conseguir ler e estudar os textos clássicos que descrevem as ramificações dos *Vedas*. O yoga é apenas uma delas, mas meu pai desenvolveu um interesse especial pelo tema, porque sua família esteve historicamente envolvida com isso. Um de seus ancestrais era o famoso *yogi* Nathamuni. O interesse pelo yoga é como um fio que atravessa a história de nossa família, e meu pai simplesmente pegou esse fio. O primeiro professor dele foi seu próprio pai.

Seu interesse foi mais além quando estudou com grandes mestres, no norte da Índia, e encontrou seu próprio professor especial, Ramamohan Brahmachari, na região do Lago Manasarovar, nas montanhas do Himalaia. Krishnamacharya permaneceu com seu professor por quase oito anos, e ele o introduziu no *Yoga Sūtra* e o ensinou como ajudar os doentes por meio do yoga. Muito do que é visto como uma particularidade do trabalho de meu pai vem desse professor.

É comum para alguém com uma tradição familiar como essa tornar-se um grande perito em sânscrito e ser versado na literatura e na religião que nos foi dada nos *Vedas*. Mas, porque seu professor disse a ele: "Você deve disseminar a mensagem do yoga", Krishnamacharya decidiu se tornar professor de yoga. Ele recusou muitas ofertas para trabalhar como professor de sânscrito, lógica, *Vedānta* e outros assuntos. Mergulhou em tudo aquilo que lhe havia sido ensinado até tornar-se um guru. Não foi uma tarefa fácil – na verdade havia batalhas internas para ele –, mas ele conseguiu.

Outro ponto importante foi que, por seu interesse em religião, especialmente na própria tradição Vaishnava, Krishnamacharya chegou aos ensinamentos de alguns grandes *yogis* do sul da Índia. Essas pessoas são chamadas *alvar*, que significa "alguém que veio até nós para governar". Os *alvar* direcionam a mente de outras pessoas, e são considerados uma encarnação de Deus. Sua grandeza lhes é outorgada quando bebês, e muitos deles não são originários de famílias brâmanes; algumas vezes vêm de famílias simples e humildes. Vieram ao mundo como pessoas extraordinárias. Śrī Krishnamacharya estudou os escritos desses mestres, que estão em nossa língua Tamil, e assim descobriu o significado do yoga conforme entendido no sul da Índia. Essa é a maneira pela qual ele conseguiu combinar os grandes ensinamentos do Norte, aprendidos com seu professor no Himalaia, com os grandes ensinamentos do Sul, oriundos dos mestres Tamil, os *alvar*.

P: Naquele tempo, era necessário que alguém, seguindo seu caminho, fosse para as montanhas do Himalaia para viver com um mestre?

R: Não. Essa foi uma decisão pessoal de Krishnamacharya. Ele resolveu que desejava aprender tudo sobre os *darśanas* védicos – os vários sistemas de pensamento indiano – porque algumas de suas ideias não eram aceitas por seus professores. Quando frequentava as aulas sobre *Sāṃkhya* e *Mīmāmsā*, em Mysore, ele prometeu que iria para as melhores universidades da Índia e aprenderia tudo o que houvesse sobre as várias escolas do pensamento indiano. Naquele tempo, o melhor lugar para estudar isso era Kashi – cidade hoje conhecida como Varanasi ou Banaras –, e assim foi para lá. Ele teve a sorte de ter tido a chance de ir, pois os professores de lá reconheceram suas habilidades especiais. Foi em Banaras que Krishnamacharya conheceu um professor chamado Ganganath-Jha, que o recomendou a um grande professor de yoga no Norte. Foi assim que ele partiu para o Tibete. Não foi uma necessidade, mas quase um acaso.

P: E o curador Krishnamacharya?

R: Para a maioria das pessoas, o yoga é simplesmente uma disciplina espiritual, mas está claro que, para meu pai, incluía outras coisas também. Uma de suas biografias conta como ele se preocupava com as pessoas doentes ainda quando aluno. Meu próprio pai me disse uma vez ter sido chamado para ver o governador britânico, que sofria de diabetes. Ele conseguiu ajudá-lo e, depois, partiu para continuar seus estudos no Norte, no Monte Kailash.

A capacidade de curar deve ter se originado de seu próprio *background*. Provavelmente foi seu pai quem primeiro lhe deu as indicações de como tratar a diabetes e outras doenças, pois no *Yoga Rahasya*, de Nathamuni, encontramos muitas observações sobre o uso do yoga no tratamento de pessoas doentes. A doença é um obstáculo no caminho da iluminação espiritual; esta é a razão pela qual você deve fazer algo sobre isso. Há muitas maneiras de tratar uma doença por meio do yoga: às vezes é necessário um mantra, às vezes uma mudança na dieta alimentar, às vezes certas posturas e às vezes *prāṇāyāma*. Provavelmente Krishnamacharya tenha ouvido sobre tudo isso em sua juventude e quis aprender mais sobre o assunto. Ficou claro para ele que, se quisesse aprender mais sobre a cura, teria de aprender sobre Āyurveda. Assim, procurou um professor conhecido chamado Krishna Kumar, em Bengala, e ficou com ele para aprender sobre essa prática. Finalmente, da mesma forma que conhecia os ensinamentos de Nathamuni sobre como usar o yoga para promover a boa saúde, meu pai tinha todo o conhecimento sobre Āyurveda na ponta da língua. Foi assim que soube da importância do pulso como fonte de informações sobre as condições de uma pessoa. Ele aprendeu isso dos mestres e também por meio do estudo de textos antigos sobre o assunto. Krishnamacharya sempre tomava o pulso de quem o procurava; uma das primeiras coisas que me ensinou foi como fazer isso. A capacidade de diagnosticar um estado tomando o pulso, usando Āyurveda e o sistema de saúde ióguico, foi o meio empregado por meu pai para dar aconselhamentos sobre o bem-estar físico, mental e espiritual. Assim, não é de causar espanto que ele, algumas vezes, operasse verdadeiros milagres.

P: O que torna o yoga de Krishnamacharya tão singular?

R: O que torna o ensino de yoga de meu pai tão singular é a sua ênfase em atender a cada indivíduo e à sua singularidade. Se nós respeitamos cada pessoa individualmente, isso naturalmente significa que sempre começaremos de onde a pessoa está naquele exato momento. O ponto de partida não é nunca a necessidade do professor, mas a do aluno. Isso requer muitas abordagens distintas; não existe apenas uma abordagem para todos. A maneira como o yoga é ensinado hoje em dia geralmente dá a impressão de que há uma mesma solução para os problemas de cada pessoa e um único tratamento para todas as doenças. Porém, o yoga afeta primeiro a mente, e a mente de cada pessoa é diferente. Na verdade, a cultura e o *background* de cada pessoa são diferentes também. Em cada caso, meu pai escolhia o que parecia ser necessário e útil: algumas vezes eram *āsanas*, outras vezes era uma oração, e outras ainda ele pedia que a pessoa interrompesse uma determinada prática de yoga, e então a recuperação acontecia. Há muitas histórias que poderia contar, todas mostrando a necessidade de uma abordagem individual para o yoga. Com isso, não quero dizer que devo dar apenas aulas particulares, mas, sim, que devo criar uma atmosfera em minhas aulas na qual cada aluno possa encontrar seu próprio caminho no yoga. Devo estar ciente de que cada um de meus alunos não é hoje a mesma pessoa que foi ontem, nem a mesma pessoa que veio semana passada, talvez até com questões parecidas. Essa é a mensagem mais importante que meu pai passou adiante, e é exatamente o oposto daquilo que vem sendo atualmente ensinado na maioria dos lugares.

A essência dos ensinamentos de meu pai é esta: não é a pessoa quem deve se adaptar ao yoga, mas a prática do yoga que deve ser moldada para servir a cada pessoa. Eu iria ainda um pouco mais além ao dizer que é isso o que torna a abordagem de meu pai diferente da maioria das outras de hoje em dia, em que tudo é muito organizado e você tem de se encaixar em uma determinada estrutura. Com o yoga de Krishnamacharya não há organização, e o indivíduo deve encontrar sua própria estrutura.

Isso implica que o progresso no caminho do yoga significa coisas diferentes para pessoas diferentes. Não devemos obstruir esse progresso ao deliberadamente estabelecer determinados objetivos. O yoga serve a pessoa, e o faz criando uma transformação, não dando informação. Essas são coisas bem diferentes. Por exemplo, este livro dá informações sobre vários tópicos, mas, para provocar uma transformação, eu explicaria cada tópico de maneira diferente para cada pessoa. Meu pai nos ensinou mais maneiras de lidar com uma pessoa no yoga do que encontrei em qualquer outro lugar. Quem deve ensinar a quem? Quando? E o quê? Essas são as questões principais a serem feitas no início de uma prática. Mas, subjacente a isso, há a questão mais importante de todas: como o poder da respiração pode ser usado? Isso é algo quase excepcional; em nenhum outro lugar dá-se tanta importância à respiração, e nosso trabalho tem mostrado que a respiração é uma droga maravilhosa, se é que posso usar esse termo.

P: Da mesma forma que a respiração, você, como seu pai, usa muitos sons e mantras. Os mantras pertencem à tradição indiana. Nós, no Ocidente, podemos nos relacionar com esse aspecto do yoga de Krishnamacharya?

R: Você deve compreender a palavra mantra corretamente. Não se trata de um símbolo hindu, mas de algo muito mais universal: é algo capaz de conduzir a mente de uma pessoa a um plano mais elevado. O som tem muito poder; a voz exerce uma tremenda influência. Pense simplesmente sobre como um orador pode atrair a atenção de uma plateia apenas pelo modo como fala. Na tradição indiana, aproveitamos essas qualidades do som. Usamos palavras em sânscrito, mas sua língua também é feita de sons. Na Índia usamos mantras porque, em virtude de sua tradição religiosa, significam algo para muitas pessoas. Mas eu nunca usaria um mantra de modo indiscriminado. Sempre podemos trabalhar no âmbito da própria tradição de um indivíduo. O que é universalmente válido é que os sons exercem uma forte influência sobre nós. Nosso trabalho tem comprovado isso continuamente.

P: Você pode nos dizer algo sobre a noção de estruturar uma prática de yoga de modo inteligente – o conceito de *viṅyāsa krama*?

R: Primeiro devo lhe perguntar: o que você quer dizer com "de modo inteligente"? Você, provavelmente, já ouviu a afirmação de que fazer o pouso sobre a cabeça traz mais sangue para dentro dela. Uma pessoa que sente que o fluxo sanguíneo na sua cabeça não está bom o suficiente pode concluir que o pouso sobre a cabeça é a melhor postura para ela. Mas, primeiro, deveríamos refletir sobre isso. Todos sofremos de um baixo fluxo sanguíneo na cabeça simplesmente porque ficamos em pé e andamos eretos? Suponha que alguém está tão tomado por essa ideia que começa a praticar essa postura todos os dias; se possível, é a primeira coisa que faz logo de manhã, talvez como o primeiro ou único *āsana*. Ao lidar com todos os tipos de pessoas, nossa experiência nos ensinou que quem faz isso acaba tendo enormes problemas no pescoço. São problemas que, mais tarde, resultam em uma grande tensão e rigidez naquela área, e em uma diminuição do suprimento de sangue em toda a musculatura do pescoço – precisamente o oposto daquilo que esperavam alcançar.

Uma abordagem inteligente do yoga significa que, antes de começar, você deve ter total clareza quanto aos vários aspectos dos *āsanas* que deseja praticar, e deve saber como se preparar para eles de modo a reduzir ou a neutralizar os efeitos indesejados. Com relação ao pouso sobre a cabeça, por exemplo, as questões são: meu pescoço está preparado para isso? Posso respirar bem nessa postura? Minhas costas são fortes o suficiente para levantar todo o peso das minhas pernas? Abordar sua prática de modo inteligente significa estar ciente de todas as implicações do que você quer fazer, seja isso *āsana* ou *prāṇāyāma*, e fazer as preparações e os ajustes necessários. Não basta apenas saltar se você quer alcançar o céu. Adotar uma abordagem inteligente significa trabalhar em direção ao seu objetivo passo a passo. Se você quer viajar para o exterior, a primeira coisa de que precisa é um passaporte. Depois precisa de vistos para os países que pretende visitar, e assim por diante. O simples fato de querer ir a algum lugar não torna a viagem possível. Todo aprendizado segue esse padrão.

P: Como Krishnamacharya concebia o significado dos *āsanas* na prática de yoga?

R: Meu pai nunca concebeu o yoga simplesmente como uma prática física. Yoga era muito mais sobre como alcançar o mais alto, que, para ele, era Deus. Assim, para Krishnamacharya, yoga significava dar passos que conduziriam a Deus, a fim de se tornar um com Deus. Esse caminho demanda muito mais daqueles que o seguem: desejo intenso, confiança e capacidade de manter os esforços continuamente. A doença, definitivamente, não é uma boa companhia no caminho, pois pode distrair a atenção; em vez de estarmos devotados a

Deus, conseguimos apenas pensar em nossas dores físicas. Os passos no yoga que concernem ao corpo físico são aqueles que deveriam nos permitir percorrer todo o caminho, não o contrário. Não é uma questão de fazer do corpo o centro de todas as atividades, nem de privá-lo de tudo. Yoga pode significar para uma pessoa tornar-se saudável novamente por meio da prática de *āsanas*; para outra pessoa pode significar encontrar ajuda na preparação para a morte – certamente não praticando *āsanas*, mas procurando encontrar uma forma de alcançar um estado mental apaziguado, em que não haja sentimentos de culpa. Talvez nesse caso eu ensinasse a pessoa a rezar. Para uma criança é interessante e significativo haver muito esforço físico – mas por que eu deveria ensinar uma pessoa de oito anos a fazer a postura do pouso sobre a cabeça ou a sentar-se em posição de lótus?

Yoga é em primeiro lugar uma prática destinada a tornar uma pessoa mais sábia, a capacitá-la a compreender as coisas melhor que antes. Se os *āsanas* ajudam nesse processo, ótimo! Se não, então alguns outros meios podem ser encontrados. O objetivo é sempre *bhakti*, ou, nas palavras de meu pai, aproximar-se da mais elevada inteligência, ou seja, Deus.

P: Quando Śrī Krishnamacharya ensinava, suas explicações eram sempre relacionadas aos textos antigos. Raramente havia uma explicação que não tivesse referência a uma observação apropriada de uma das escrituras dos sábios antigos. Havia um trabalho mais central aos seus ensinamentos?

R: O texto de yoga mais importante para meu pai sempre foi o *Yoga Sūtra* de Patañjali. Os outros textos certamente eram úteis, mas não havia nenhuma dúvida em sua mente em relação à relevância do *Yoga Sūtra*. Outro texto importante para ele foi o *Yoga Rahasya*, de Nathamuni. Naquele texto, há indicações sobre procedimentos práticos; é um livro preocupado com a questão de como o yoga pode ser adaptado para cada indivíduo. Há muita informação detalhada sobre a respiração durante o *āsana*, por exemplo. O *Yoga Rahasya* contém muita informação que não é dada no *Yoga Sūtra*. Além disso, o texto de Nathamuni coloca uma grande ênfase em *bhakti*, devoção a Deus. A *Bhagavad Gītā* é também um grande texto de yoga. Ele enfatiza a ideia de que o caminho para um poder mais elevado não implica que devemos negligenciar ou nos recusar a cumprir nossas obrigações na vida. Isso é o que torna a *Bhagavad Gītā* única. O livro nos diz que nossa busca não deveria ser uma fuga da vida. Para qualquer pessoa para quem os *Vedas* são importantes, a *Bhagavad Gītā* é um texto significativo. Ele relaciona muitas coisas das *Upaniṣads* de uma maneira fácil de entender, e, surpreendentemente, contém importantes indicações sobre coisas tais como técnicas de respiração e nutrição. Em detalhes como este, a *Bhagavad Gītā* é muito mais clara e precisa do que o *Yoga Sūtra*. Um texto como o *Haṭha-Yoga Pradīpikā* contém muita informação boa, porém o texto essencial é ainda o *Yoga Sūtra* de Patañjali. A compreensão desse texto é uma tarefa para a vida toda. Cada vez que o lê, você pode ver algo mais, algo diferente. Estudei-o oito vezes com meu pai, e penso que ele passou toda a sua vida estudando esse texto. Cada vez que o abordava comigo, meu pai conseguia dizer algo novo sobre o *Yoga Sūtra*. Seu último comentário sobre esse texto, escrito entre 1984 e 1986, continha ideias que ele nunca havia expressado antes. Em 1961, estudei com ele o verso referente ao *nābhicakra*[1], mas quantas outras informações sobre o corpo humano ele colocou em seu comentário posterior sobre esse mesmo verso! O *Yoga Sūtra* é um texto inspirador em todos os níveis, seja sobre o corpo, a respiração ou a mente.

[1] *Yoga Sūtra* 3.29.

Além do *Yoga Rahasya* de Nathamuni, que trata com mais detalhes e enfatiza a questão de *bhakti*, o *Yoga Sūtra* foi o texto seminal para Krishnamacharya.

P: Śrī Krishnamacharya era um homem de família e teve seis filhos. Você pode dizer algumas palavras sobre sua vida familiar?

R: Meu pai era uma pessoa muito responsável. Queria que nós todos praticássemos yoga e soubéssemos tudo o que ele sabia. Simultaneamente, encontrou tempo para cuidar de nossas necessidades. Lembro-me dele nos levando ao cinema quando eu tinha oito anos de idade. De alguma forma, entretanto, nós, crianças, éramos muito mais próximos de nossa mãe. Era sempre a ela que recorríamos quando precisávamos de alguma coisa.

P: Que papel o yoga desempenhou na família?

R: Quer gostássemos ou não, todos praticávamos yoga. Todos, incluindo minha mãe e minhas três irmãs, fazíamos *āsanas*. Lembro-me de ter visto minha mãe praticando *āsanas*, fazendo *prāṇāyāma* e meditando quando estava esperando minha irmã mais nova. Eu era o menos interessado, devo confessar. Quando meu pai estava por perto, no entanto, eu fingia que praticava *āsanas*. Meu irmão mais velho era o especialista.

P: Ao contrário das tendências da época, seu pai fez muito para promover o yoga entre as mulheres, e sua mãe praticava regularmente.

R: Sim. Como ela aprendeu tanto, eu não sei. Ela deve ter sido influenciada pelo meu pai, que ensinava em casa. Nunca o vi realmente ensinando minha mãe, mas ela era capaz de corrigir todas as nossas práticas. Ela sabia todos os textos de cor, mesmo sem ter tido muito ensinamento. Sua irmã era adepta do yoga também. Ela costumava acompanhar meu pai em suas viagens para palestras. E minhas irmãs ajudavam meu pai em suas aulas. Minha irmã mais nova agora ensina yoga. Algumas de nossas professoras são antigas alunas dele, incluindo minha esposa. A renomada professora de yoga americana, Indra Devi, estudou yoga com meu pai, em 1937.

P: É interessante que seu pai tenha escolhido a vida familiar em vez da vida de um *sannyāsin*. Qual era a atitude dele em relação a *sannyāsin*?

R: Ser um *sannyāsin* significa doar-se inteiramente a uma força superior, a Deus. Creio que meu pai foi um grande exemplo disso. Nunca houve qualquer dúvida de que ele sentisse que não era ele próprio quem realizava as coisas. Ele se considerava sem poder, e era sempre o poder do seu professor ou o de Deus que atuava através dele. Sempre alegava que tudo o que dizia e fazia vinha de seu professor e de Deus. Nunca reivindicou para si a descoberta de nada, mas sempre dizia: "Nada é meu; tudo vem de meu professor ou de Deus". Para mim, isto é *sannyāsa*. Você não pode ser um *sannyāsin* e, ao mesmo tempo, dizer que descobriu algo por si só. Ser um *sannyāsin* significa oferecer tudo o que você faz para seu professor ou para Deus. Meu pai era um exemplo disso. Aqueles que o conheceram sempre o viam pegar as sandálias de seu professor e colocá-las sobre sua cabeça, como forma de dizer que se sentia pequeno, menor que os pés de seu professor. Creio que meu pai era um *sannyāsin* por excelência, ainda que também fosse um homem de família; ele nunca vivenciou qualquer contradição entre viver com sua família e viver no verdadeiro espírito de um *sannyāsin*.

Sannyāsa, no sentido de usar mantos cor de laranja, de nunca ficar muito tempo em um lugar, mas andar por aí e pedir comida não era mais apropriado para os nossos tempos, na opinião dele. Manu, um de nossos grandes mestres, costumava dizer que, nesses tempos de kaliyuga, *sannyāsa* tornou-se impossível. O professor de meu pai disse-lhe que ele devia levar uma vida em família, e Nathamuni dizia que a vida em família é a parte mais importante da nossa existência. Com isso, ele não quer dizer apenas ter filhos, mas viver como outros vivem e ter responsabilidades. Até mesmo as *Upaniṣads* não insistem em *sannyāsa* no sentido formal da palavra. A *Bhagavad Gītā* não dá grande valor a *sannyāsa*. Nela, Arjuna vem a perceber que ele deveria se envolver com a vida, e não fugir às suas tarefas. Talvez seja apropriado para aqueles que já cumpriram todas as suas tarefas na vida escolher o caminho de *sannyāsa*, mas não há muitas pessoas assim. O que tradicionalmente se entendia pelo termo *sannyāsa*, atualmente não é mais possível.

P: Você estudou com seu pai por mais de 25 anos. Como foi que se tornou aluno dele?

R: Antes de mais nada, não é correto dizer que estudei com ele por 25 anos. Dizer isso dá a impressão de que eu era como um aluno na universidade, onde o dia todo é preenchido com estudos. Não; vivi com ele 25 anos da minha vida adulta e, durante esse tempo, também estudei com ele. Nesse sentido, estudar com meu pai foi como ir para outro país e, lentamente, familiarizar-me com a língua, os costumes e os hábitos das pessoas de lá. Foi assim que aprendi com ele. Ele me ensinou a compreender textos importantes, como as *Upaniṣads*. Aprendi como recitar esses textos e como interpretá-los. Ele me dizia o que tinha de aprender e decidia o que eu deveria ensinar. Por exemplo, quando eu estava pensando sobre a possibilidade de aceitar um convite da União Europeia de Yoga, ele disse: "Vá para o congresso de yoga na Suíça!", e eu fui. Disse-me para ir ensinar Krishnamurthi, e assim eu o fiz, e meu pai me disse como fazê-lo.

Viver com ele, estar com ele, vê-lo, comer com ele, e tudo o mais foram os aspectos mais importantes da minha vida. Estudei com ele também, o que me permite explicar isto ou aquilo do *Yoga Sūtra* para você hoje. Mas minhas explicações contém mais da minha experiência com ele, da minha vida compartilhada com ele, do que de suas próprias palavras. Tudo isso foi uma grande dádiva para mim. Tudo aconteceu em nossa casa: seus tratamentos, seus ensinamentos, nossa vida em família, tudo. Essa foi a parte essencial do meu "estudo" com ele.

P: Como era a sua forma de ensinar? Como ele ensinava e o que você aprendeu?

R: Aprendi *āsanas*, mas precisei trabalhar neles apenas por seis meses ou algo assim. Tinha 25 anos e era bem flexível. Ele sempre me levava às palestras e eu tinha de demonstrar os *āsanas* para a plateia enquanto ele explicava suas particularidades. Ele me dizia como deveria praticá-los, e eu fazia o que ele dizia.

Não achava os *āsanas* difíceis, e minha própria prática de *āsana* não desempenhou um papel importante em seus ensinamentos. Muito mais tempo foi dedicado ao estudo dos textos, a aprender a ler pulsos, a trabalhar com pessoas doentes e a aprender os princípios importantes para o ensino do yoga. Eu tinha de ensinar primeiro e fazer perguntas depois. Por exemplo, não sabia como ensinar yoga para gestantes, então perguntava e ele me dava as orientações. Ele observava meus alunos e meu trabalho com eles atentamente. Mesmo em 1989, ano em que morreu, nunca hesitei em pedir a sua orientação, e ele sempre me dava uma resposta.

Quando comecei meus estudos com ele, às vezes me dizia: "O que você está ensinando agora está errado". Ele dizia isso diante dos alunos, mas não me sentia envergonhado. Pelo contrário, ficava feliz que os erros pudessem assim ser evitados. Meus alunos não se incomodavam nem um pouco com essa prática. Ao contrário, o fato de receber orientação do professor era visto como grande sorte. O bem-estar dos alunos era sempre central aos nossos ensinamentos, e eu não via problema algum em dizer a eles que teria de pedir a orientação de meu pai por não saber o suficiente. E meu pai era sempre muito gentil e me dizia o que deveria ser feito. Essa forma de ensinar requer gentileza do professor e muita modéstia e humildade por parte do aluno. Posso dizer que viver com ele, conseguir observá-lo trabalhando, cuidando-se quando estava doente, preparando suas refeições e realizando outros rituais, tudo isso foi o verdadeiro ensino de yoga que recebi dele.

Claro que havia o estudo dos textos também, o que levou muito mais tempo que a técnica de *āsana*, pois uma vez que você compreendeu isso não há nada mais a dizer a esse respeito. Os textos dão o conteúdo da sua prática e tornam o que você faz compreensível. O estudo de determinados textos era obrigatório, e aqui também a relação entre professor e aluno estava acima de tudo. Primeiro eu tinha de decorar o texto que ele escolhia. Tais textos são recitados de uma maneira particular. Há certas regras, e há um esquema constituído por ouvi-los e repeti-los conforme você aprende. Somente após ter aprendido de cor, os textos são explicados, e as explicações são dadas da forma que o professor julga apropriada para cada aluno. Um ensino como esse só é possível quando você vive com seu professor. Antigamente essa era, na verdade, a única forma que os professores podiam usar para passar os textos antigos.

P: Hoje em dia não é tão fácil viver em tal proximidade com seu professor. O que podemos fazer?

R: Vejo uma grande diferença entre o esforço que meu pai empreendeu para seguir seu caminho e o conforto que tive ao aprender yoga. Ele deixou sua casa e foi para o Norte, no Tibete, longe de sua gente e de sua cultura, e ficou lá por quase oito anos. Eu tinha apenas de subir alguns degraus para receber meu ensinamento. Vivíamos na mesma casa. No início, dividia meu tempo entre trabalho e estudo. Talvez tenha perdido alguma coisa ao fazer desse jeito, mas meu pai quis que fosse assim.

Creio que não precisamos necessariamente viver com um professor hoje em dia. Em vez disso, devemos trabalhar em nosso próprio ambiente, e, então, ver pessoalmente nosso professor de tempos em tempos, a fim de encontrar um ponto de referência. Ter um ponto de referência é absolutamente necessário. Precisamos de alguém que possa segurar um espelho na nossa frente. Caso contrário, rapidamente vamos começar a imaginar que somos perfeitos e sabemos tudo. Esse relacionamento pessoal não pode ser substituído por livros ou vídeos. Deve haver uma relação, uma verdadeira relação, uma relação que seja fundamentada na confiança.

P: Você pode contar um pouco do seu relacionamento com o seu professor?

R: Meu pai era meu professor, e uma pessoa encantadora. Ele tinha uma imensa bagagem de treinamento e sabedoria. Nós tínhamos uma diferença de cinquenta anos de idade, então havia mesmo uma grande diferença entre nós. Sua educação e experiência eram muito diferentes das minhas, mas o que mais lembro é que ele sempre vinha até o meu nível quando trabalhava comigo. Eu sou uma pessoa educada à maneira ocidental e ele era um professor muito tradicional. Ele via que eu era diferente e adaptava seus ensinamentos para mim. Eu tomei isso como um grande exemplo do que podemos fazer pelos outros como professores.

O fato de eu ser seu filho nunca interferiu no relacionamento, mesmo sendo diferente a relação entre um pai e um filho e a relação entre um professor e um aluno. Vivíamos na mesma casa com todos os nossos familiares. Eu era um aluno lento, fazia coisas estúpidas, e mesmo assim ele nunca me deu indicação de que eu estivesse em falta. Ele apenas dizia palavras de apoio, como "você não tem a bagagem que eu tenho", e pacientemente perseverava comigo.

P: Existia também a relação pai/filho?

R: Quando ele era professor, era professor. Ele esperava que eu fosse pontual. Se me pedisse para sentar, eu deveria sentar. Esta é a tradição indiana. Ele tinha a habilidade de separar a relação de professor da de pai. Eu também tive muito tempo como seu filho, fazendo as coisas naturais que pai e filho fazem juntos.

P: Nos dias de hoje há muito interesse em entender o não dualismo. Alguns professores dizem que é tudo de que precisamos. Qual é a diferença entre o que o seu pai ensinou e *Advaita Vedānta*?

R: Meu pai dizia sobre *advaita*, e eu cito: "A palavra *advaita* tem duas partes, *a* e *dvaita*". Então, para descobrir o que é *advaita*, devemos primeiro entender *dvaita*. É uma ideia muito interessante. Em outras palavras, para saber o que é *advaita*, não dualismo, é preciso primeiro compreender *dvaita*, dualismo. Devemos começar com a realidade da nossa situação. A maioria de nós está em dualismo, e temos de aceitar o dualismo e começar do dualismo antes que ele possa tornar-se um, antes de conhecermos a não dualidade. Imagine: se existisse apenas unidade, não existiria a palavra ou o conceito de *advaita*. O próprio conceito de *advaita* implica em dois. O yoga torna isso claro. Há dois no começo – pelo menos esse é o hábito da mente humana. O yoga liga os dois, e por meio dessa ligação o dois torna-se um. Portanto, o yoga é o passo na direção de *advaita*. A dualidade deve ser reconhecida, depois reunida, de outro modo, até que a ideia de *advaita* se transforma em objeto. No momento em que digo que sou um *Advaitin*, estou fazendo da palavra *advaita* um objeto, e assim crio uma divisão em mim mesmo. Yoga é o método e o caminho para fazer dessa grande compreensão uma realidade. É por causa disso que o maior professor de *Advaita Vedānta*, o primeiro Shankaracharya, enfatizou a prática do yoga em muitos de seus livros. Muita gente não sabe que Shancaracharya, o grande mestre de *Advaita Vedānta*, comentou o *Yoga Sūtra*, explicando a importância do yoga e destacando a relevância de aspectos como *nāda* [som] e *bandha* [chaves de energia do corpo]. Ele falou de yoga como um meio importante para atingir aquele objetivo chamado *advaita*.

P: Muitas organizações espirituais de hoje ensinam alguma forma de yoga como parte do seu caminho recomendado. Mas muitas dessas práticas de yoga parecem bem diferentes das recomendações de seu pai, ou parecem enfatizar outros aspectos.

R: O que importa, finalmente, é o que uma pessoa percebe. Se alguém fica mais feliz com o que essas grandes organizações oferecem, então, para essa pessoa, a associação é correta. Eu tenho bons amigos que se beneficiaram grandemente por pertencer a esse tipo de organização. Eles não são meus alunos, mas aprenderam a praticar yoga da maneira como meu pai ensinava. Suas vidas nessas organizações se tornaram muito mais ricas e claras por meio da prática do yoga.

P: Há uma enorme variedade de práticas de yoga, e falam de muitos tipos diferentes de yoga. Por que isso?

R: Porque o yoga não é algo fixo, preestabelecido. Yoga é criação. Eu sei que a forma como você ensina é diferente da minha maneira de ensinar, e a minha maneira de ensinar é diferente de como meu pai ensinava. Nós todos temos experiências diferentes, bagagens diferentes, perspectivas diferentes sobre o yoga e por que ele é importante para nós. Não é surpresa que pessoas diferentes encontrem ideias diferentes em um mesmo ensinamento de yoga. Até mesmo em nossa própria instituição de yoga, diferentes professores ensinam de formas diferentes, de acordo com suas perspectivas e interesses em yoga. O *Yoga Sūtra* diz que cada pessoa obtém coisas diferentes de um mesmo ensinamento, dependendo de sua perspectiva. Não há nada de errado nisso. É assim mesmo.

P: Parece um pouco estranho, no entanto, que vários professores – todos eles alunos do seu pai Krishnamacharya – possuam métodos muito diferentes de ensinar.

R: Bem, aqui há duas questões: quanto tempo durou a associação deles com meu pai e o quanto estavam por conta própria, sozinhos, quando foram convocados a lecionar. Minha associação com meu pai foi muito longa. Eu o observei ensinando em estágios diferentes de sua vida, de 1960 até o fim. Ele ensinava de maneira diferente pessoas diferentes, de acordo com suas necessidades, idade, saúde, e assim por diante. Isso me ensinou muitas coisas. Além disso, nesses 30 anos, fui exposto a muitos aspectos de seu ensinamento. Eu tive a realidade do dia a dia e pude absorver muito dos seus ensinamentos. Ao mesmo tempo, podia sempre retornar a ele com perguntas e estudos sobre cada caso. Dessa maneira, ele me ajudou a ser professor. Tome o seu próprio caso como exemplo. Se você tivesse algum problema de saúde quando chegou a mim, eu poderia facilmente ir até meu pai e pedir a sua ajuda. Tive então uma enorme exposição, da qual outros alunos, que agora também são professores, não puderam desfrutar. Quando foram chamados para ser professores, eles encontraram outras maneiras de ensinar, e tudo bem que seja assim.

P: O yoga pode ser ensinado em uma aula em grupo ou deve ser sempre "um a um" com o professor?

R: Muitas coisas podem ser ensinadas em uma aula em grupo. Frequentemente, o apoio do grupo para pessoas que compartilham os mesmos interesses ou dificuldades pode ser muito útil, como no grupo de pacientes de cirurgia de marca-passo, para quem lecionamos aqui no Mandiram. Entretanto, como meu pai dizia: "nós não somos mágicos, e não é fácil lidar com muitas pessoas ao mesmo tempo". No yoga, o propósito é trazer alguma mudança, e o professor é o ponto de referência. Você sempre se lembra do que o professor lhe disse – não do que você leu no livro ou do que ele falou na aula, mas do que ele disse a você. Você precisa do professor, dessa intimidade. Yoga é íntimo. Não há yoga entre um e um milhão. Yoga é entre dois – o professor e o aluno. Nas *Upaniṣads*, isso é declarado com beleza: na educação, o primeiro requisito é o professor, o segundo é o aluno. O que deve acontecer entre eles é o aprendizado. Como isso vai acontecer? Por meio do ensino constante daquilo que é relevante para o aluno. Isso é educação.

P: Às vezes o yoga é descrito como um longo e árduo trabalho para alcançar uma meta. O que você acha?

R: Depende da meta. Geralmente, as pessoas fazem yoga por uma razão mais simples e progridem passo a passo para práticas mais exigentes. Cada passo pode ser agradável, adaptado à realidade em que cada pessoa está no momento. Como o meu pai dizia, se você vai passo a passo, não haverá problemas. Aproveite cada passo. Tentar pular muitos passos de uma vez pode ser um problema.

P: Qualquer pessoa pode praticar yoga?

R: Qualquer pessoa que quiser pode. Qualquer pessoa pode respirar; portanto qualquer pessoa pode fazer yoga. Mas não é todo o tipo de yoga que alguém pode praticar. Deve ser o yoga certo para a pessoa. O professor e o aluno se encontram e decidem o programa que é aceitável e que se adapta à pessoa.

P: No mundo inteiro há muitos professores que são conhecidos como gurus. Muitos são da Índia; outros, não. Há uma compreensão popular agora da palavra guru. Na tradição do yoga, o que é um guru?

R: Um guru não é alguém que tem seguidores. Um guru é alguém que pode me mostrar o caminho. Vamos supor que eu esteja em uma floresta e, por alguma razão, tenha me perdido. Então, encontro alguém e peço: "Por favor, mostre-me o caminho de volta para casa". A pessoa diria: "Sim, vá para este lado". Eu respondo: "Muito obrigado", e sigo o caminho. Aquele indivíduo foi um guru.

Há uma imagem no mundo hoje de que o guru tem os seus adeptos que o seguem, como se ele fosse o Flautista de Hamelin. Isso não é bom. O verdadeiro guru é o que lhe mostra o caminho. Você segue o caminho, e então vai sozinho, por sua conta, porque você conhece a sua casa e você é grato. Posso sempre agradecer meu guru naturalmente e apreciar a relação com ele, mas não preciso segui-lo, porque senão não estaria no meu próprio lugar. Seguir o caminho do guru é uma outra forma de perder a si próprio. O conceito de *svadharma* em yoga significa "o seu próprio *dharma*", ou "o seu próprio caminho". Se você tenta fazer o *dharma* de outro, problemas acontecem. O guru o ajuda a encontrar o seu próprio *dharma*.

P: O seu pai era um guru?

R: Ele nunca disse que era, mas muitas pessoas achavam que sim.

P: Por que ele nunca disse isso de si mesmo?

R: É uma pergunta delicada, mas como ele era meu pai, posso lhe dizer. O guru não é alguém que diz: "Eu sou o guru". Há grandes histórias nas *Upaniṣads* sobre o guru que rejeitou a própria ideia de ensinar. Uma das qualidades de uma pessoa que é lúcida, que é sábia, é não precisar dizer "eu sou lúcido, eu sou sábio". Não há necessidade de dizer isso. A pessoa conhece o caminho e mostra-o. É simples. Humildade é uma das qualidades da pessoa que tem clareza – não há nada para provar a ninguém. Meu pai era assim.

P: Em 1976, o Krishnamacharya Yoga Mandiram foi fundado em Madras. Que tipo de trabalho é realizado lá?

R: Essencialmente, nós fazemos três coisas: primeiro, estamos disponíveis a qualquer pessoa que esteja buscando ajuda. Entre estes que vêm a nós existem pessoas com problemas ou que estão doentes. Isso segue a tradição de meu pai; ao longo de toda a sua vida como professor, ele era constantemente procurado para aconselhamento e para dar ajuda a pessoas que sofriam todos os tipos de enfermidade. Não era nossa intenção que o foco no trabalho com os doentes se tornasse uma parte tão grande das atividades do Mandiram, mas agora somos uma instituição reconhecida pelo Departamento de Saúde.

Segundo, nós oferecemos instrução a qualquer pessoa que a busque. Se alguém quer conhecer yoga, pode vir e aprender aqui. Por instrução eu não me refiro apenas à instrução em *āsanas*. A instrução de yoga no Mandiram inclui o aprendizado de toda a herança espiritual e cultural da Índia. Damos aulas de recitação dos textos védicos e também sobre importantes textos antigos como as *Upaniṣads*, o *Yoga Sūtra* e o *Yoga Rahasya*.

A terceira área na qual trabalhamos é a de pesquisa e projetos de estudo. Mais por acaso do que qualquer outra coisa, começamos nos perguntando sobre como os vários aspectos do yoga poderiam ser investigados mais profundamente. Estamos fazendo isso para tornar nosso trabalho de alguma forma mais próximo a outros sistemas. Por exemplo, desenvolvemos pesquisas sobre o tratamento da dor nas costas e sobre o trabalho com deficientes mentais. Outro projeto no qual estamos trabalhando diz respeito a como apresentar ao público os ensinamentos de meu pai.

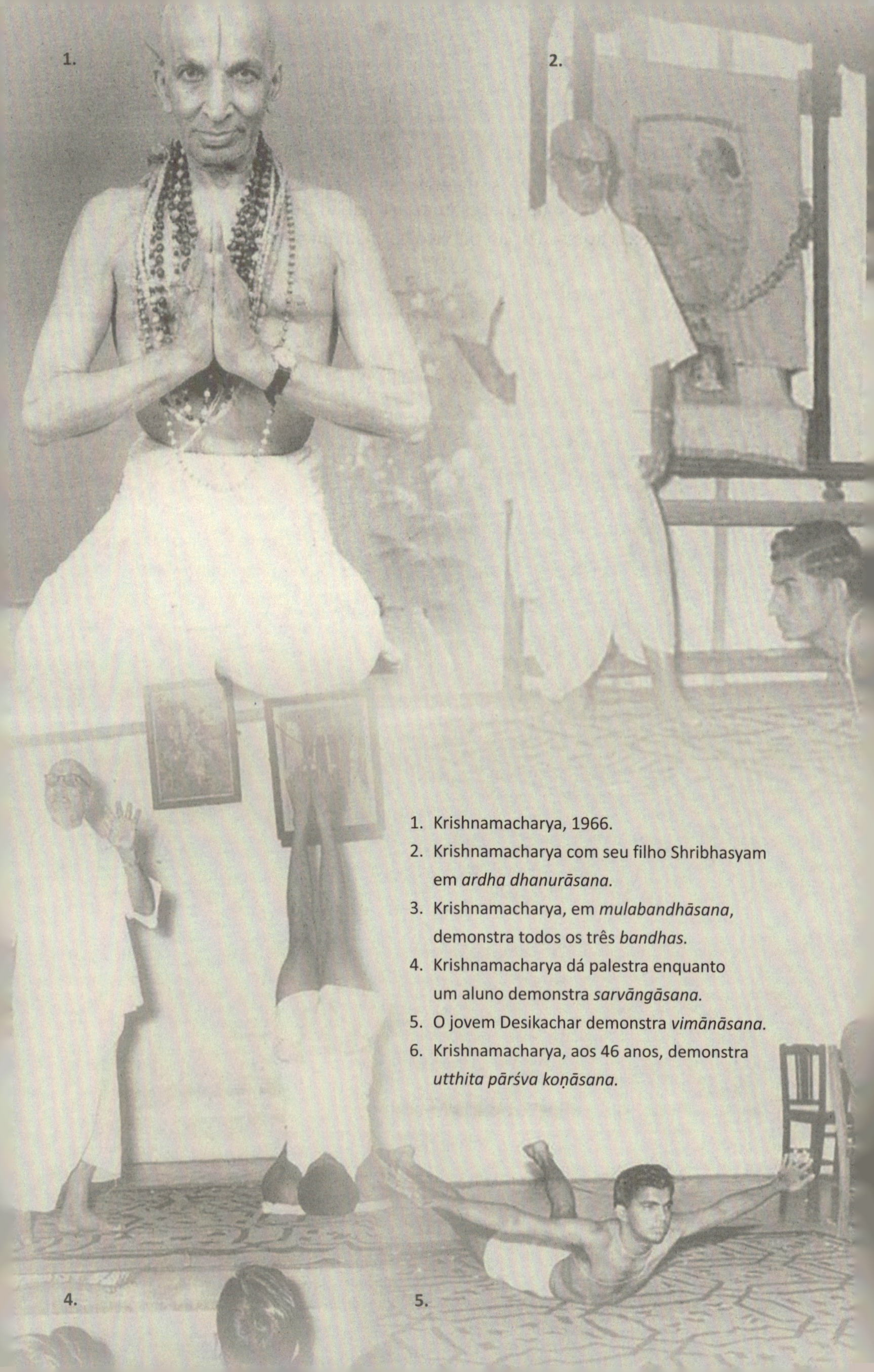

1. 2. 4. 5.

1. Krishnamacharya, 1966.
2. Krishnamacharya com seu filho Shribhasyam em *ardha dhanurāsana*.
3. Krishnamacharya, em *mulabandhāsana*, demonstra todos os três *bandhas*.
4. Krishnamacharya dá palestra enquanto um aluno demonstra *sarvāngāsana*.
5. O jovem Desikachar demonstra *vimānāsana*.
6. Krishnamacharya, aos 46 anos, demonstra *utthita pārśva koṇāsana*.

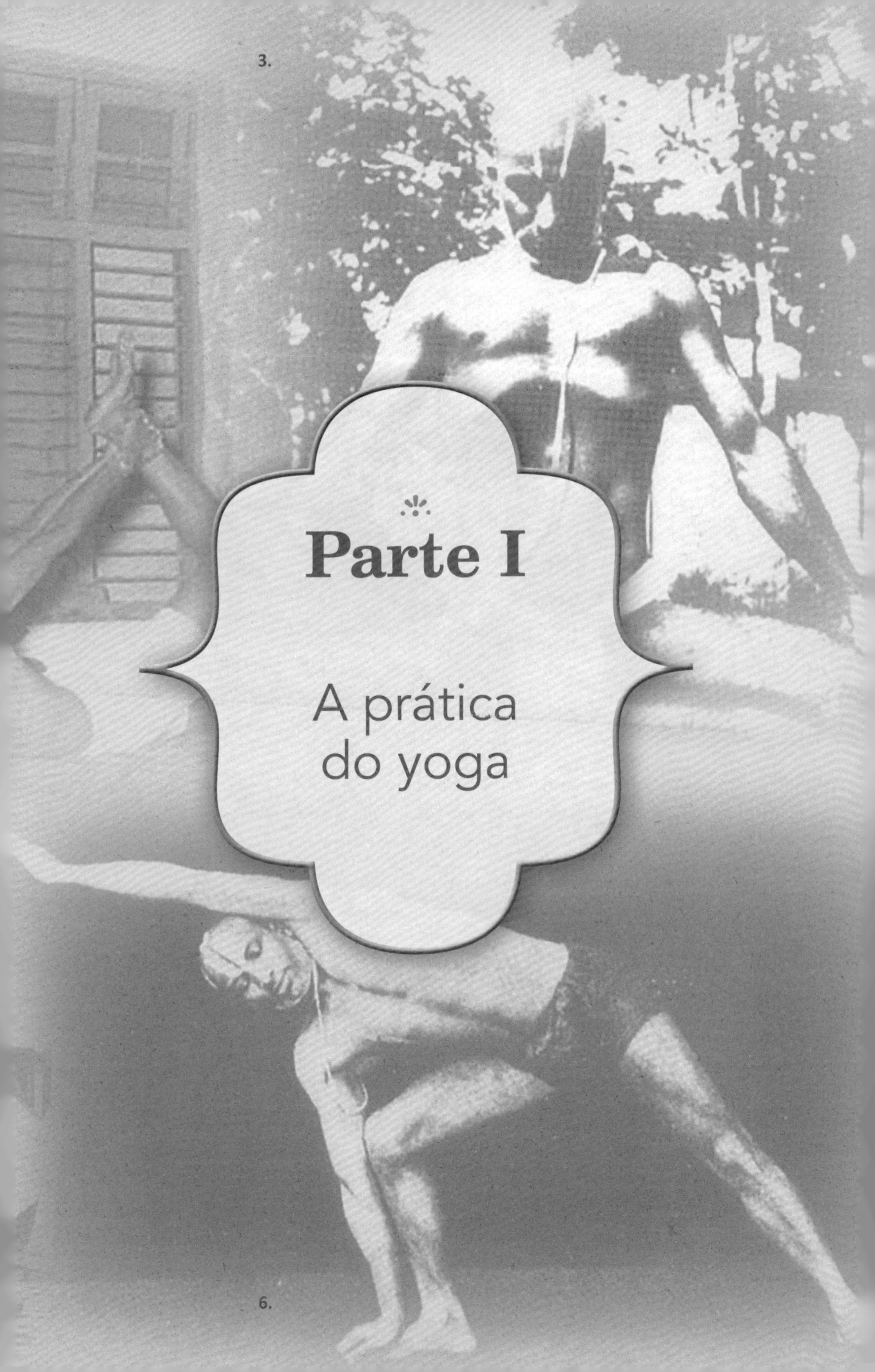

Parte I

A prática do yoga

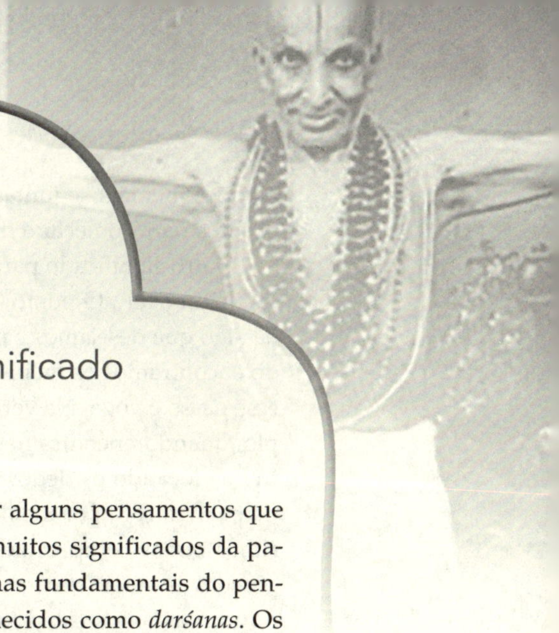

1

Yoga: conceito e significado

Para começar, quero compartilhar alguns pensamentos que podem ajudar na compreensão dos muitos significados da palavra *yoga*. Yoga é um dos seis sistemas fundamentais do pensamento indiano, coletivamente conhecidos como *darśanas*. Os outros cinco *darśanas* são: *nyāya*, *vaiśeṣika*, *sāṃkhya*, *mīmāṃsa* e *vedānta*.[1] A palavra *darśana* é derivada da raiz, em sânscrito, *dṛś*, e sua tradução é "ver". *Darśana*, portanto, significa "visão", "ponto de vista" ou até "um certo modo de ver". Mas, além desses, existe outro significado; para entendê-lo, precisamos evocar a imagem de um espelho com o qual podemos olhar para dentro de nós mesmos. E, de fato, todos os grandes textos apresentam-nos maneiras de ver que criam oportunidades de nos conhecermos melhor. Olhamos mais profundamente dentro de nós mesmos à medida que aprendemos a aceitar os ensinamentos. Sendo um dos seis *darśanas*, o yoga tem sua origem nos *Vedas*, o mais antigo registro da cultura indiana. O yoga foi sistematizado como um *darśana* especial pelo grande sábio indiano Patañjali no *Yoga Sūtra*. Embora a esse trabalho tenham se seguido muitos outros importantes textos sobre yoga, o *Yoga Sūtra* de Patañjali é certamente o mais significativo.

[1] Para o guia de pronunciação do sânscrito, ver p. 223 a 225.

Muitas interpretações para a palavra *yoga* nos foram legadas com o passar dos séculos. Uma delas é "juntar", "unir". Outro significado é "amarrar, juntar os cordões da mente". Essas duas definições podem parecer bem diferentes à primeira vista, mas elas realmente falam da mesma coisa. Se "juntar" nos remete ao aspecto fixo, "amarrar os cordões da mente" está relacionado, por exemplo, ao direcionamento da atenção para a sessão de yoga antes de iniciarmos, de fato, a prática. Uma vez que os

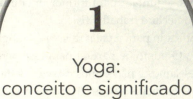

cordões mentais se juntam para formar uma intenção, estamos prontos para começar o trabalho físico.

Outro significado para a palavra *yoga* é "atingir o que era antes inatingível". O ponto de partida para esse pensamento é que há algo que desejamos e não somos capazes de fazer hoje; quando encontramos os meios para transformar esse desejo em ação, esse passo é yoga. Na verdade, toda mudança é yoga. Por exemplo, quando encontramos uma maneira de flexionar o corpo à frente, tocando os dedos dos pés, ou descobrimos o significado da palavra *yoga* por meio de um texto, ou ainda, quando adquirimos maior compreensão sobre nós mesmos ou sobre outras pessoas por meio de uma conversa, atingimos um ponto em que nunca havíamos estado antes. Cada um desses movimentos e mudanças é yoga.

Um outro aspecto do yoga tem a ver com as nossas ações. *Yoga* também significa agir de maneira que toda a nossa atenção esteja dirigida à atividade que estamos desenvolvendo no momento. Suponha, por exemplo, que, enquanto estou escrevendo, uma parte da minha mente esteja pensando sobre o que eu quero dizer, enquanto outra parte pensa em algo totalmente diferente. Quanto mais eu estiver focado na minha escrita, maior será a atenção em minha ação nesse momento. O contrário também pode acontecer: posso começar a escrever com grande atenção, mas depois ela começa a fugir. Começo a pensar sobre os meus planos para amanhã ou sobre o que cozinhar para o jantar. Parece que estou atento ao escrever, mas na verdade estou prestando pouca atenção em minha tarefa. Estou funcionando, mas não estou presente. O yoga procura criar um estado em que estamos sempre presentes – presentes mesmo – em todas as ações, em todos os momentos.

A vantagem da atenção é que realizamos melhor cada tarefa e, ao mesmo tempo, estamos conscientes dos nossos atos. A possibilidade de cometer erros torna-se, consequentemente, menor à medida que nossa atenção se desenvolve. Quando estamos atentos às nossas ações, não somos prisioneiros dos nossos hábitos; não precisamos fazer algo hoje só porque fizemos ontem. Em vez disso, podemos examinar nossas ações de forma nova e, assim, evitar a repetição inconsciente.

Outra definição clássica para *yoga* é "ser um com o divino". Não importa o nome que usamos para o divino – Deus, Alá, Īśvara, o que seja –, o que quer que nos aproxime da compreensão de que há uma força superior e maior do que nós mesmos é yoga. Quando nos sentimos em harmonia com essa força superior, isso também é yoga.

Então, vemos que há muitos jeitos possíveis de entender a palavra *yoga*. O yoga tem as suas raízes no pensamento indiano, mas seu conteúdo é universal, porque trata dos meios pelos quais podemos realizar as mudanças que desejamos em nossas vidas. A verdadeira prática de yoga leva cada pessoa em uma direção diferente. Não é necessário concordar com uma ideia particular sobre Deus para seguir o caminho do yoga. A prática de yoga só requer que ajamos e estejamos atentos às nossas ações. Cada um de nós deve ser cuidadoso com a direção que toma, para que saiba aonde vai e como vai chegar aonde quer. Essa observação cuidadosa nos tornará aptos a descobrir algo novo. Se essa descoberta nos leva a um melhor entendimento sobre Deus, a um maior contentamento ou a um novo objetivo, isso é uma questão completamente pessoal. Quando começamos a examinar *āsanas*, os exercícios físicos de yoga, vemos como as várias ideias implícitas no significado da palavra *yoga* podem ser incorporadas à nossa prática.

Onde e como a prática de yoga começa? Devemos sempre começar no nível físico? Eu diria que o ponto onde começamos depende dos nossos interesses pessoais. Há muitas maneiras de praticar yoga, e gradualmente o interesse em um caminho vai conduzindo a outro. Então, pode ser que nós comecemos estudando o *Yoga Sūtra* meditando. Ou, em vez disso, começamos com a prática de *āsanas* e, assim, iniciamos o processo de entender o yoga pela experiência do corpo. Também podemos começar com *prāṇāyāma*, sentindo a respiração como o movimento do nosso ser interior. Não há prescrições sobre onde e como a prática deve começar.

Livros ou aulas geralmente dão a impressão de que há pré-requisitos para o estudo do yoga. Tem gente que diz que não pode fumar, ou que é preciso ser vegetariano, ou ainda que devemos nos livrar de todos os nossos bens materiais. Essas atitudes são admiráveis apenas se originadas de dentro para fora, e podem até acontecer como resultado do yoga, mas nunca se forem impostas, de fora para dentro. Por exemplo, muitas pessoas que fumam largam o vício depois de começar a fazer yoga. Como resultado das práticas de yoga, elas perdem a vontade de fumar; não pararam de fumar no intuito de praticar yoga. Nós começamos onde e como somos, e o que tiver de acontecer acontece.

Quando começamos a estudar yoga – quer seja pelos *āsanas*, *prāṇāyāma*, meditação ou estudando o *Yoga Sūtra* –, a maneira como aprendemos é a mesma. Quanto mais progredimos, mais ficamos conscientes da nossa natureza holística, percebendo que somos feitos de corpo, respiração, mente e mais. Muitas pessoas começam a estudar yoga pela prática de *āsanas* e só continuam aprendendo mais posturas, até que o único significado de yoga para elas seja exercício físico. Nós podemos comparar isso a um homem que cultua músculos de um só braço e deixa o outro fraco. De forma semelhante, há pessoas que intelectualizam a ideia do yoga; escrevem livros maravilhosos e falam brilhantemente sobre ideias complicadas, como *prakṛti* e *ātman*, mas enquanto estão escrevendo ou discursando não conseguem se sentar eretas nem por poucos minutos. Então, não vamos esquecer, podemos começar no yoga partindo de qualquer ponto, mas, se queremos ser seres humanos completos, precisamos incorporar todos os aspectos de nós mesmos, e fazer isso passo a passo. No *Yoga Sūtra*, Patañjali enfatiza todos os aspectos da vida humana, incluindo nossos relacionamentos com os outros, nosso comportamento, nossa saúde, nossa respiração e nosso caminho para a meditação.

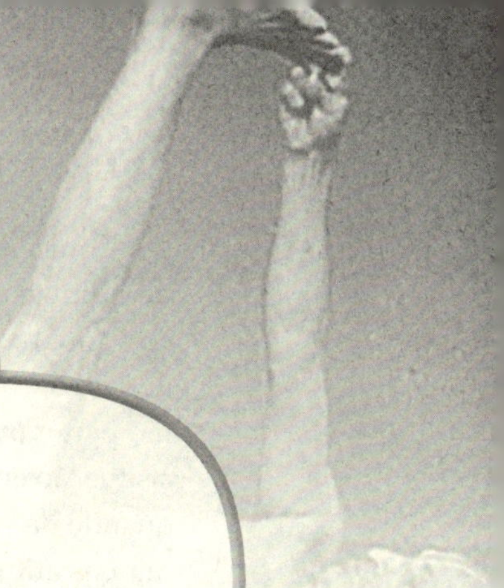

2

Os fundamentos da prática de yoga

Para explicar o yoga, vou me referir às ideias expressas no *Yoga Sūtra* de Patañjali, o meu guia preferido para a prática de yoga. De certo modo, o *Yoga Sūtra* é mais universal do que qualquer outro texto, porque está focado na mente – em quais são suas qualidades e como podemos influenciá-la. Como definido no *Yoga Sūtra*, yoga é a habilidade de direcionar a mente sem distração ou interrupção. Ninguém pode negar que tal processo seja benéfico para todas as pessoas que queiram ter uma vida centrada e produtiva. Outros textos de yoga referem-se a Deus, consciência e outros conceitos que não são necessariamente aceitos ou relevantes para todas as filosofias e religiões. Se eu entendo yoga como um caminho acessível para todo ser humano, então é perfeitamente natural que minha análise tenha como base o *Yoga Sūtra*; precisamente porque questões sobre as qualidades da mente são universais. Falar em termos de Deus ou um Ser Supremo muitas vezes perturba as pessoas, independentemente de elas aceitarem ou rejeitarem essa noção. O *Yoga Sūtra* de Patañjali é excepcionalmente aberto, e é isso que o torna tão profundo. A noção de Deus não é nem rejeitada nem imposta a ninguém. Por essa razão, acho que o *Yoga Sūtra* torna o yoga mais compreensível do que qualquer outro texto.

Percepção e ação

Um conceito importante do *Yoga Sūtra* de Patañjali tem a ver com o jeito como percebemos as coisas, e explica por que estamos sempre entrando em dificuldades na vida. Se soubermos como criamos esses problemas, podemos também aprender como nos libertarmos deles.

Como a nossa percepção funciona? Com frequência, nós decidimos que vimos uma situação "corretamente" e agimos de acordo com essa percepção. Na realidade, entretanto, nós nos iludimos, e nossas ações podem, por causa disso, trazer infortúnio para nós mesmos e para os outros. Tão difícil quanto isso é a situação em que duvidamos da nossa compreensão sobre algo, quando na verdade ela está correta. Por causa da dúvida, não tomamos atitude alguma, ainda que fazê-lo fosse muito benéfico.

O *Yoga Sūtra* usa o termo *avidyā* para descrever esses dois fins do espectro da experiência. *Avidyā*, literalmente, significa "compreensão incorreta": descreve uma falsa percepção ou incompreensão. *Avidyā* confunde o grosseiro com o sutil. O oposto de *avidyā* é *vidyā*, "compreensão correta"[1].

[1] *Yoga Sūtra* 2.3 a 2.5.

Mas o que é essa *avidyā*, que está tão profundamente enraizada na gente? *Avidyā* pode ser entendida como o resultado acumulado das nossas muitas ações inconscientes, as ações e os modos de percepção que carregamos mecanicamente por anos. Como resultado dessas respostas inconscientes, a mente torna-se mais e mais dependente de hábitos, até que aceitamos as ações de ontem como as normas de hoje. Esse hábito na nossa ação e percepção é chamado de *saṃskāra*. E tais hábitos cobrem a mente com *avidyā*, como se obscurecessem a clareza da consciência com uma fina camada, uma névoa.

Se estivermos certos de que não entendemos claramente uma determinada situação em termos gerais, não agiremos decididamente. Mas se nosso entendimento for claro, agiremos, e isso será bom para nós. Tal ação origina-se de um nível profundo de percepção. Em contraste, *avidyā* distingue-se pela percepção superficial. Eu acho que enxergo algo corretamente, então tomo uma atitude e depois tenho de admitir que estava enganado e que minhas ações não se provaram benéficas.

Assim, temos dois níveis de percepção: um é profundo, interno e livre dessa névoa de *avidyā*, o outro é superficial e obscurecido pela *avidyā*. Do mesmo jeito que nossos olhos devem ser transparentes e claros para ver cada cor com exatidão, nossa percepção deve ser como um espelho de cristal. O objetivo do yoga é reduzir a névoa de *avidyā* para que possamos agir corretamente.

As ramificações de *avidyā*

Raramente temos uma sensação imediata e direta de que a nossa percepção está errada ou obscurecida. Quase nunca *avidyā* se expressa como ela mesma. De fato, uma das características de *avidyā* é que ela permanece escondida de nós. São mais fáceis de serem identificadas as características das ramificações de *avidyā*.

A primeira ramificação de *avidyā* é o que geralmente chamamos de ego. Ele nos leva a pensamentos como "eu tenho de ser melhor do que as outras pessoas", "eu sou o maior", "sei que estou certo". Essa ramificação é denominada *asmitā* no *Yoga Sūtra*.

A segunda ramificação de *avidyā* se expressa nas demandas e chama-se *rāga*. Queremos algo hoje porque foi bom ontem, não porque precisamos agora. Ontem, tomei um copo de suco que foi delicioso e me deu a energia de que precisava. Hoje, algo dentro de mim diz: "Eu quero outro copo daquele suco gostoso", mesmo que eu não precise dele e que talvez nem seja bom para mim. Queremos coisas que não temos; o que temos não é suficiente e queremos mais. Queremos guardar o que devemos dar. Isso é *rāga*.

Dveṣa, a terceira ramificação da *avidyā*, é de certo modo o oposto de *rāga*. *Dveṣa* se expressa como rejeição das coisas. Temos uma experiência difícil e ficamos com medo de repeti-la, então rejeitamos pessoas, pensamentos e ambientes relacionados

Figura 1: *Avidyā* é a raiz causadora dos obstáculos que nos impedem de reconhecer as coisas como elas realmente são. Os obstáculos são *asmitā* (ego), *rāga* (apego), *dveṣa* (rejeição) e *abhiniveśa* (medo).

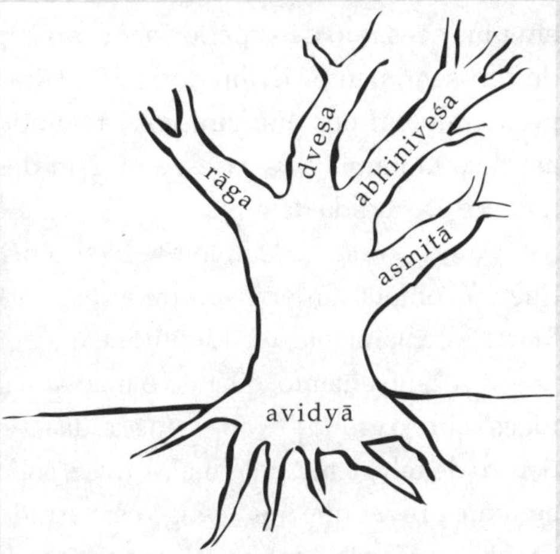

àquela experiência, presumindo que eles nos trarão dor novamente. *Dveṣa* também nos faz rejeitar coisas desconhecidas, que não nos são familiares, mesmo que não tenhamos história nenhuma com elas, positiva ou negativa. Essas formas de rejeição são as expressões de *dveṣa*.

Finalmente há *abhiniveśa*, o medo. Ele talvez seja o mais secreto aspecto de *avidyā*, e sua expressão é encontrada em muitos níveis da nossa vida cotidiana. Sentimos insegurança; temos dúvidas sobre nossa posição na vida; temos medo de que as pessoas nos julguem mal; ficamos inseguros quando o nosso estilo de vida passa por perturbações; não queremos envelhecer. Todos esses sentimentos são expressões de *abhiniveśa*, a quarta ramificação de *avidyā*.

Essas quatro ramificações da *avidyā*, juntas ou separadas, obscurecem as nossas percepções. Por meio delas, *avidyā* fica constantemente ativa na nossa mente subconsciente e, como resultado dessa atividade, acabamos nos sentindo insatisfeitos. Por exemplo, se praticamos *āsanas* em uma sala de aula, temos a tendência de nos comparar com os outros. Notamos que alguém é mais flexível do que nós, e essa comparação cria insatisfação, ainda que a prática de *āsanas* não seja um campeonato esportivo. Só porque uma pessoa pode se curvar à frente mais do que as outras, isso não significa que ela seja mais avançada em sua prática de yoga. Tais comparações levam à satisfação, que se baseia em uma sensação de superioridade, ou à insatisfação, que nasce de um sentimento de inferioridade. Essa insatisfação às vezes pesa tanto em nós que vira uma assombração e não nos deixa em paz. Em ambos os casos, a origem desses sentimentos permanece escondida de nós.

Vou dar outro exemplo da persistência de *avidyā*. Suponha que eu cometa um erro em uma discussão a respeito do *Yoga Sūtra*. Normalmente, eu admitiria o engano e pediria desculpas. Dessa vez, no entanto, quando o meu amigo diz que minhas opiniões sobre o grande texto estão erradas, sinto uma dor profunda dentro de mim e me sinto mal. Talvez, sob a influência de *asmitā*, eu tente provar que meu amigo está errado e que eu estou certo. Ou *abhiniveśa* pode me impelir a abandonar a situação completamente. De qualquer maneira, rejeitei o que me desafiou em vez de aceitar a crítica e aprender com a situação.

Enquanto as ramificações de *avidyā* se expandirem, há uma grande chance de pisarmos em falso, porque não avaliamos as questões cuidadosamente e não fazemos julgamentos corretos. Quando percebemos que os problemas surgiram de algum jeito, podemos concluir que *avidyā* teve parte efetiva na formação deles. O yoga pode reduzir os efeitos de *avidyā* de maneira que o verdadeiro entendimento se dê.

Notamos *avidyā* mais em sua ausência do que na sua presença. Quando vemos algo corretamente, há uma sensação de paz profunda dentro de nós – não sentimos tensão, inquietação nem agitação. Por exemplo, quando estou consciente do ato de falar devagar, sinto que há uma fonte interior de onde vem a calma, e *vidyā*, a clara compreensão, está em mim. Mas se não estou certo do que estou dizendo, tendo a falar rápido demais. Uso palavras desnecessárias e posso quebrar meu raciocínio em minhas frases. Por isso, quando nossa compreensão é clara, sentimos calma e quietude profundas dentro de nós.

Constância e mudança

Se concordarmos com os conceitos do yoga, tudo o que vemos, experimentamos e sentimos não é ilusão, é realidade. Tudo é verdadeiro, incluindo sonhos, ideias e fantasias. Até *avidyā* é real. Esse conceito é chamado *satvāda*.

Embora tudo o que vemos e experimentamos seja real no yoga, todas as formas e todos os conteúdos estão em estado de constante fluxo. Esse conceito de mudança contínua é conhecido como *pariṇāmavāda*. O modo como vemos as coisas hoje não deve ser o mesmo como as vimos ontem. Isso porque as situações, nossas relações com elas e até nós mesmos, tudo mudou nesse espaço de tempo. Tal noção de mudança constante sugere que não devemos ser desencorajados pela existência de *avidyā*. Se as coisas vão mal, elas sempre podem mudar para melhor. E, claro, elas sempre podem piorar também! Nunca sabemos o que pode acontecer na vida, e é por isso que é tão importante ficarmos atentos. O fato de as coisas ficarem melhores ou piores depende, em considerável extensão, das nossas ações. A recomendação de praticar yoga regularmente segue o princípio de que, por meio da prática, podemos aprender a estar presentes em cada momento e, com isso, conquistar muito do que antes éramos incapazes de conquistar.

O yoga endossa a noção de que profundamente dentro de nós há algo que também é muito real, mas que, de modo diferente de todo o resto, não está sujeito a mudanças. Chamamos essa fonte de *puruṣa* ou *draṣṭṛ*, significando "aquele que vê" ou "aquele que pode ver corretamente". Quando estamos nadando em um rio e não conseguimos enxergar a margem, é difícil notar a correnteza. Movimentamo-nos tão junto com o rio que dificilmente percebemos o seu fluxo. Mas se vamos até a margem, onde os nossos pés ficam firmes no chão, é muito mais fácil ver como o rio corre.

O *puruṣa* denota a posição da qual conseguimos ver; é o poder em nós que nos capacita a perceber com exatidão. A prática de yoga estimula essa visão desimpedida a simplesmente acontecer. Enquanto nossa mente estiver recoberta por *avidyā*, nossas percepções estarão nubladas. Quando sentimos quietude, profundamente dentro de nós, sabemos que verdadeiramente compreendemos, e tal compreensão, por nos levar à ação certa, pode ter um efeito forte e positivo nas nossas vidas. Essa compreensão verdadeira, resultado da redução de *avidyā*, não acontece espontaneamente. O corpo e a mente estão acostumados a certos padrões de percepção, e eles tendem a mudar gradualmente por meio da prática de yoga. É dito no *Yoga Sūtra* que as pessoas experimentam alternadamente ondas de clareza e de obscuridade quando começam a praticar yoga. Ou seja, passamos por períodos de clareza seguidos de épocas em que nossa mente e percepção ficam bastante carentes dela[2]. Com o tempo, haverá menos obscuridade e mais clareza. Reconhecer essa mudança é um modo de medir nosso progresso.

2. *Yoga Sūtra* 3.9.

Alguém poderia perguntar: é uma expressão de *asmitā* (ego) o fato de alguém começar a fazer yoga para se sentir melhor? Essa questão pode nos levar a descobertas importantes sobre o significado de *avidyā*. Estamos sujeitos à *avidyā*, e quando percebemos isso – direta ou indiretamente – torna-se claro que precisamos fazer algo a respeito. Às vezes, o primeiro passo é a necessidade de se tornar melhor ou de sentir-se mais realizado. Não é diferente de alguém dizendo: "Sou pobre, mas gostaria de ficar rico" ou "quero ser médico". Duvido que haja alguém que realmente não queira progredir, e mesmo que o primeiro passo venha do desejo de tornar-se melhor, e isso esteja enraizado no ego, ainda é um passo certo, porque nos leva ao primeiro degrau da escada do yoga. Além do mais, nós não ficamos permanentemente comprometidos com esse objetivo inicial de superação pessoal. De acordo com o *Yoga Sūtra*, o reconhecimento e a superação de *avidyā* e de seus efeitos é a única escada pela qual podemos realizar a nossa subida. O objetivo de querer algo melhor pode ser o primeiro degrau. E é de fato verdade que ao praticar yoga nós gradualmente melhoramos nossa habilidade de concentração e nos tornamos mais independentes. Melhoramos nossa saúde, nossos relacionamentos e tudo o que fazemos. Se pudéssemos começar acima desse primeiro degrau, desse desejo de melhorar a nós mesmos, então talvez não precisássemos de yoga.

Como podemos subir essa escada? No *Yoga Sūtra* de Patañjali, três elementos são recomendados como auxílio. O primeiro é *tapas*. *Tapas* vem da raiz *tap*, "aquecer" ou "limpar". *Tapas* é um meio pelo qual podemos nos manter saudáveis, e uma maneira de realizarmos uma limpeza interna. *Tapas* às vezes é descrito como penitência, sacrifício ou como dieta rígida. Mas seu significado no *Yoga Sūtra* é a prática de *āsanas* e *prāṇāyāma*, ou seja, os exercícios físicos e respiratórios do yoga. Esses exercícios nos ajudam a ficar livres de bloqueios e impurezas no nosso sistema, além de trazerem outros benefícios. Praticando *āsanas* e *prāṇāyāma*, somos capazes de influenciar todo o nosso organismo. É o mesmo princípio de aquecer o ouro para purificá-lo.

O segundo meio pelo qual podemos descobrir o estado de yoga é *svādhyāya*. *Sva* quer dizer "si mesmo" e *adhyāya* é traduzido como "estudo ou investigação". Com a ajuda de *svādhyāya* conseguimos conhecer a nós mesmos. Quem somos nós? O que somos nós? Qual é a nossa relação com o mundo? Não é suficiente apenas nos mantermos saudáveis. Devemos entender quem somos e como nos relacionamos com as outras pessoas. Isso não é fácil, pois não temos um espelho tão claro para a mente como temos para o corpo. Mas podemos ver um reflexo da nossa mente quando lemos ou estudamos certos textos, quando discutimos e refletimos sobre eles. Em particular com grandes obras como o *Yoga Sūtra*, a Bíblia, o *Mahābhārata*, o Alcorão. Estudando textos assim, podemos enxergar a nós mesmos.

O terceiro meio possível sugerido pelo *Yoga Sūtra* para nos aproximarmos do estado de yoga é *īśvarapraṇidhānā*. Usualmente esse termo é interpretado como "amor a Deus", mas também significa certa qualidade de ação. Praticar *prāṇāyāma* e *āsanas*, manter-se saudável e refletir sobre si mesmo não constituem todas as ações de um indivíduo. Também temos de construir nossa carreira, obter qualificações e fazer tudo o mais que é parte de uma vida normal. Tudo deve ser feito da melhor maneira possível e, mesmo assim, nunca podemos ter certeza do fruto das nossas ações. Por isso, é melhor tornar-se levemente desapegado das expectativas e prestar mais atenção nas ações em si.

Ao todo, esses três caminhos – saúde, estudo e qualidade de ação – cobrem todo o espectro do empenho humano. Se estivermos saudáveis, soubermos mais sobre nós mesmos e melhorarmos a qualidade de nossas ações, provavelmente cometeremos menos erros. É recomendado que trabalhemos nessas três áreas distintas para reduzir *avidyā*. Juntas, elas são conhecidas como *kriyā yoga*, o yoga da ação. *Kriyā* vem da palavra *kr*, que quer dizer "fazer". O yoga não é passivo, temos de participar da vida. Para fazer isso bem, podemos trabalhar sobre nós mesmos.

Já expliquei que yoga é um estado em que duas coisas são fundidas em uma. Eu também disse que yoga significa atenção à ação, o que é necessário se quisermos atingir um ponto ou uma postura que antes era inatingível. O yoga da ação, *kriyā yoga*, é o meio pelo qual conquistamos o yoga como um estado de ser. Embora seja apenas uma parte, *kriyā yoga* é o ramo prático do yoga que pode levar a uma mudança para melhor em todos os aspectos da vida.

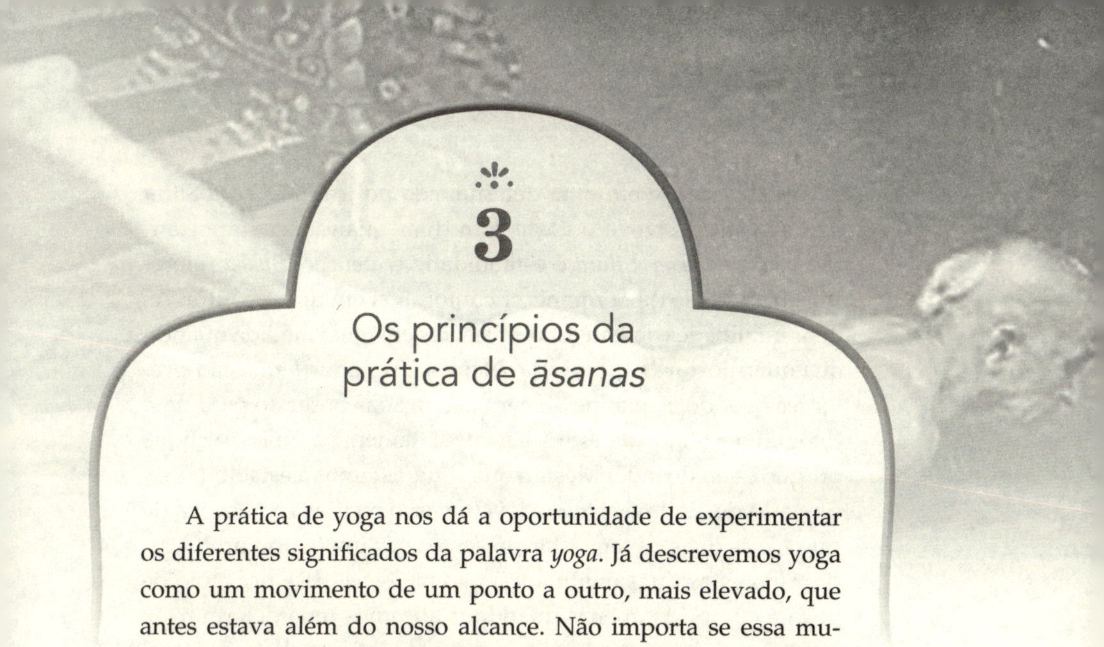

3

Os princípios da prática de *āsanas*

A prática de yoga nos dá a oportunidade de experimentar os diferentes significados da palavra *yoga*. Já descrevemos yoga como um movimento de um ponto a outro, mais elevado, que antes estava além do nosso alcance. Não importa se essa mudança vem por meio da prática de *āsanas*, por meio de estudo e leitura ou por meditação – ainda é yoga.

Na nossa prática, nós nos concentramos no corpo, na respiração e na mente. Nossos sentidos estão incluídos como parte integrante da mente. Embora teoricamente pareça possível que corpo, respiração e mente trabalhem de maneira independente um do outro, o propósito do yoga é unificar suas ações. É, em primeiro lugar, o aspecto físico da prática que as pessoas veem como yoga. Elas raramente notarão como respiramos, como sentimos a respiração e como coordenamos nossa respiração com movimentos; elas tendem a ver apenas nossa agilidade e flexibilidade. Algumas podem querer saber quantos *āsanas* dominamos, ou quantos minutos conseguimos permanecer no pouso sobre a cabeça.

Muito mais importante do que essas manifestações exteriores é a maneira como *sentimos* as posturas e a respiração. Os princípios que se seguem nasceram em eras muito antigas, e foram desenvolvidos por muitas gerações de grandes professores de yoga. Esses princípios descrevem em detalhes os *āsanas* e a respiração e, acima de tudo, como eles se relacionam entre si. Eles também estabelecem diretrizes para *prāṇāyāma*, as técnicas de respiração que serão descritas no sexto capítulo deste livro.

O que é *āsana*? A tradução de *āsana* é "postura". A palavra é derivada da raiz do sânscrito que significa "ficar", "ser", "sentar" ou "estabelecer-se em uma determinada posição". O *Yoga Sūtra* de Patañjali descreve o *āsana* com duas qualidades importantes: *sthira* e *sukha*. *Sthira* é estabilidade e atenção. *Sukha* refere-se à habilidade de permanecer confortável em uma postura. As duas qualidades devem estar presentes em igual medida quando qualquer postura é praticada. Nem *sukha* nem *sthira* estão presentes quando sentamos de pernas cruzadas posando para uma fotografia e temos de esticá-las imediatamente depois do clique porque estão doendo. Mesmo que conquistemos a estabilidade e o estado de alerta de *sthira*, deve haver o conforto e a leveza de *sukha*, e as duas devem estar presentes por um tempo prolongado. Sem essas duas qualidades, não há *āsana*. Esse princípio de yoga é cumprido apenas quando praticamos uma determinada postura por certo período de tempo e nos sentimos alertas e relaxados enquanto praticamos. Os preceitos citados a seguir servem para assegurar que cada *āsana* seja praticado com *sthira* e *sukha*.

Começando de onde estamos

Quando fazemos uma postura ou executamos um movimento que causa tensão, é difícil notar qualquer outra coisa além da tensão. Quando sentamos em uma posição de pernas cruzadas, talvez nosso único pensamento seja a dor em nossos tornozelos apertados. Fazendo isso, não estamos realmente no *āsana* que nos empenhamos em fazer – obviamente ainda não estamos prontos para esta posição. Em vez disso, deveríamos praticar antes algo mais fácil. Essa ideia simples é a base de toda a prática de yoga. Praticando as posturas progressivamente, atingimos gradualmente mais estabilidade, atenção e conforto.

Se quisermos fazer desse princípio da prática de *āsana* uma realidade, devemos nos aceitar exatamente como somos.

Se tivermos as costas rígidas, temos de admitir esse fato. Uma pessoa pode ser muito flexível, mas sua respiração é curta. Outra pode respirar com facilidade, mas tem problemas no corpo. Também é possível sentir-se confortável em uma postura, enquanto a mente está em um lugar completamente diferente. Isso também não é *āsana*. Só é possível achar as qualidades essenciais para a prática de *āsana* se reconhecemos nosso próprio ponto de partida e aprendemos a aceitá-lo.

Unindo a respiração ao movimento

Yoga é uma prática que envolve tanto a respiração quanto o corpo. A qualidade da nossa respiração é extremamente importante, pois expressa nossos sentimentos. Se estamos com dor, isso aparece na nossa respiração. Se estamos distraídos, perdemos o controle da respiração. A respiração é o elo entre o corpo interior e o exterior. É somente quando colocamos corpo, respiração e mente em harmonia que compreendemos a verdadeira qualidade de um *āsana*.

O reconhecimento do nosso ponto de partida pessoal começa com a exploração do corpo, incluindo a respiração.[1] Para isso, usamos exercícios simples de respiração, como prolongar a inspiração pelo maior tempo possível. Dessa maneira, podemos observar se é o peito ou o abdome que se expande, e se as costas alongam-se com a respiração. Para explorar o estado atual do corpo, usamos movimentos dinâmicos dos braços, pernas e tronco. Por exemplo, um grupo de iniciantes em yoga é orientado a levantar e abaixar os braços. Então o professor pergunta: "O movimento dos braços alongou em especial suas costas ou alguma outra parte do corpo?". Alguns dirão que o movimento alongou as costas; outros notarão a extensão predominantemente nos ombros.

1. Chamamos este processo de *svādhyāya*, um dos três aspectos de *kriyā* yoga, o yoga da ação. *Svādhyāya* refere-se a tudo o que contribui para a investigação a meu próprio respeito. Ver o Capítulo 2 e o *Yoga Sūtra* 2.1.

A razão pela qual as pessoas têm experiências diferentes nessa situação é que alguns movimentos maiores são iniciados de maneiras variadas por diferentes pessoas. As que têm as costas rígidas acham que todo o esforço para começar o movimento dos braços vem dos ombros, enquanto as mais flexíveis notarão que o início acontece nas escápulas, mais perto da coluna.

Observar o corpo dessa maneira é o primeiro passo para mudar hábitos desconfortáveis ou ineficientes de movimento e postura que causam rigidez e acabam impedindo o fluxo da energia vital pelo corpo. Esse tipo de investigação requer um professor com capacidade de conduzir os alunos em sua jornada de descoberta. Se um professor não consegue fazer isso, os alunos estão não somente correndo perigo de entender mal o yoga, como também de se sentirem desencorajados a praticar.

O primeiro passo da nossa prática de yoga é ligar conscientemente respiração e corpo. Fazemos isso permitindo que cada movimento seja conduzido pela respiração enquanto praticamos *āsanas*. A ligação correta entre respiração e movimento é a base de toda a prática de *āsana*. O simples exercício de erguer os braços em uma inspiração e abaixá-los em uma expiração nos ajuda a encontrar o ritmo da combinação entre respiração e movimento.

Normalmente, não estamos conscientes da nossa respiração. Ela é um processo automático, que realizamos sem o uso da vontade ou do arbítrio. Para que respiração e movimento sejam coordenados, nossa mente deve seguir atentamente a união deles. Quando fazemos isso, inspiração e expiração não são mais automáticas, mas se tornam um processo consciente. Encontrar o elo natural entre a respiração e o movimento é o aspecto mais importante da prática de *āsana*. Isso requer que se determine se é a inspiração ou a expiração que é ampliada ou facilitada por certo movimento e, então, certificar-se de que é aquela fase da respiração que combinaremos com o movimento que estamos focando.

Continuando com o nosso exemplo dos movimentos dos braços descrito anteriormente, o ritmo natural da respiração mostra uma facilidade na inspiração quando erguemos os braços e uma facilidade na expiração quando baixamos os braços. Além disso, a duração da inspiração e da expiração deveria determinar a velocidade com que erguemos e abaixamos os braços. Praticando esses movimentos simples, podemos aprender um dos princípios básicos do yoga – que é nos envolvermos completamente com as nossas ações.

A respiração conscientemente dirigida apoia e fortalece a coordenação natural entre respiração e movimento. Por exemplo, em uma expiração natural, as costelas recuam, enquanto o diafragma se ergue e o ventre se recolhe em direção à coluna. O mesmo movimento acontece internamente em toda a flexão à frente; ou seja, as costelas recuam e o ventre é empurrado para trás, em direção à coluna. Assim, no intuito de ampliar a respiração natural, nós expiramos em todos os exercícios em que a flexão à frente é o movimento principal do corpo. Os exemplos na **Figura 2** mostram o ciclo respiratório conectado ao movimento de flexão à frente.

Figura 2:
Respiração natural na flexão à frente, mostrada em (1) *uttānāsana* (flexão à frente de pé) e (2) uma variação de *cakravākāsana* (postura do gato).

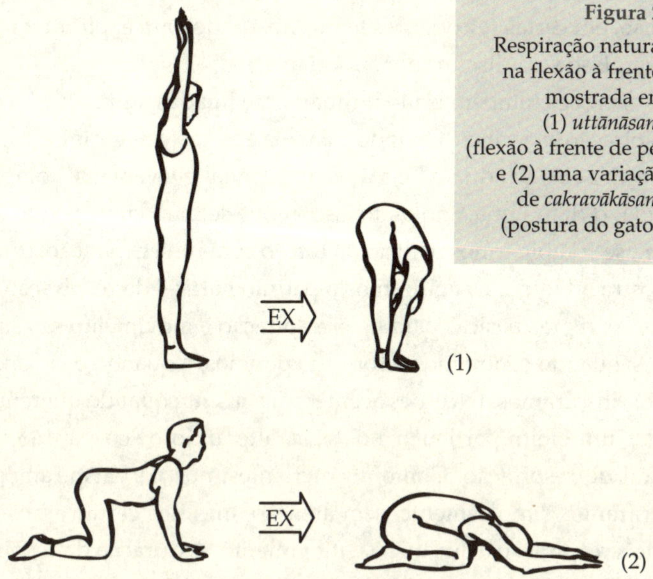

Quando realizamos *back bends*, as retroflexões ou posturas de curvatura para trás, como *dvipāda pītham* (postura da mesa) ou *bhujaṅgāsana* (postura da cobra), o movimento das costelas eleva o peito e faz com que a coluna se curve para trás. Ao combinar deliberadamente a curvatura para trás com uma inspiração, como mostra a **Figura 3**, você torna o movimento mais fácil e efetivo.

Figura 3:
Respiração natural na flexão para trás, em (1) *dvipāda pītham* e (2) *bhujaṅgāsana.*

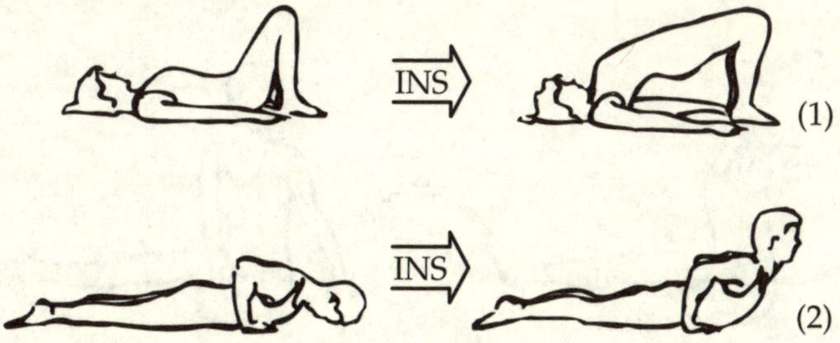

(Ao contrário das flexões à frente, que são feitas somente na expiração, em certas retroflexões temos liberdade para expirar ou inspirar. Isso será discutido mais adiante.)

Torções também estão intimamente ligadas a um padrão de respiração específico. Quando a coluna e as costelas giram, o espaço entre elas é reduzido e a área abdominal é levemente comprimida; o diafragma, enquanto isso, move-se para cima. Sendo assim, se combinarmos o início da torção com uma expiração, como mostra a **Figura 4**, seguiremos o padrão natural da respiração.

As regras básicas para ligar respiração e movimento são simples: quando contraímos o corpo, expiramos, e quando o expandimos, inspiramos. Exceções acontecem somente quando queremos criar um efeito particular no *āsana*, alterando o seu padrão natural de respiração. Como afirmei antes, nós não inspiramos e expiramos simplesmente, sem atenção, mas nos certificamos de que a respiração é que inicia o movimento. A duração da respiração determinará a velocidade do movimento. Essa integração de respiração com movimento torna-se bem natural com o tempo.

Há várias maneiras de estimular a atenção consciente à respiração e ao movimento, evitando a repetição automática. Um bom método para isso é introduzir uma breve pausa no fim de cada movimento. Depois de erguer os braços enquanto inspiramos, por exemplo, podemos fazer uma pausa momentânea. Então,

Figura 4:
Começar *matsyendrāsana* (meia torção da coluna) com uma expiração obedece ao ritmo natural da respiração.

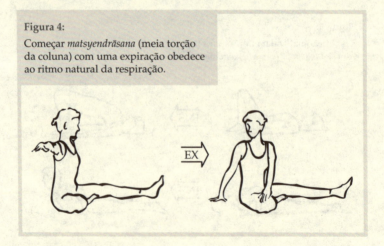

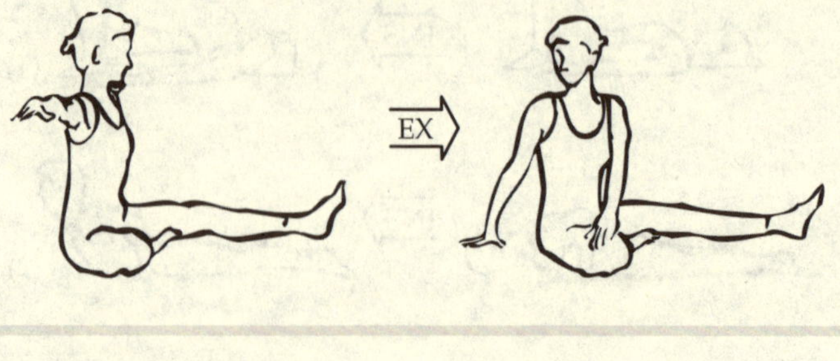

depois que baixamos os braços na expiração, novamente fazemos uma pausa. Essa pausa no fim de cada movimento ajuda o praticante a permanecer consciente tanto da respiração quanto do movimento. Perder essa atenção torna a prática mecânica, e aí não é mais fazer yoga.

A plenitude da respiração

Além do objetivo de conduzir conscientemente a respiração durante a prática de *āsana*, nós também pretendemos fazer nossa respiração – tanto inspiração quanto expiração – ficar mais plena e profunda do que ela normalmente é.

O movimento do diafragma durante um ciclo respiratório é mostrado na **Figura 5**. Da posição de descanso **(A)**, o diafragma move-se para baixo na inalação **(B)**. Depois de os pulmões estarem cheios, o diafragma volta para a sua posição de descanso. No processo, uma inspiração profunda expande a caixa torácica fazendo as costelas subirem, movendo assim o diafragma para baixo e endireitando levemente a coluna nessa região. Em uma expiração profunda **(C)**, acontece o oposto: a parte frontal do ventre move-se em direção à coluna, o diafragma sobe e a coluna volta à posição inicial.

As pessoas muitas vezes respiram somente no abdome, sem expandir o peito. Outras mal usam o diafragma, restringindo a

Figura 5:
Movimento do diafragma e da caixa torácica em um ciclo respiratório.

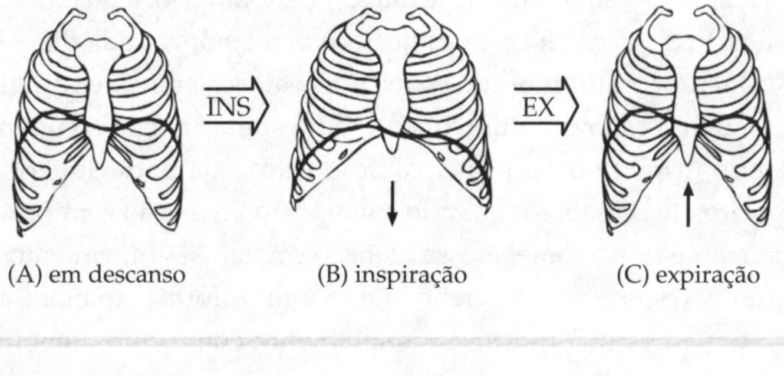

respiração à parte superior do peito. Pessoas muito tensas ou asmáticas às vezes sequer conseguem mover o peito ou o abdome quando respiram. A técnica para obter uma respiração mais completa consiste em expandir conscientemente o peito e o abdome na inspiração e conscientemente contrair o abdome na expiração. Essa simples técnica respiratória, que será descrita a seguir, junto com a integração de respiração e movimento, é um meio de trazer maior qualidade à prática de yoga.

Eu sugiro que, na inspiração, você preencha de ar primeiro o peito e depois o abdome e, na expiração, libere antes o abdome e então, finalmente, esvazie os lóbulos dos pulmões na região do peito.[2] Isso é o contrário do ensinado em muitas aulas de yoga. A técnica que estou sugerindo tem a grande vantagem de alongar a coluna, deixando as costas eretas. No momento em que começamos a inspirar, as costelas sobem e a coluna, à qual elas estão ligadas, é estendida para cima e fica levemente mais ereta. Quando é usada a outra técnica de respiração, primeiro no abdome e depois no peito, o abdome aumenta tanto que inibe a expansão do peito e, consequentemente, a coluna não é estendida o suficiente. Além disso, os órgãos abdominais são pressionados para baixo, em vez de abrirem espaço para o diafragma se mover livremente com a elevação do peito. Como estamos interessados em uma respiração que ajude os movimentos do corpo e não impeça a extensão da coluna, é melhor usar a respiração do peito para o abdome. Experimente os dois métodos e sinta a diferença.

[2] Curiosamente, essa compreensão da direção da respiração, que tem uma longa tradição em yoga e é mencionada em textos muito antigos, coincide com as descobertas das mais recentes pesquisas sobre as bases neurofisiológicas e mecânicas da respiração. Ver *Respiratory Phisiology: The Essentials*, de John B. West, M. D. Ph. D. (Baltimore: Williams & Wilkins, 1990).

A respiração é a inteligência do corpo

Vamos explorar mais profundamente a possibilidade de *sentir* a respiração enquanto ela acontece. Fazendo isso, a qualidade da nossa respiração na prática dos *āsanas* melhora a cada dia.

Quando praticamos um *āsana*, nossa atenção deve ser dirigida ao ponto central do movimento da respiração. Por exemplo, quando inspiramos, a principal ação ocorre da parte superior do peito até o umbigo; quando soltamos o ar, a ação está principalmente no abdome. Nossa atenção está nesses movimentos. Seguir a respiração conscientemente é uma forma de meditação: tentamos nos fundir completamente com o movimento.

É a mesma atenção à ação que discutimos anteriormente. Quem alcança esse domínio, pode direcionar sua atenção em qualquer tipo de atividade.

Para produzir uma sensação de bem-estar e leveza quando respiramos, estreitamos o fluxo do ar na garganta, produzindo um som suave. É como se houvesse uma válvula na garganta, a qual fechamos levemente para controlar a entrada e a saída do ar. A medida para esse controle é o som, que sai bem suave e não deve exigir nenhum esforço nem criar sensação de tensão. Depois que essa técnica é dominada, o som mantém-se presente durante a expiração e a inspiração. Essa técnica, conhecida como *ujjāyī*, permite-nos ouvir e também sentir a respiração enquanto ela se torna mais profunda e mais longa.

A prática de tal técnica tem duas vantagens. A primeira é que ficamos mais próximos do fluxo da nossa respiração e, dessa maneira, permanecemos mais concentrados na prática de *āsanas*. A segunda é que o som nos diz quando temos de parar ou modificar um *āsana*. Se não conseguimos manter um som suave, constante e sereno, é porque fomos além dos nossos limites na prática. A qualidade da respiração é, portanto, a indicação mais clara da qualidade da nossa prática de *āsana*.

Outra técnica para revigorar e aprofundar a prática é estender a pausa natural entre a expiração e a inspiração e vice-versa. Depois que soltamos o ar, retemos a respiração e paramos de nos mover; fazemos o mesmo após a inspiração. A duração da retenção é crítica; se a respiração ficar retida por tempo demais, tanto após a inspiração quanto a expiração, o corpo se rebelará.

Para introduzir essa prática sem riscos, devemos nos assegurar de que reter a respiração não vá perturbar a inspiração ou a expiração de jeito algum. Por exemplo, enquanto estamos praticando um *āsana* de maneira convencional, podemos talvez inspirar confortavelmente por cinco segundos, depois expirar por cinco segundos. Podemos então tentar reter a respiração por cinco segundos após a expiração. Na próxima inspiração, talvez notemos que precisamos puxar o ar mais rapidamente do que antes. Esta é uma indicação clara de que não estamos prontos ainda para essa técnica de retenção da respiração. Se reter a respiração for algo exigente demais, a inspiração, a expiração ou ambas serão afetadas negativamente. Esteja certo de que está pronto para essa técnica antes de usá-la. Lembre-se de que yoga é uma prática de observação de si mesmo, sem julgamento.

Por mais lindamente que você consiga fazer um *āsana*, por mais flexível que o seu corpo seja, se você não conquista a integração entre corpo, respiração e mente, não dá para dizer que você esteja fazendo yoga. O que é yoga, afinal? É algo que experimentamos profunda e intimamente dentro de nós. Yoga não é uma experiência externa. Em yoga, tenta-se em todas as ações ser o mais atento possível em tudo o que se faz. Yoga é diferente de dança ou teatro. No yoga, não estamos criando algo para os outros assistirem. Quando fazemos vários *āsanas*, observamos o que estamos fazendo e como estamos fazendo. Fazemos apenas para nós mesmos. O praticante é o observador e o objeto de observação ao mesmo tempo. Se não prestarmos atenção em nós mesmos na nossa prática, não podemos chamá-la de yoga.

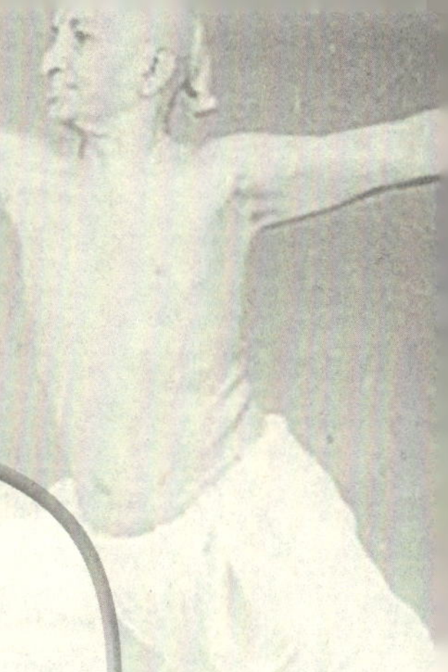

4

A construção cuidadosa de uma prática de yoga

Como podemos perceber as qualidades de *sthira* e *sukha* – a atenção sustentada e a leveza e o conforto – necessárias para uma boa prática de yoga? O *Yoga Sūtra* refere-se a uma bela imagem da mitologia indiana para ilustrar o conceito de *sthirasukha*. É a história de Ananta, o rei das serpentes. Flutuando no oceano, seu longo corpo de serpente enrola-se para formar uma cama confortável, onde descansa o deus Viṣṇu [Vishnu]. As mil cabeças da serpente estendem-se para cima e abrem-se como um guarda-chuva que protege Viṣṇu. Sobre o guarda-chuva repousa a Terra. O corpo da serpente é leve e suave o suficiente (*sukha*) para servir de cama para um deus e, ao mesmo tempo, suficientemente firme e estável (*sthira*) para suportar todo o peso da Terra. Devemos nos empenhar para conquistar essas mesmas qualidades de suavidade e firmeza na nossa prática de *āsanas*, ao mesmo tempo em que nos certificamos de que, progressivamente, fazemos menos esforço ao executá-la.

Para atingir *sthira* e *sukha*, a prática de yoga deve ser sensata e bem-estruturada. Quando praticamos *āsanas*, há um ponto de partida de onde começamos, exatamente como para tudo na vida. O ponto de partida para essa prática é a condição de estarmos por inteiro no momento presente. Por isso, auxilia conhecer o máximo possível nossa constituição, para que possamos avançar passo a passo, desenvolvendo nossa prática de acordo com nossas habilidades.

Desenvolver uma prática de yoga de acordo com as ideias expressas no *Yoga Sūtra* é uma ação referida como *viṅyāsa krama*. *Krama* é o passo, *ṅyāsa* significa "colocar" e o prefixo *vi* é traduzido como "de um jeito especial". O conceito de *viṅyāsa krama* nos mostra que simplesmente dar um passo não é suficiente;

esse passo precisa nos levar à direção certa e ser dado da maneira certa.

Viṅyāsa krama, portanto, descreve uma prática de yoga corretamente organizada. Este é um conceito fundamental em yoga, relacionado com a construção de um caminho gradual e inteligente para nossa prática, e é importante empregá-lo quando estamos lidando com *āsanas*, *prāṇāyāma* ou algum outro aspecto do yoga. Começamos nossa prática onde estamos, visando atingir uma determinada meta. Escolhemos, então, os passos que nos levarão a essa meta e que, gradualmente, nos trarão de volta ao nosso cotidiano. Mas nossa prática diária não nos traz de volta exatamente ao ponto em que começamos. Ela nos modifica.

Um famoso *yogi* da Antiguidade, chamado Vamana, é conhecido por ter dito que sem *viṅyāsa* os *āsanas* não podem ser dominados. O conceito de *viṅyāsa krama* é útil como guia para realizar não apenas nossa prática de yoga, mas todas as tarefas do nosso dia a dia.

Para perceber as qualidades de *sthira* e *sukha* na sua prática de *āsana*, você deve primeiro obter certa compreensão sobre os passos necessários para preparar o seu corpo, sua respiração e sua atenção para o *āsana* que você escolheu praticar. Você deve também considerar se há perigo de problemas imediatos ou posteriores surgirem da prática desse *āsana* e, se houver, determinar quais as posturas necessárias para trazer equilíbrio à respiração e ao corpo.

Contraposturas

O yoga ensina que cada ação tem dois efeitos, um positivo e um negativo. Por isso é tão importante estar atento às nossas ações – devemos ser capazes de reconhecer quais efeitos são positivos e quais são negativos, para poder enfatizar os positivos e tentar neutralizar os negativos. Seguindo esse princípio na nossa prática de *āsana*, usamos posturas para equilibrar os possíveis efeitos negativos de certos *āsanas* mais árduos. Essas posturas neutralizadoras são chamadas contraposturas ou *pratikriyāsana*[1].

Vamos usar como exemplo o pouso sobre a cabeça. Muitas pessoas dizem que o dia não fica completo se elas não praticam

[1] *Prati* significa "contra"; *kṛ* quer dizer "fazer".

śīrṣāsana, nome dessa posição em que o praticante fica de cabeça para baixo. Para essas pessoas, a primeira coisa do dia ou a última antes de ir para a cama é ficar nessa postura por dez minutos, e sentem-se muito bem fazendo isso. Essas pessoas não se preparam para fazer o *āsana*; simplesmente ficam de cabeça para baixo e então terminam a prática.

O que essas pessoas geralmente não notam com o passar do tempo é o efeito negativo que essa posição esconde. Embora fazer o pouso sobre a cabeça seja bom porque revertem-se os efeitos normais da gravidade no corpo, enquanto se está nessa posição todo o peso do corpo é suportado pelo pescoço. O pescoço, designado para carregar apenas o peso da cabeça, agora tem de sustentar o corpo todo. Consequentemente, após a prática de *śīrṣāsana*, é muito importante contrabalançar qualquer possível efeito negativo, fazendo um exercício de compensação apropriado. Se isso não for feito, podemos experimentar sensações de vertigem, ou o pescoço pode, com o tempo, ficar cronicamente rígido ou, ainda pior, as vértebras no pescoço podem se deteriorar ou desalinhar-se, comprimindo os nervos entre elas, situação que leva a uma dor intensa. Infelizmente, isso ocorre com muita frequência entre os que não usam contraposturas para equilibrar os efeitos do pouso sobre a cabeça.

É comum ouvir casos de alunos com problemas desse tipo, que mostram quanto dano pode ser causado por uma prática descuidada. A prática apropriada de *āsana* não é só uma questão de avançar passo a passo em direção a certa meta; temos também de voltar a uma posição na qual podemos realizar confortavelmente nossas atividades diárias sem sentir nenhum efeito prejudicial da prática.

Escrever sobre a necessidade das contraposturas lembra-me de uma história interessante. Eu tenho dois irmãos. Quando éramos crianças, havia um coqueiro muito alto no nosso jardim. Meu irmão mais velho sempre dizia que conseguia subir em árvores grandes como aquela, então eu e meu outro irmão o desafiamos a nos mostrar. Eu ainda me lembro de zombarmos dele, gritando: "Sobe! Sobe! Sobe!". No fim, ele acabou escalando o coqueiro. Subir foi fácil, mas quando ele quis descer, não sabia como fazer isso sem cair. Na hora, não havia ninguém por perto para ajudar, então ele ficou lá em cima por um bom tempo.

Assim é a nossa prática de *āsana*: não é suficiente saber como escalar uma árvore; precisamos ser capazes de descer também. Quando fazemos um pouso sobre a cabeça, devemos estar aptos a voltar a uma posição normal sem problemas. É importante contrabalançar o *śīrṣāsana* com uma contrapostura como *sarvāngāsana* (pouso sobre os ombros), para aliviar a pressão no pescoço.

Para qualquer *āsana*, há várias contraposturas possíveis, dependendo de onde a tensão é sentida. Sempre que sentimos uma tensão excessiva em qualquer área do corpo depois de uma postura, devemos aliviá-la com uma contrapostura; ou seja, o *āsana* mais simples que alivie aquela tensão. A contrapostura para uma intensa flexão à frente será uma suave curvatura para trás. Inversamente, uma intensa retroflexão deve ser seguida de uma suave flexão para frente. De novo, a razão para praticar contraposturas é devolver ao corpo sua condição normal e certificar-se de que nenhuma tensão será levada para a próxima postura ou para a nossa vida diária.

Observar o princípio dos efeitos duais e, dessa maneira, determinar a sequência de *āsanas* em nossa sessão é uma forma de trazer *viṅyāsa krama* à nossa prática. A atenção a cada passo, característica do *viṅyāsa krama*, deve também ser parte da prática de um *āsana* individual e do desenvolvimento de nossa prática com o tempo.

Planejando uma sessão

Agora vamos ver como construir a sequência de uma sessão de *āsanas*. A maneira como desenvolveremos nossa sessão vai depender das nossas necessidades imediatas, dos nossos objetivos a longo prazo e de quais atividades se seguirão à prática. Uma prática de *āsanas* designada a preparar o corpo para jogar tênis será diferente de uma destinada a ajudar alguém a permanecer alerta em um ambiente de sobrecarga mental. E essas, por sua vez, serão diferentes de uma prática feita para ajudar alguém com insônia crônica a relaxar profundamente antes de ir para a cama.

Existem incontáveis *āsanas* e, ao que parece, há tantas posturas quanto livros sobre elas. Como alguém começa a escolher as posturas para praticar? A lista de *āsanas* é infinita porque a grande flexibilidade do corpo permite possibilidades quase ilimitadas. Depende inteiramente do aluno, à luz tanto de seu estilo de vida como de suas metas, determinar se faz sentido praticar muitos ou apenas alguns *āsanas* e estipular quais os que valem a pena. Pessoas diferentes precisam de *āsanas* diferentes. Por exemplo, muitos de nós somos tão pouco flexíveis nas pernas que precisamos praticar muitas posturas em pé. Por outro lado, dançarinos com pernas ágeis e bem-formadas são tão flexíveis, que não há sentido em concentrar esforço nessas posturas em pé. Há uma infinidade de *āsanas*, mas não precisamos praticar todos eles. É muito mais importante encontrar uma direção para a nossa prática e delinear uma sequência de *āsanas* que vá ao encontro das nossas necessidades e que nos permita descobrir as qualidades que devem ser encontradas na prática. Um professor é um recurso importante para ajudar a fazer essas escolhas.

Nosso ponto de partida para a prática será diferente a cada dia. Pode ser difícil colocar isso em ação no começo, mas quanto mais nos interessarmos na prática de um yoga autêntico, mais saberemos como nos observar e encontrar nosso ponto de partida a cada vez. A situação a partir da qual começamos a nossa prática muda constantemente. Digamos que eu tenha machucado o meu joelho ontem e, por isso, não consiga sentar com as pernas cruzadas na manhã seguinte. Eu deveria então fazer exercícios que me ajudassem a liberar meu joelho. É importante examinar nossa condição antes de começar e, continuamente, ao longo de toda a prática. Se fazemos uma flexão à frente a partir de uma posição de pé, por exemplo, sentiremos se nossas pernas e costas estão rígidas; essas coisas são fáceis de descobrir quando começamos a ficar atentos ao corpo. Uma vez que começamos a nos observar dessa maneira e reconhecer nosso ponto de partida, estamos aptos a desenvolver nossa prática para obter os melhores benefícios possíveis.

Certos princípios devem ser seguidos para determinar como começar uma sessão. Antes de fazer um *āsana*, devemos ter certeza de que o corpo está pronto para ele. Por exemplo, se alguém tenta sentar no chão com as pernas cruzadas logo que acorda, antes de observar o seu corpo ou preparar as pernas apropriadamente, pode facilmente machucar o joelho. Exercícios leves de aquecimento facilitam a preparação do corpo. Não é boa ideia começar as práticas com curvaturas para trás ou torções. As práticas devem ser iniciadas com as posturas mais simples – *āsanas* que flexionam o corpo para frente naturalmente ou aqueles em que elevamos nossos braços ou pernas. Começamos com as posturas mais simples e gradualmente progredimos até as mais difíceis.

Alguns *āsanas* com os quais podemos começar uma prática são mostrados na **Figura 6**. Incluem *tadāsana* (postura da montanha), *uttānāsana* (flexão à frente), *apānāsana* (postura de eliminação) e *vajrāsana* em elevação (postura do raio). A **Figura 7** mostra alguns *āsanas* que não devem ser feitos no início da prática:

Figura 6:
Āsanas para começar uma prática: *tadāsana* (1), *uttānāsana* (2), *apānāsana* (3) e *vajrāsana* em elevação (4).

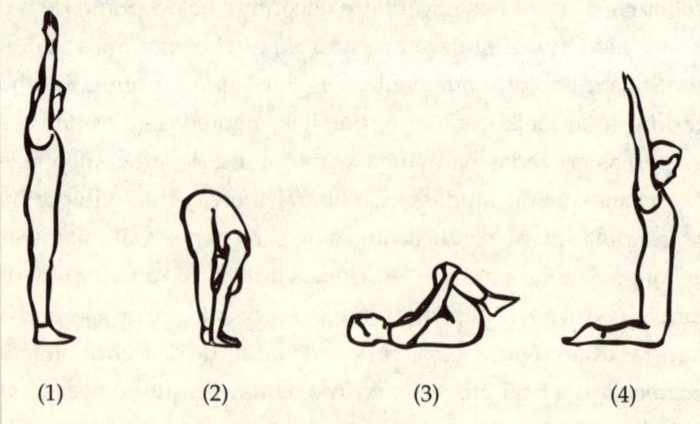

Figura 7:
Alguns *āsanas* são exigentes demais para começar uma prática. Incluem-se nesse grupo: *śīrṣāsana* (1), *trikonāsana* (2), *dhanurāsana* (3) e *halāsana* (4).

śīrṣāsana (pouso sobre a cabeça), *trikonāsana* (postura do triângulo), *dhanurāsana* (postura do arco) e *halāsana* (postura do arado).

Há duas maneiras de praticar um *āsana*. A prática *dinâmica* repete o movimento de entrar e sair do *āsana*, seguindo o ritmo da respiração. Na prática *estática*, entramos e saímos da postura da mesma maneira que fazemos na dinâmica, mas em vez de ficar em movimento contínuo de acordo com a respiração, mantemos a postura por certo número de ciclos respiratórios, dirigindo a atenção à respiração, a certas partes do corpo ou às duas coisas, dependendo dos objetivos que temos ao praticar determinado *āsana*. Os movimentos dinâmicos permitem que o corpo se acostume com a posição suave e gradualmente. Por esse motivo, sempre é melhor praticar um *āsana* dinamicamente antes, para depois tentar sustentá-lo.

Há outros benefícios importantes a serem obtidos com a prática dinâmica. Por exemplo, muitos *āsanas* causam grandes problemas aos iniciantes quando eles tentam sustentá-los em uma prática estática por longos períodos. Da mesma forma, praticantes de yoga experientes às vezes ficam presos no hábito de focar sua atenção em fixar a postura a qualquer custo, em vez de realmente exercitar-se nela e explorar suas possibilidades. Uma prática dinâmica dá maiores possibilidades de trazer a respira-

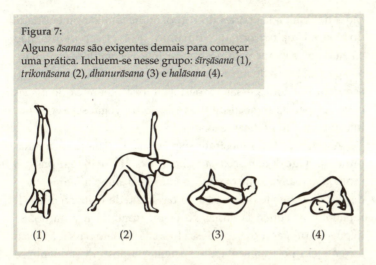

ção a determinadas partes do corpo, aumentando a intensidade do efeito. Uma performance dinâmica de *āsanas*, portanto, não só ajuda a preparar para posturas estáticas complexas como intensifica a prática de um *āsana* específico ou dá a ele uma direção especial. Por todas essas razões, a prática dinâmica de *āsanas* deve ser parte essencial de toda sessão de yoga, seja você um iniciante ou um praticante avançado.

As **Figuras 8 e 9** mostram sequências de uma prática dinâmica. Na **Figura 8**, *paścimatānāsana* (flexão à frente em posição sentada) é realizada de maneira contínua: o aluno movimenta-se de maneira fluente do passo 1 ao passo 2 e de volta ao passo 1, repetindo a sequência várias vezes no ritmo da respiração. Só depois de preparar o corpo dessa forma é sensato passar à flexão à frente em posição sentada e sustentar a postura enquanto se respira. Com o tempo, podemos gradualmente aumentar o número de respirações enquanto sustentamos a postura.

Figura 8:
A prática dinâmica de *paścimatānāsana*.

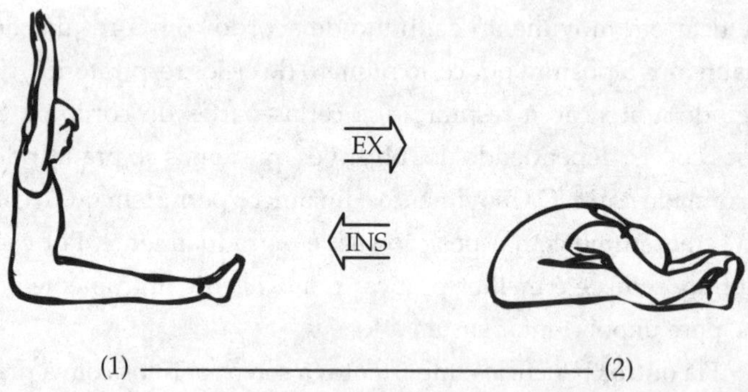

A **Figura 9** mostra uma sequência mais exigente. Nesta prática de *pārśva uttānāsana* (uma flexão à frente em pé), nos movemos do passo 1 ao passo 2 em uma inspiração, e do passo 2 ao passo 3 em uma expiração. Então inspiramos para voltar ao passo 2, expiramos para o passo 3 e seguimos nesse padrão (3, 2, 3, 2) por vários ciclos. Finalmente, voltamos ao passo 1 expirando. Repetir a sequência toda (1, 2, 3, 2, 1) em cada ciclo pode ser uma maneira menos árdua de praticar dinamicamente essa postura.

Figura 9:
A prática dinâmica de *pārśva uttānāsana.*

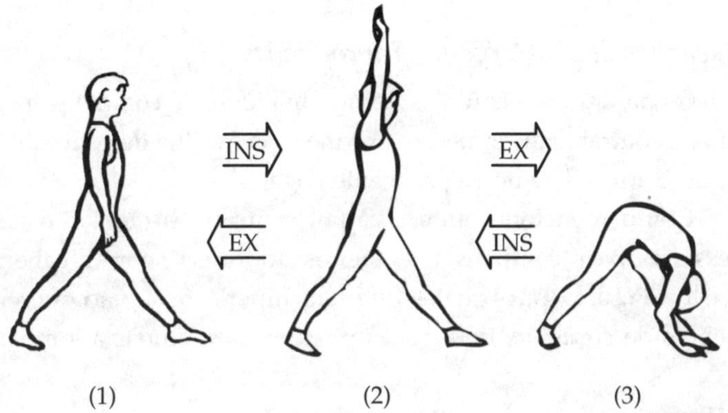

O número de repetições em uma sessão de prática dinâmica é uma questão de necessidades e exigências individuais. Ao praticar dinamicamente uma flexão à frente em pé, as pernas podem ficar cansadas ou talvez possamos sentir as costas tensas. Tais sintomas são um sinal claro de que ultrapassamos nossos limites, e chegam tarde demais para servir como primeiras indicações confiáveis de que alcançamos o nosso limite. É só a respiração que nos dá em tempo o aviso de que estamos indo longe demais. Como eu disse antes, contanto que consigamos seguir tranquilamente nossa respiração, vamos permanecer dentro dos limites das nossas próprias habilidades físicas. No momento em que precisarmos fazer uma respiração rápida pelo nariz ou pela boca sem manter a suavidade, e o mesmo acontece com o som na garganta, devemos parar de praticar aquela sequência. (As posturas assimétricas devem ser feitas com o mesmo número de respirações de cada lado, então conte a entrada e a saída de ar.) Gradualmente, construiremos o vigor para aumentar o número de repetições de qualquer postura.

Se quisermos sustentar um *āsana* em meio a uma sequência de posturas, obteremos melhores resultados se o repetirmos dinamicamente antes. Se estabelecemos um certo *āsana* como nosso objetivo a longo prazo, praticar variações dinâmicas será a melhor ajuda no caminho para essa meta. As contraposturas devem ser praticadas dinamicamente sempre que possível, para diminuir o risco de criar novas áreas de tensão no corpo.

Exemplos de contraposturas apropriadas

Os parágrafos seguintes darão uma ideia de como o princípio de contrabalançar efeitos, por meio da escolha de contraposturas, é aplicado à nossa prática de yoga.

Como mencionei antes, várias contraposturas serão necessárias para compensar os efeitos do pouso sobre a cabeça (veja a **Figura 10**). Aqueles que têm hiperlordose vão querer, depois de *śīrṣāsana*, uma contrapostura para aliviar a lombar,

Figura 10:
Contraposturas possíveis para o pouso sobre a cabeça: *apānāsana* (1) e *sarvāngāsana* (2).

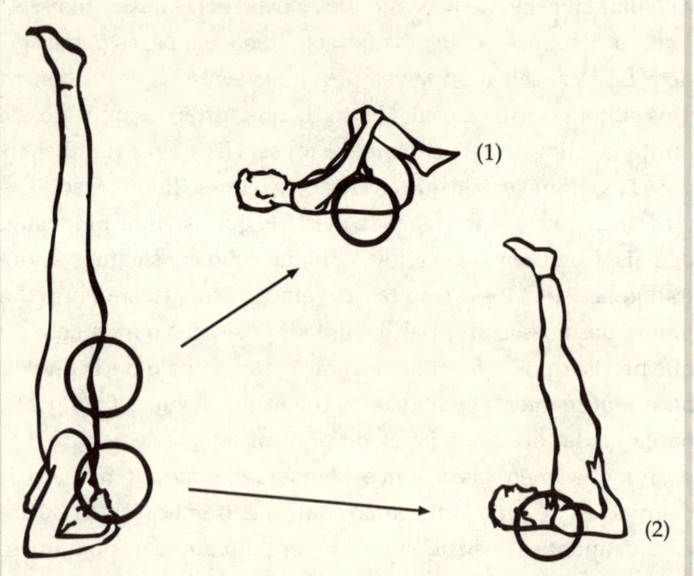

porque o pouso sobre a cabeça pode concentrar bastante tensão ali. *Apanāsana*, a postura de eliminação **(1)**, é apropriada para o caso.

Praticar o pouso sobre a cabeça requer também praticar o pouso sobre os ombros (*sarvāngāsana*) **(2)**, que alivia a pressão sobre o pescoço. Por ser ele mesmo uma postura estática muito exigente, o pouso sobre os ombros também requer uma contrapostura, como a da cobra (*bhujaṅgāsana*). Sequências como essa, em que posturas e contraposturas seguem-se umas às outras, são parte importante da nossa prática.

A **Figura 11** mostra possíveis contraposturas para a *uttānāsana*. Sempre que sentimos tensão nas pernas depois de praticar *uttānāsana*, a postura de cócoras *utkaṭāsana* **(1)**, pode ser útil. *Cakravākāsana* **(2)** pode beneficiar costas doloridas resultantes de *uttānāsana*, mas pode ser suficiente descansar as costas em

Figura 11:
Contraposturas possíveis para *uttānāsana*: *utkaṭāsana* (1), *cakravākāsana* (2) e *śavāsana* (3).

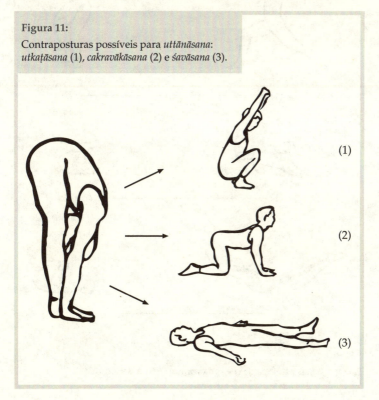

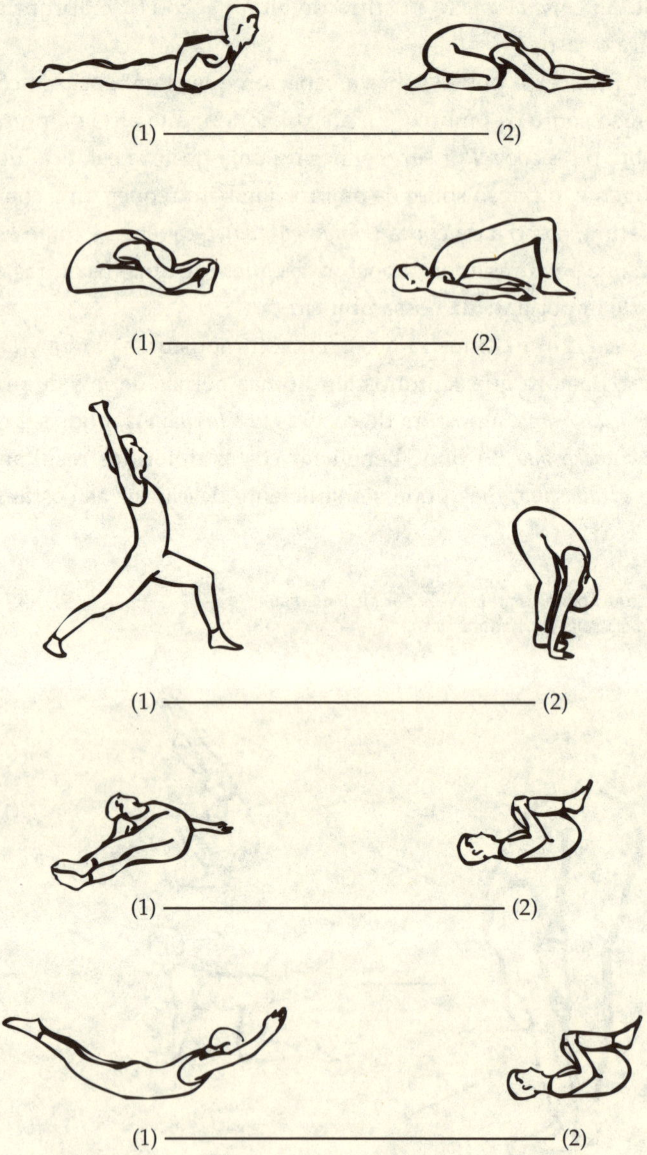

Figura 12:
Cinco *āsanas* principais (1) e uma contrapostura para cada (2).

śavāsana, a postura do cadáver (3). A **Figura 12** mostra alguns *āsanas* e um exemplo de contrapostura para cada um.

Neste ponto, deve estar claro que uma boa prática de yoga não é obra do acaso, mas segue certos princípios. Os princípios que dão uma estrutura inteligente à prática são:

- Comece de onde você está;
- Aqueça e solte o corpo todo no começo de uma sessão;
- Antes de fazer um *āsana*, tenha certeza de que você sabe e pode fazer uma contrapostura apropriada;
- Pratique um *āsana* dinamicamente antes de sustentá-lo;
- Faça a contrapostura imediatamente após o *āsana* principal;
- Assegure-se de que a contrapostura é mais simples do que o *āsana* principal.

Deixe-me esclarecer esses princípios com dois exemplos de sequências simples de *āsanas*. A seguinte sequência de *āsanas* pode ser benéfica para uma pessoa, mas isso vai depender de muitos fatores, incluindo a estrutura e a flexibilidade da sua coluna e a flexibilidade das pernas e dos quadris. Considere essas sequências apenas como exemplos, sabendo que sua prática individual será cuidadosamente construída, levando em conta sua estrutura única e suas metas particulares.

A **Figura 13** mostra uma sequência curta de preparação para *paścimatānāsana*, a flexão à frente sentada. Começamos em *samasthiti*, a postura de pé (1), para entrar em contato com o corpo e a respiração. Então, aquecemos praticando *uttānāsana* (2) dinamicamente, repetindo a sequência várias vezes; esta flexão à frente é a primeira preparação para *paścimatānāsana*. Praticamos depois *pārśva uttānāsana* (3), repetindo a postura por quatro vezes, começando com a sustentação durante uma respiração, depois duas, depois três e finalmente quatro respirações. Depois, mudamos de lado e repetimos. Dessa maneira, é possível gradualmente aumentar a elasticidade das pernas. Como uma contrapostura desse trabalho nas pernas, fazemos uma versão dinâmica da *cakravākāsana* (4) e, assim, não levamos nenhuma tensão para a próxima postura. Descansamos um pouquinho em *śavāsana* (5).

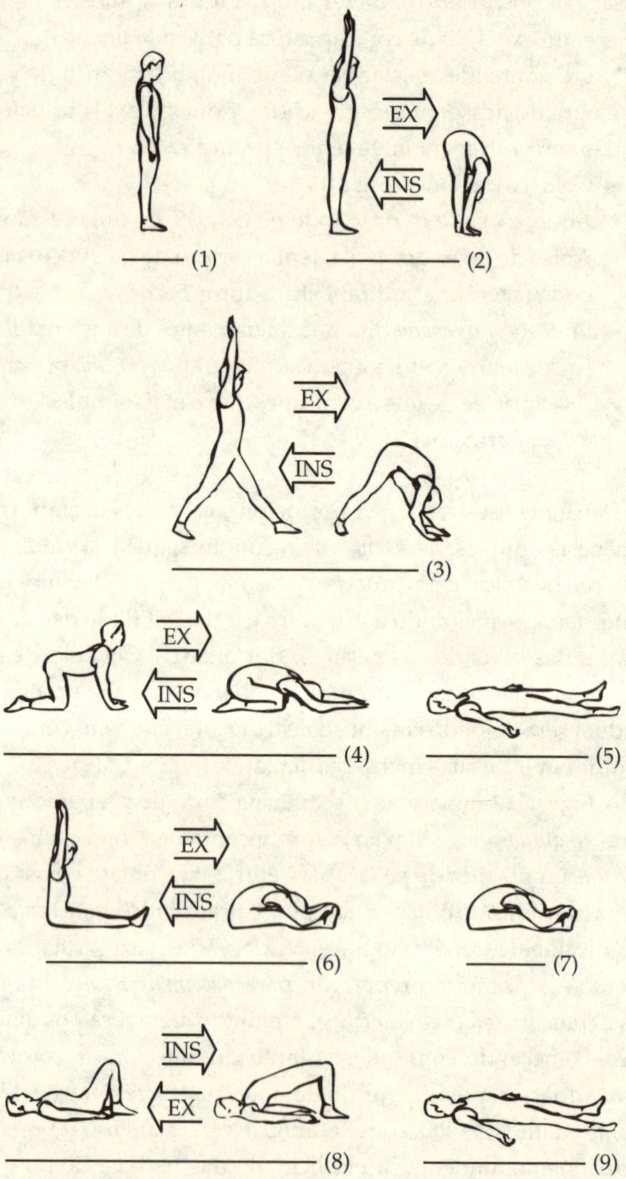

Figura 13:
Uma sequência de exercícios de aquecimento e contraposturas para *paścimatānāsana*.

Agora estamos prontos para praticar o *āsana* principal, *paścimatānāsana* (6). Primeiro praticamos a postura dinamicamente, em preparação para a postura estática e como um auxílio para sentir o papel que a respiração desempenha nesse exercício: levantamos o tronco e os braços enquanto inspiramos e flexionamos à frente quando expiramos. Uma maneira possível de trabalhar na postura é sentir o movimento da inspiração nas costas, enquanto as tornamos eretas, e depois sentir o movimento do ventre em direção à coluna enquanto expiramos, flexionando-nos à frente sem perder a extensão. Depois de praticar *paścimatānāsana* dinamicamente, ficamos na posição por algumas respirações (7), prestando atenção tanto no corpo quanto na respiração.

Dvipāda pītham (8) pode ser usado como contrapostura para *paścimatānāsana*, no intuito de abrir os quadris e compensar a poderosa flexão à frente. A prática deste *āsana* pode terminar com um longo descanso em *śavāsana* (9).

A próxima sequência de *āsanas* dá um exemplo de prática suave para posturas de curvatura para trás. Sem preparações ou contraposturas, os *back bends* [posturas de extensão, que levam o tronco "para trás"] podem levar a câimbras, dores e outros problemas. A sequência de *āsanas* mostrada na **Figura 14** oferece uma boa preparação e exercícios de finalização para a postura de curvatura para trás *śalabhāsana* (postura do gafanhoto).

Todos os exercícios desta sequência são praticados dinamicamente. O aquecimento (1) é um exercício simples para ligar a respiração ao movimento. Mas as costas já serão levemente exercitadas, pois mover os braços para cima provoca um pequeno movimento na coluna. Segue-se então uma variação de *apānāsana* (2), para ajudar a soltar a lombar. Depois, a leve curvatura para trás do primeiro exercício é repetida, mas em uma forma um pouco diferente: em posição deitada, com os joelhos dobrados (3).

Dvipāda pītham (4) é um exercício mais forte. Devemos ser muito cuidadosos nesse *āsana* para subir apenas um pouco mais alto em cada inspiração. As costas certamente devem trabalhar aqui, embora estejam auxiliadas pelas pernas. *Dvipāda pītham* é seguido de um curto descanso, com pernas flexionadas e pés no chão (5). Uma variação de *cakravākāsana* (6) pode aliviar as tensões nas costas que talvez surjam ao fazer *dvipāda pītham*.

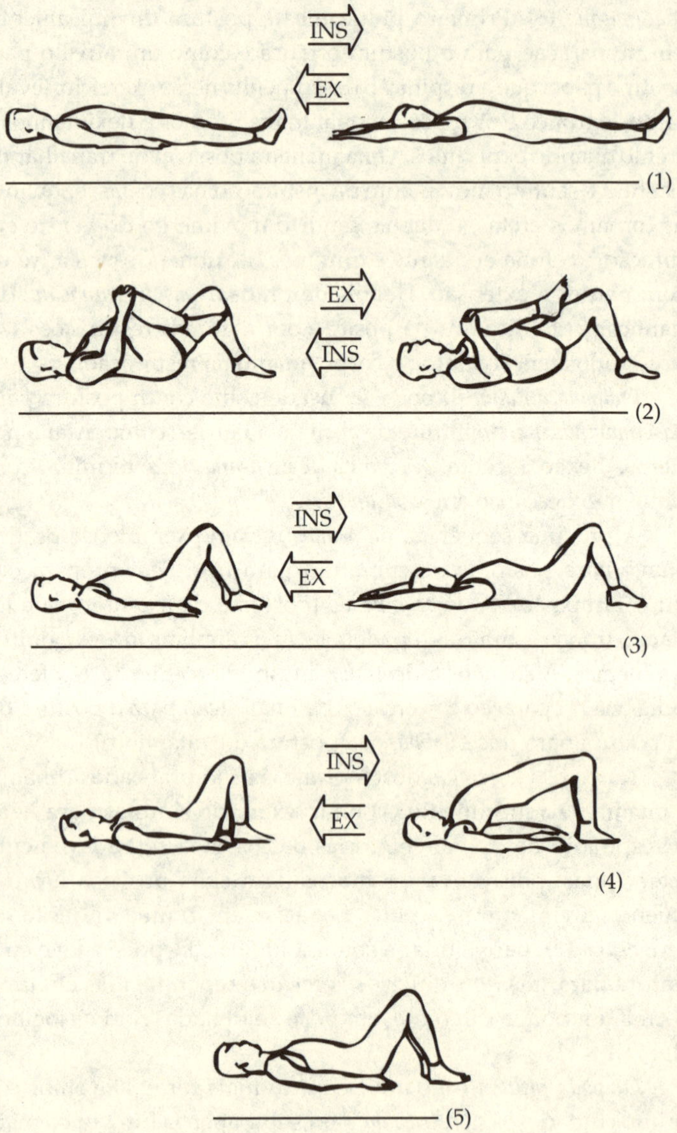

Figura 14:

Uma sequência de exercícios de aquecimento e contraposturas para *śalabhāsana*.

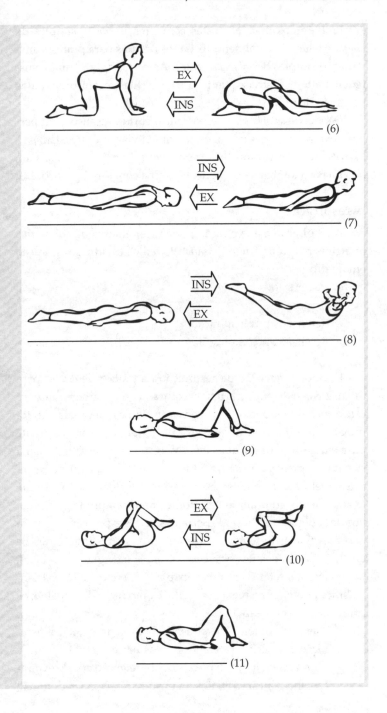

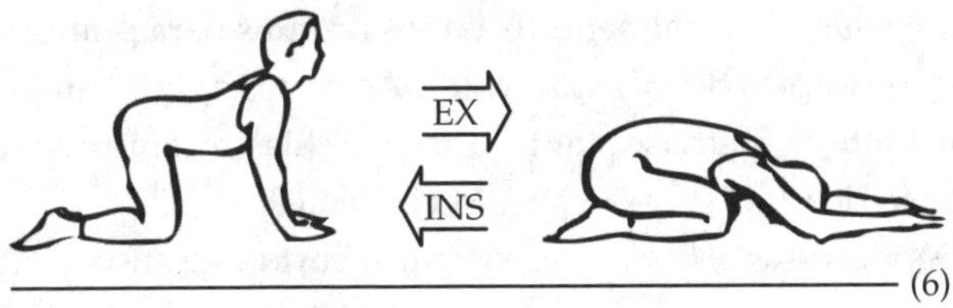

(6)

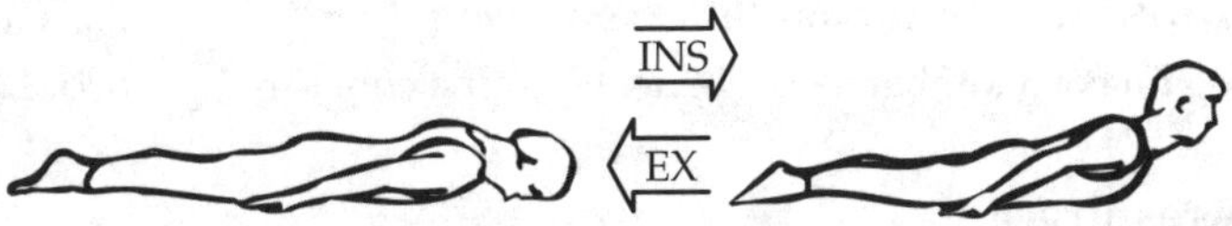

(7)

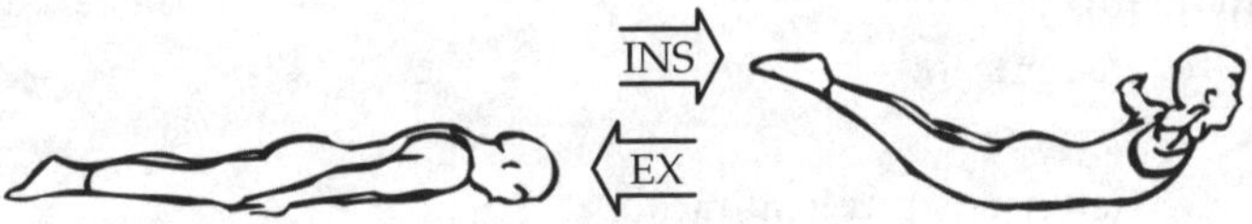

(8)

(9)

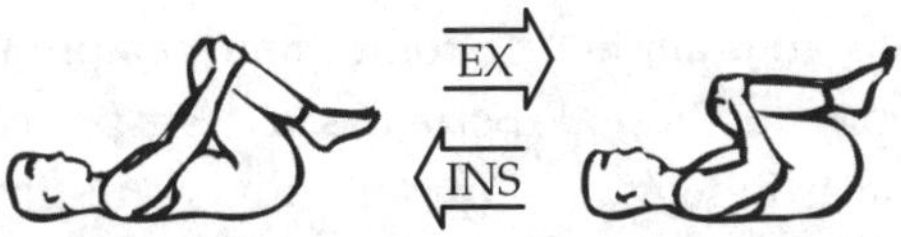

(10)

(11)

Preparamos mais as costas com uma variação simples de *bhujaṅgāsana* (7). Finalmente, estamos prontos para praticar uma variação simples de *śalabhāsana* (8). As costas agora têm de sustentar tanto as pernas quanto o tronco. Elas foram preparadas por meio de todos os exercícios precedentes.

Depois de *śalabhāsana*, temos outro curto descanso, com pernas flexionadas e pés no chão (9), para aliviar as costas. Um *pratikriyāsana* ou contrapostura para *śalabhāsana* é *apānāsana* (10), que relaxa a lombar. A sequência termina com um descanso (11).

A respiração

A inspiração e a expiração podem ser enfatizadas de várias maneiras na prática de um *āsana*. Podemos dividir a respiração em quatro partes:

- Inspiração;
- Expiração;
- Retenção após inspiração;
- Retenção após expiração.

Usamos a retenção da respiração na prática de *āsanas* para intensificar os efeitos de uma postura. Vamos supor que você esteja incomodado com uma sensação de peso na região abdominal e decidiu praticar sentado, flexionando o corpo à frente para ajudar a se sentir mais leve. Você pode praticar o *āsana* na sua forma mais simples: dinamicamente, com um ritmo respiratório lento. Ou pode também flexionar à frente na expiração, normalmente, contraindo o abdome como sempre faz, mas em vez de subir logo após, pode permanecer nessa posição e suspender a respiração por alguns segundos. Reter a respiração depois da expiração intensifica os efeitos do *āsana* na região abdominal. Inversamente, reter o ar após a inspiração, em certos *āsanas*, intensifica os efeitos na região do peito. Como regra de trabalho, os princípios a seguir são usados em nossa prática de yoga:

- A ênfase em longa inspiração, com retenção após a inspiração, intensifica os efeitos da postura na área do peito;
- A ênfase em longa expiração, com retenção após a expiração, intensifica os efeitos da postura na região abdominal;

- As posturas de flexão à frente são propícias à retenção após a expiração, enquanto as curvaturas para trás favorecem a retenção após a inspiração.

A prática de prolongar a expiração ou de retenção após a expiração chama-se *laṅghana,* que, em sânscrito, quer dizer "diminuir" ou "reduzir". *Laṅghana* ajuda nos processos de eliminação e tem um efeito de limpeza e purificação no corpo, por revitalizar os órgãos, em especial os da região abdominal. Assim, por exemplo, se alguém tem um problema na área abaixo do diafragma, uma prática *laṅghana* pode ser benéfica.

A prática de prolongar a inspiração ou reter a respiração depois da inspiração chama-se *bṛmhaṇa,* cuja melhor tradução é "expandir". A prática de *bṛmhaṇa* tem o efeito de energizar e aquecer o corpo. Um aluno com falta de energia deve incorporar algum elemento *bṛmhaṇa* em sua prática. A habilidade de prolongar a expiração deve ser conquistada antes de se introduzir *bṛmhaṇa,* pois muito fogo sem eliminação pode criar padrões de energia perturbados. Para receber o que é novo (energia fresca), devemos antes liberar o que é velho e não traz mais benefícios.

A **Figura 15** mostra os princípios de *laṅghana* e *bṛmhaṇa* aplicados a *āsanas.* A postura do guerreiro ou *vīrabhadrāsana* **(1)** é, por sua natureza, um *āsana* que funciona de maneira *bṛmhaṇa.* Praticado com uma longa inspiração, talvez seguido de uma curta retenção, funcionará ainda mais profundamente em uma di-

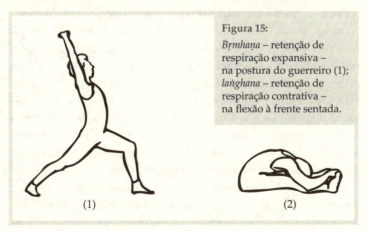

Figura 15:
Bṛmhaṇa – retenção de respiração expansiva – na postura do guerreiro (1); *laṅghana* – retenção de respiração contrativa – na flexão à frente sentada.

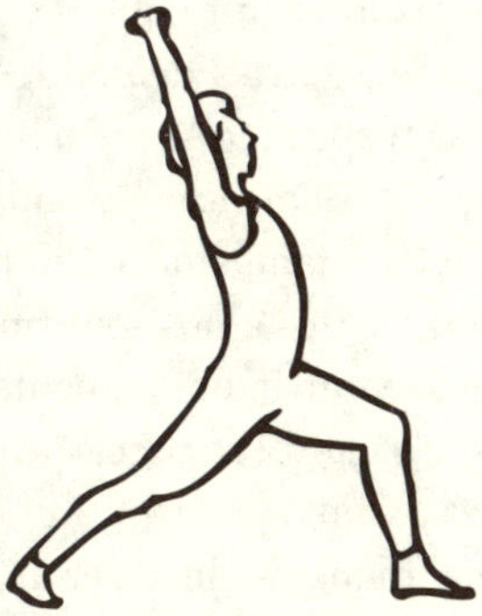

(1)

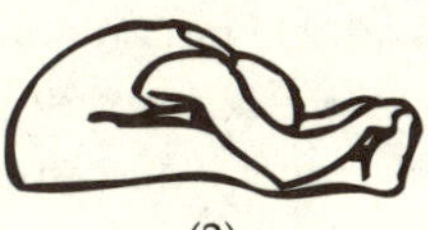

(2)

reção expansiva. A flexão à frente sentado (2) é um *āsana* ao qual o princípio *laṅghana* aplica-se naturalmente. Por meio de uma expiração lenta e deliberada, possivelmente seguida de uma retenção, o efeito do *āsana* é intensificado.

Há uma regra importante a seguir: se o fato de reter a respiração reduz a duração da sua próxima inspiração ou expiração, pare. Você não está pronto para essa prática; é melhor trabalhar até chegar lá.

Em termos do sistema circulatório, a respiração não deve nunca ser retida se houver um repentino aumento da pulsação. Batimentos cardíacos e respiração são interdependentes, e se a respiração é pobre, insuficiente, o pulso aumenta. Há razões psicológicas para essa regra também; muitas pessoas são nervosas e preocupadas com seus corações, e uma rápida aceleração do pulso pode causar ansiedade. O princípio básico é o de que reter a respiração nunca deve fazer alguém se sentir desconfortável; ao contrário, a pessoa deve ser capaz de observar tranquilamente a qualidade da sua respiração.

Haverá vantagem em usar os princípios de *laṅghana* e *bṛmhaṇa* somente com a compreensão e o conhecimento apropriados. Eles nunca devem ser aplicados sem a consideração cuidadosa das circunstâncias particulares. Vou entrar nessa questão mais detalhadamente quando discutirmos *prāṇāyāma*.

Sobre o descanso

Agora algumas palavras sobre outra coisa que é importante na maneira como planejamos nossa prática de yoga: o descanso entre os *āsanas*. Devemos, é claro, descansar sempre que perdemos o fôlego ou quando não somos mais capazes de controlar nossa respiração. Mas mesmo que nossa respiração se mantenha calma e regular, certas partes do corpo podem ficar cansadas, ou talvez doloridas, e devemos descansá-las também. Além disso, se decidirmos praticar um *āsana* doze vezes e nos sentirmos exaustos depois da sexta vez, devemos parar imediatamente e relaxar. Há uma regra a seguir sobre o descanso: se precisarmos de um descanso, descansamos. Simples assim.

Também descansamos como uma maneira de fazer uma transição entre um tipo de *āsana* e outro. Por exemplo, é essencial descansar entre uma retroflexão intensa como *dhanurāsana* e uma poderosa flexão à frente como *paścimatānāsana*. Devemos nos dar esse descanso mesmo sem sentir a necessidade dele. O descanso dá a oportunidade de sentirmos os efeitos da postura e dá aos músculos o tempo de retornarem ao seu tônus equilibrado. Se não descansarmos depois de fazer *dhanurāsana*, como no nosso exemplo, podemos sobrecarregar as costas na flexão à frente que se seguirá. Para evitar isso, devemos descansar e observar a reação dos nossos músculos e do corpo todo.

Deixe-me dar outro exemplo. Muitas pessoas sentem-se bem enquanto estão fazendo o pouso sobre a cabeça, mas quando se deitam depois, notam uma pressão no peito. Sabemos que quando ficamos sobre a cabeça, o peso do abdome está sobre o peito e comprime as costelas, embora possamos não sentir essa pressão até a hora do descanso. A sensação no peito é apenas a reação das costelas, e será aliviada se descansarmos antes de fazer a contrapostura. Geralmente deve-se descansar entre uma postura intensa e uma contrapostura igualmente exigente, como é o caso do pouso sobre a cabeça e o pouso sobre os ombros. Mas, se a contrapostura for bem simples, você pode ir direto a ela sem intervalo.

Um período de descanso é também necessário antes de praticar *prāṇāyāma*. No *prāṇāyāma*, nossa atenção é em primeiro lugar dirigida à respiração, enquanto durante a prática de *āsana* nossa respiração depende dos vários exercícios físicos. Uma vez que os *āsanas* exigem atenção do nosso corpo, é bom descansar depois deles, preparando-nos mentalmente para o *prāṇāyāma*. O tempo que descansaremos antes do *prāṇāyāma* dependerá de quantos *āsanas* acabamos de praticar. Se fizemos *āsanas* por quinze minutos, dois ou três minutos de descanso funcionarão. Se a prática de *āsanas* durou uma hora ou mais, o descanso deve ser de, no mínimo, cinco minutos antes de entrar no *prāṇāyāma*.

Mesmo que eu tenha dado exemplos de sequências para a prática completa de certos *āsanas*, incluindo aquecimentos e contraposturas, é importante reconhecer que um livro nunca se igualará às qualidades de um bom professor. O melhor caminho em direção à autodescoberta e à obtenção de uma compreensão mais profunda do seu próprio corpo e mente pelo yoga é procurar a orientação de um professor.

A prática de yoga é essencialmente uma prática de autoinvestigação. *Āsanas* e *prāṇāyāma* podem ajudar as pessoas a descobrirem certas coisas sobre si mesmas, mas infelizmente não é possível confiar sempre nas próprias percepções. A maneira habitual de ver as coisas torna difícil olhá-las de maneira diferente a cada experiência. Como a percepção do professor não é limitada pelo nosso condicionamento específico, ele muitas vezes pode ver quais as capacidades que se escondem na gente.

Livros sobre yoga começam em níveis diferentes. Uma pessoa com pouca experiência em yoga teria dificuldades para escolher os *āsanas* mais indicados à sua condição. Um bom professor é importante para determinar quais posturas são mais úteis, e em quais o aluno precisa de orientação. Um professor ajuda o aluno a descobrir o seu eu e o inspira a trabalhar para obter um melhor autoconhecimento. Um livro pode apoiar o encorajamento que vem do professor.

Foi com o propósito de apresentar os ensinamentos de yoga de Krishnamacharya a um público maior que decidi escrever este livro. As sequências de *āsanas* que descrevo, é claro, não levam em conta necessidades individuais. Você deve adaptar essas sequências gerais para ajustá-las aos seus objetivos.

As pessoas com frequência perguntam se existe uma forma geral de sequência de *āsanas* que seja adequada e possa ser seguida por qualquer um. Sim, podemos pensar sobre a ordem dos *āsanas* de um modo geral. Para simplificar as coisas, vamos ignorar o fato de que uma prática de yoga deve ser construída para uma pessoa e suas necessidades individuais, e por isso nunca poderá seguir um plano geral em absoluto. Vamos momentaneamente esquecer o fato de que certos *āsanas* requerem preparações ou contraposturas particulares para certas pessoas, ou que uma sequência de *āsanas* deve permitir descansos aqui e ali. Já discutimos bastante sobre isso. Vamos mudar o foco da nossa atenção para o modo como podemos agrupar os *āsanas* de acordo com a posição do corpo em relação à Terra e com o movimento básico da espinha.

Podemos dividir os *āsanas* entre posturas em pé, posturas que realizamos deitados de costas, posturas invertidas, curvaturas para trás, que muitas vezes são feitas quando deitamos de bruços e, finalmente, posturas em que estamos sentados ou ajoelhados. Quais desses *āsanas* devem ser escolhidos e que ordem é adequada?

A **Figura 16** ilustra algumas posturas sugeridas nessa sequência geral. No começo da prática, são necessários exercícios para aquecer, trazer flexibilidade e usar todo o corpo. As posturas em pé são ideais para isso. Elas são adequadas porque liberam todas as articulações, incluindo tornozelos, joelhos, quadris, coluna, ombros, pescoço e, até certo ponto, os pulsos. Há pessoas que

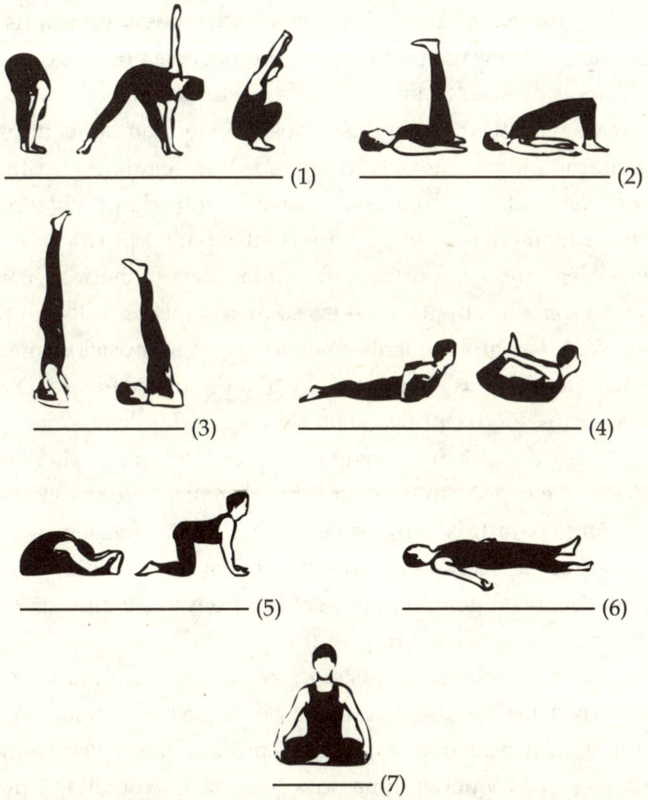

Figura 16:

Para propósitos gerais, os *āsanas* podem ser praticados na sequência: exercícios de pé para aquecimento (1); exercícios em postura deitada de costas (2); posturas invertidas (3); exercícios em posição deitada de bruços (4), exercícios de joelhos ou em posição sentada (5); um descanso em posição deitada de costas (6); e exercícios respiratórios, que normalmente são feitos em posição sentada. Esse esquema resumido não considera nenhuma preparação para *āsanas* muito exigentes ou as contraposturas e os descansos requeridos.

às vezes têm problemas nos quadris, joelhos e tornozelos. Outras, por vários motivos, não podem começar a prática em uma postura em pé. Entretanto, a maioria das pessoas pode passar de cinco a dez minutos se aquecendo com os *āsanas* em pé.

Os exercícios com que iniciamos a prática devem também ajudar a observar e experimentar o estado do corpo e da respiração. O início da prática deve ser projetado para que possamos perceber, de maneira simples e sem riscos, nosso estado físico e mental. Posturas em pé simples oferecem essa possibilidade.

Depois de fazer as posturas em pé, é uma boa ideia deitar-se de costas e praticar *āsanas* nessa posição, que são também uma preparação útil para as posturas invertidas a seguir. As posturas invertidas ajudam a contrabalançar os efeitos da gravidade no corpo, e também são muito importantes para a purificação interna. Além disso, as posturas invertidas mais conhecidas, como o pouso sobre a cabeça e o pouso sobre os ombros, colocam-nos em posições completamente opostas ao nosso posicionamento normal diário. Essas posturas nos dão a oportunidade de descobrir aspectos novos e previamente desconhecidos de nós mesmos.

Depois das posturas invertidas, vem um grupo de *āsanas* realizados em posição deitada sobre o ventre – todos eles são curvaturas para trás. Alguns desses *āsanas* são excelentes contraposturas para certas posturas invertidas; por exemplo, a cobra harmoniza os efeitos do pouso sobre os ombros e é usada com frequência como sua contrapostura.

Essa sequência geral de *āsanas* pode ser concluída com alguns exercícios na posição sentada ou de joelhos. Então, depois de um descanso adequado, podemos praticar *prāṇāyāma* e outros exercícios que requerem uma posição ereta. O **Apêndice 2** mostra quatro sequências gerais de prática que podem ser adaptadas de acordo com necessidades individuais.

A **Figura 17** mostra uma boa sequência de *āsanas* praticada como preparação mínima para *prāṇāyāma*. *Uttānāsana* **(1)** pode ser praticado como aquecimento. Para preparar as costas e o pescoço e para sentir a qualidade da respiração, pode-se então praticar *dvipāda pītham* **(2)**. *Cakravākāsana* **(3)** abre o peito e as costas. Um descanso deitado de costas **(4)** conclui a prática. Depois, alguns

Figura 17:
Āsanas em preparação para *prāṇāyāma*.

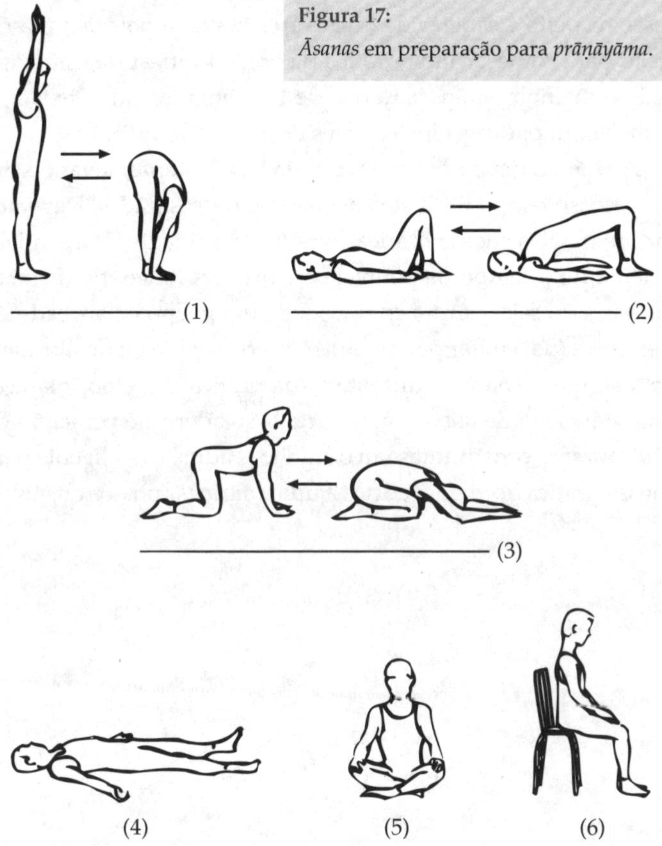

podem escolher a posição simples de pernas cruzadas (*sukhāsana*), em que se pratica *prāṇāyāma* (5). Outros, para quem essa postura é desconfortável, podem se sentir melhor sentados em uma cadeira (6). Nada é perdido quando se senta em uma cadeira, e a qualidade da respiração no *prāṇāyāma* não é afetada.

Se estamos planejando trabalhar com certos padrões de respiração, como extensões pré-determinadas da inspiração e expiração ou retenção, *āsanas* como esses acrescentam a vantagem de nos colocar em contato com nossa respiração antes de começarmos a prática de *prāṇāyāma*.

Assim como a prática de *āsanas* específicos depende das necessidades e metas do aluno, a hora do dia escolhida para a prática depende do que for possível. A única regra a ser seguida a esse respeito é esperar de duas a três horas depois de uma refeição para começar uma prática de yoga. Praticar de estômago vazio é melhor; então, para os que têm uma agenda flexível, a melhor hora para a prática é antes do café da manhã.

A prática deve ser desenvolvida diariamente, levando em conta nosso tempo livre, nossas metas e necessidades. Devemos sempre planejar nossa prática como uma unidade, independentemente de o tempo disponível ser curto ou longo, de maneira que a sessão seja sempre composta de um grupo balanceado de exercícios. (Se houver perigo de ser interrompido ou de ultrapassar o tempo disponível durante a sua prática, é melhor planejar uma sequência de *āsanas* mais curta.) Ao aderir ao princípio de *viṅyāsa krama*, construímos um caminho gradual e inteligente para a nossa prática de yoga, que nos ajuda a alcançar nossos objetivos.

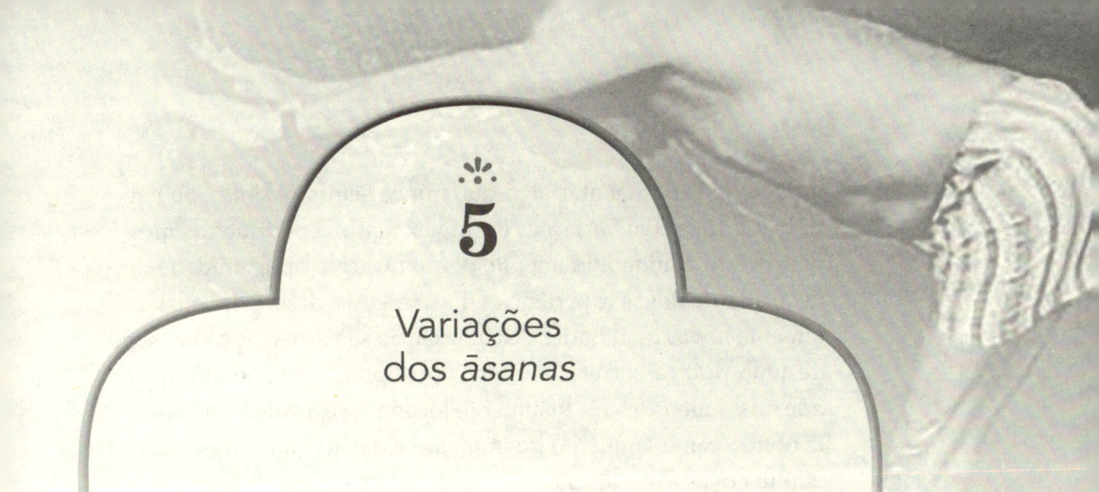

5

Variações dos *āsanas*

Já afirmei que *āsanas* podem ser praticados de várias maneiras. Gostaria agora de discutir as possibilidades de variar certos *āsanas* e por que você pode fazer isso.

Uma razão pela qual trabalhamos com variações de *āsanas* é estender nossas capacidades físicas. A maioria das pessoas começa uma prática de yoga esperando obter certos resultados. Você pode ter o desejo de fortalecer as costas, curar-se da asma, ficar livre de dores ou simplesmente sentir-se com mais energia. Essas metas particulares são alcançadas praticando *āsanas* de várias maneiras. Por exemplo, alguém com ombros rígidos pode adaptar certos *āsanas* para tratar essa falta de mobilidade. Alguém que esteja lidando com asma pode fazer variações de *āsanas* que focalizem a abertura do peito e alonguem o ciclo respiratório. As variações ajudam a obter o máximo ganho com o mínimo esforço, por se dirigirem às nossas necessidades físicas de maneira inteligente.

A outra importante razão para praticar variações de *āsanas* é melhorar nossa atenção. Se praticarmos os mesmos *āsanas* muitas vezes por um longo tempo, eles podem facilmente se tornar rotina, mesmo que a escolha de *āsanas* e exercícios respiratórios tenha sido bem planejada e projetada especialmente para nossos objetivos e condições. Nossa atenção ao que estamos fazendo diminui constantemente com esse tipo de repetição contínua, e o tédio se instala. Variar os *āsanas* renova a atenção e abre nossos sentidos a novas experiências. Atenção é o estado no qual estamos completamente presentes no que estamos fazendo, o que nos capacita a sentir tudo o que está acontecendo em nosso corpo. Atingir esse estado de abertura e atenção cria a oportunidade de experimentar algo que nunca sentimos antes. Se não trabalharmos com variações e, em vez disso, repetirmos as mesmas posturas indefinidamente, perdemos essa oportunidade de desfrutar de novas experiências. Ficar alerta e descobrir constantemente novas qualidades de consciência são aspectos essenciais de uma prática correta. A prática apropriada de *āsanas* requer que nossa mente esteja totalmente focada; isso é automaticamente obtido com o aumento do interesse e da atenção, surgido mediante novas experiências.

Maneiras de variar um *āsana*

Variando a forma

A maneira mais simples de variar um *āsana* é alterar sua forma. A **Figura 18** mostra diferentes variações de *uttānāsana*.

Uma possibilidade de variar *uttānāsana* depois da flexão à frente é esticar as pernas enquanto você inspira e depois dobrá-las levemente enquanto expira, fazendo as pernas trabalharem mais **(1)**. O alongamento das pernas pode se tornar ainda mais intenso se for colocado algum apoio embaixo dos dedos e da parte da frente da planta dos pés. Praticar *uttānāsana* dessa forma coloca muita tensão na parte inferior das costas e, por isso, pode ser considerado arriscado para algumas pessoas. Conheça suas limitações antes de escolher essas variações.

Se quisermos fortalecer as costas com a ajuda de *uttānāsana*, flexionamos o corpo totalmente durante a expiração, então voltamos metade do caminho acima enquanto inspiramos **(2)**. As pernas permanecem levemente dobradas, para que as costas inteiras sejam trabalhadas apenas moderadamente.

Em uma terceira variação de *uttānāsana*, dobramos o corpo completamente na expiração, depois enlaçamos as mãos atrás da lombar e flexionamos as pernas **(3)**. Esta variação cria muito movimento na lombar, mas a flexão das pernas reduz o risco de sobrecarregar as costas.

A **Figura 19** mostra diversas variações de *śalabhāsana*. Para muitas pessoas, a forma clássica de *śalabhāsana* **(1)** é exigente demais para chegar a ser útil; ainda assim, porque é um *āsana* muito

Figura 18:
Três variações possíveis de *uttānāsana*.

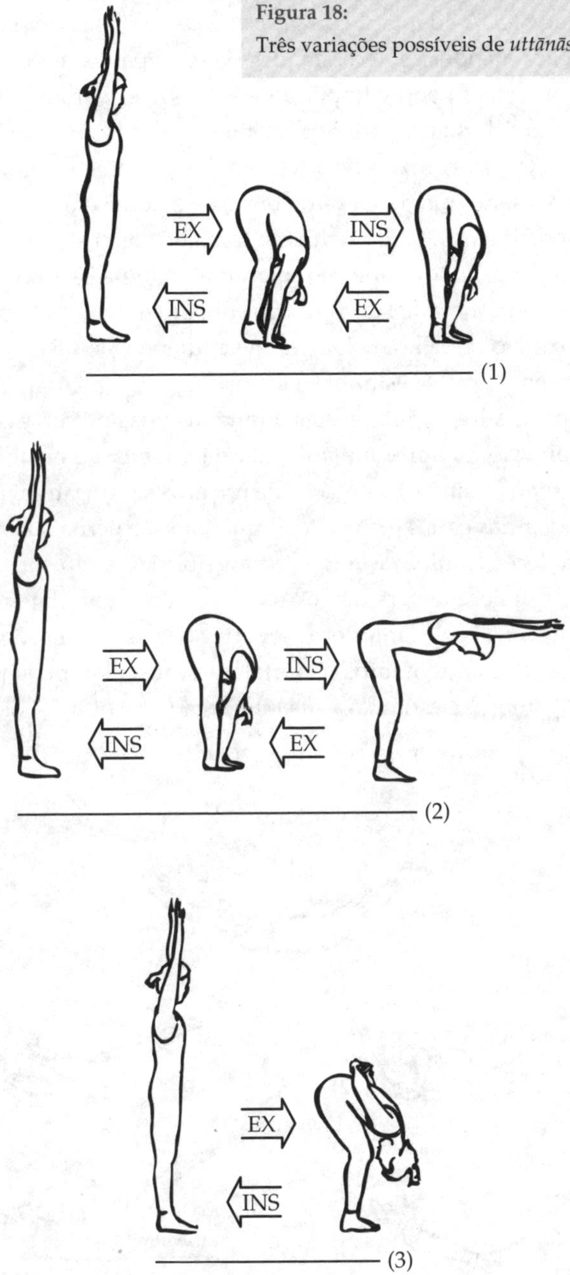

efetivo e eficiente, é apropriado acrescentá-lo à maioria das práticas de yoga. A adaptação do *śalabhāsana* clássico pode ser escolhida para atender às necessidades de cada pessoa e de acordo com sua força. O ponto importante ao escolher variações é praticar dentro de sua capacidade, mantendo sua respiração ligada ao corpo todo, quer o corpo esteja em movimento ou não.

Ao variar os movimentos do braço e da perna em *śalabhāsana*, você pode intensificar ou reduzir o trabalho nas costas, no abdome e no peito. Por exemplo, ao colocar as mãos na base das costelas **(2)** e inspirar na flexão para trás com movimentos alternados das pernas, o trabalho na lombar, no abdome e no peito será reduzido, enquanto se estimula a formação de um arco significativo da parte superior das costas. Erguer as duas pernas e o peito na inspiração **(3)** aprofundará o efeito na lombar e no abdome, possibilitando ainda a formação de um arco significativo na parte superior das costas e no peito. Erguer braço e perna opostos **(4)** irá fortalecer, equilibrar e integrar os dois lados do corpo. Enquanto fortalecemos, podemos usar os braços para intensificar os efeitos nas partes inferior e superior das costas. Levantar os braços à altura dos ombros **(5)** fortalece a musculatura do pescoço e dos ombros e estimula a sua integração com os músculos das

Figura 19:
Variações de *śalabhāsana*.

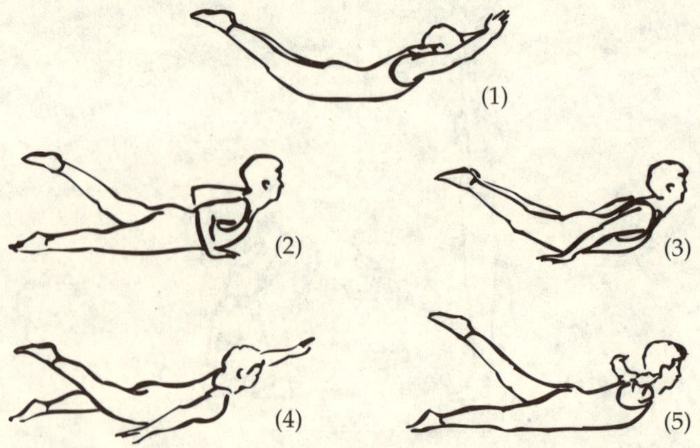

costas. Essa variação deve ser praticada apenas quando existe arco suficiente na parte superior das costas.

No *śalabhāsana*, reter a respiração após a inspiração traz grande fortalecimento. *Śalabhāsana*, por si, facilitará uma inspiração profunda e a retenção depois da inspiração. Cada variação no corpo e na respiração modificará o efeito e a função do *āsana* de maneira específica. Em todas as variações mostradas aqui, pernas, braços e testa podem voltar ao chão na expiração. Ou podemos escolher expirar enquanto estamos na posição elevada, o que trabalhará profundamente a região abdominal.

Uma pessoa sem flexibilidade nas pernas não está impedida de desfrutar dos benefícios da forma clássica do *paścimatānāsana*, mostrado na **Figura 20**, passo 1. Por exemplo, dobrar os joelhos na expiração **(3)** aprofundará a flexão à frente. Indra Devi, excelente *yogi* e a primeira aluna ocidental do meu pai, contou-me que foi assim que primeiro meu pai ensinou *paścimatānāsana* para ela, adaptando a postura clássica às suas necessidades. Elevar o assento **(4)** também possibilitará uma flexão mais profunda. Variações das posições de braço, como mostram os exemplos 2 e 5, trabalharão a parte superior das costas e os ombros, ajudando a aprofundar o *āsana*. Você não deve, no entanto, usar os músculos dos braços para intensificar a flexão à frente. Ela deve acontecer sem o uso de força, mas com o movimento ligado à expiração. A flexão à frente pode ser intensificada na expiração e relaxada

Figura 20:
Variações de *paścimatānāsana*.

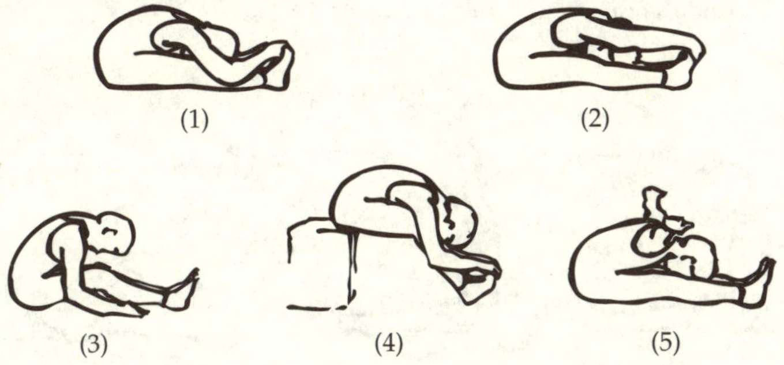

na inspiração, de maneira que a elasticidade natural do corpo cresça com a respiração.

Existem numerosas variações de *āsanas* como estas. Cada vez que praticamos uma variação, o efeito do *āsana* – e consequentemente nossa atenção – é dirigido a uma área ou necessidade diferente. Variações de *āsanas* não são apenas para pessoas com problemas físicos específicos. Elas podem ajudar todos os praticantes de yoga a se manterem abertos a descobertas.

Variando a respiração

Outro jeito de variar um *āsana* é alterar a respiração. Por exemplo, em vez de inspirar e expirar livremente, podemos direcionar a respiração para que inspiração e expiração tenham a mesma duração; ou podemos retê-la.

Normalmente, coordenamos cada movimento com uma inspiração ou uma expiração. Às vezes, entretanto, é útil mover-se durante a retenção da respiração. Lembre-se: se quisermos aumentar o efeito do *āsana* na área do peito, nos concentramos na inspiração; se quisermos aumentar o efeito no abdome e na lombar, nos concentramos na expiração. Assim, para variar a respiração em *paścimatānāsana,* uma postura que naturalmente trabalha o ventre e a parte inferior das costas, inspiramos ao elevar os braços e então sustentamos essa posição enquanto expiramos. Depois, sem inspirar, flexionamos à frente e paramos aí (veja a **Figura 21**). Dessa forma, intensificamos o efeito da expiração. Inspire para voltar à posição sentada, braços erguidos.

Figura 21:
Variando a respiração em *paścimatānāsana*.

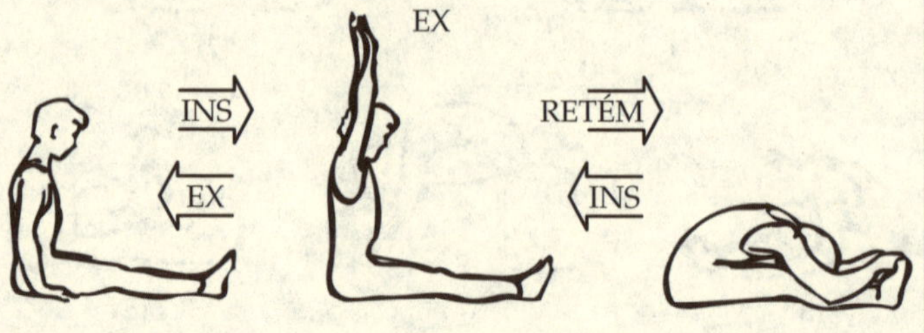

Expire para abaixar os braços e retornar à posição inicial. Esta sequência pode ser repetida tantas vezes quanto for necessário, desde que se mantenha o ritmo de respiração tranquilo.

A retenção após a inspiração intensifica os efeitos na área do peito, e pode ser usada com bom resultado em posturas como *bhujaṅgāsana*. Outra variação interessante para se trabalhar é a reversão do padrão normal de respiração. Por exemplo, em *bhujaṅgāsana* nós poderíamos erguer a parte superior do corpo na expiração em vez de fazê-lo na inspiração (veja a **Figura 22**). Muitas pessoas usam mais os músculos abdominais do que os das costas ao se impulsionarem para cima em *bhujaṅgāsana*. Expirar faz o abdome se contrair, e isso não permitirá que ele seja usado na impulsão. Erguer a parte superior do corpo na expiração nos fará sentir a postura de forma muito diferente.

Uma vez conhecidas as nossas capacidades de reter a respiração com conforto, podemos ser criativos na maneira de usar a respiração. Suponha que desejemos focar nossa prática de *āsana* em trazer atenção à parte superior das costas. Escolheríamos, então, posturas como *bhujaṅgāsana* ou *śalabhāsana*, que trabalham essa área e, ao mesmo tempo, focaríamos a inspiração no ciclo respiratório. Poderíamos praticar tornando cada inspiração mais longa do que a anterior. Ou ainda, fazendo uma retenção após a inspiração, o que aumentaria o volume de ar nos pulmões e expandiria o peito.

Variações servem a dois propósitos: atender a necessidades particulares e criar atenção. Reter a respiração após a inspiração ou a expiração pode aumentar a tensão no corpo. Se você sentir que isso está acontecendo, traga a sua atenção ao lugar em que a tensão está se concentrando. Se a tensão não se dissipar com a atenção, saia lentamente do *āsana*.

Figura 22:
Variando a respiração em *bhujaṅgāsana*.

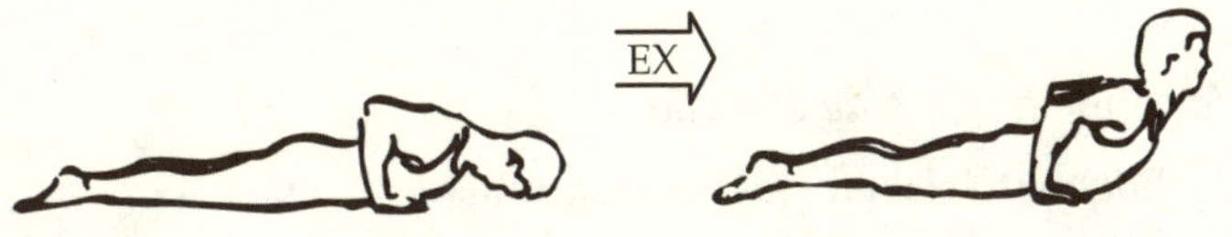

Variando o ritmo

Muitos *āsanas* podem adquirir uma nova qualidade se dividirmos sua execução em passos (*krama*). A **Figura 23** mostra *paścimatānāsana* praticada dessa forma. Na primeira expiração, flexionamos apenas até metade do caminho. Ficando ali, inspiramos e alongamos as costas. Na segunda expiração, flexionamos completamente à frente. Praticar dessa maneira não só faz diferença na qualidade da nossa atenção, como muda o modo de chegarmos à posição final e de sustentá-la.

Figura 23:
Praticando *paścimatānāsana* passo a passo.

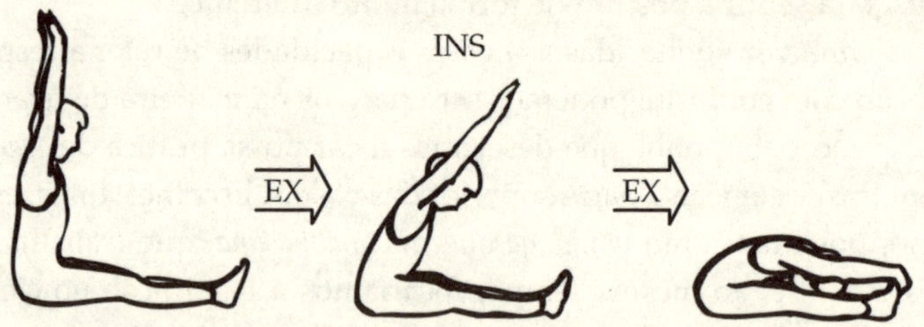

Variando a preparação

Variações são possíveis não só nos *āsanas*, mas também nas preparações que fazemos para eles. Os exercícios que praticamos antes de um *āsana* em particular podem trazer diferenças à maneira como experimentamos, e o local onde sentimos os efeitos do *āsana*. Muitas vezes, as pessoas dizem que não sentiram nada depois de fazer certo *āsana*. Se não sentiram nada nos seus músculos, acham que nada aconteceu. Em situações assim, é útil mudar a preparação para aquele *āsana*, escolhendo uma que mova o corpo na direção exatamente oposta. Prestar atenção aos efeitos dos dois *āsanas* dará a você uma nova certeza de que algo está realmente acontecendo.

Variando a esfera da atenção

Enquanto estamos praticando um *āsana*, temos a oportunidade de dirigir nossa atenção a diferentes partes do corpo. Isso pode melhorar a qualidade da nossa prática de *āsana* consideravelmente.

A **Figura 24** mostra duas possibilidades de foco para nossa atenção na prática de *bhujaṅgāsana*. Podemos dirigi-la à parte superior das costas, que está se abrindo com a inspiração **(1)**, ou para manter as pernas e os joelhos no chão **(2)**. Quando iniciantes praticam esse *āsana*, eles em geral levantam as pernas do chão enquanto erguem a parte superior do corpo. Ao tentar manter as pernas no chão, a qualidade do trabalho nas costas é intensificada.

Figura 24:
Modificando a esfera de atenção em *bhujaṅgāsana*.

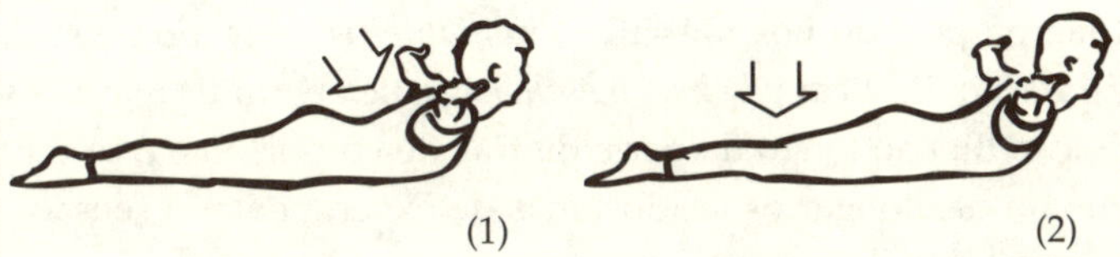

Nós introduzimos a arte da variação para trazer algo de novo e benéfico à prática de *āsana*. Em uma aula, eu recomendaria a algumas pessoas que alongassem totalmente suas pernas e a outras que fizessem a postura com os joelhos flexionados. Diria a alguns alunos para reter a respiração após a inspiração e a outros para retê-la após a expiração. É importante adaptar as variações às suas necessidades particulares.

Variações não devem nunca ser introduzidas ao acaso; elas devem ser propostas apenas quando justificadas. Fazemos as variações quando precisamos de ajuda para desenvolver ou sustentar a atenção, ou em socorro a uma necessidade física particular.

Respeitando *āsanas* clássicos

É importante entender que por trás de toda postura de yoga há um princípio: se não conhecermos ou entendermos esse princípio, não seremos capazes de fazer o *āsana* ou suas variações da maneira apropriada. Um professor que respeite as posturas clássicas pode nos ajudar a reconhecer os princípios que eles personificam. O que esse *āsana* significa? Qual é o seu propósito?

O que ele exige da gente? Apenas quando entendemos os seus princípios básicos subjacentes é que podemos fazer variações de um *āsana*.

Por exemplo, *paścimatānāsana*, a flexão à frente sentado, é uma postura em que sentamos com as pernas esticadas à nossa frente e alcançamos os pés com as mãos, trazendo a cabeça para baixo, em direção às canelas. A tradução de *paścimatānāsana* é "o alongamento do oeste", porque na Índia nós tradicionalmente nos viramos para o leste quando rezamos ou praticamos *āsanas*; nessa posição nossas costas ficam viradas para o oeste. Então, o real propósito do *āsana* é facilitar o movimento da respiração nas costas. Uma pessoa praticando *paścimatānāsana* deveria estar atenta ao efeito da postura na parte de trás do corpo – não na pele ou nos músculos, mas *internamente*, no nível da respiração. Praticar *paścimatānāsana* significa permitir que a respiração flua ao longo da parte de trás do corpo.[1] Não é só uma questão de alongar os tecidos, mas de experimentar a sensação da respiração fluindo pela coluna.

[1] *Hatha-Yoga Pradīpikā* 1.29.

Uṣṭrāsana, a postura do camelo, é uma curvatura para trás feita a partir de uma posição de joelhos. Com as mãos descansando sobre os pés, as coxas são postas na vertical, enquanto o peito se expande e abre-se em cada inspiração. O princípio dessa postura é facilitar o movimento da respiração no peito. O espaço é criado no peito pelo alongamento dos músculos intercostais na postura, e toda a frente do corpo se abre. A postura permite que se experimente a sensação da respiração ao longo de toda a linha frontal do corpo.

"A sensação da respiração" refere-se à sensação de energia, ou *prāṇa*, movendo-se no corpo. O princípio subjacente a cada *āsana* clássico tem uma implicação particular em relação ao movimento do *prāṇa* no corpo. Um professor que compreenda *āsana* do ponto de vista da sensação do corpo inteiro e o movimento do *prāṇa* pode adotar *āsanas* clássicos para as necessidades de cada um. O aluno, dessa forma, desfruta e beneficia-se do princípio que é inerente a cada postura.

A chave para a prática certa de um *āsana* e para suas variações apropriadas é manter a ligação entre respiração e corpo. Via respiração, podemos estar com todo o corpo e observar o desdobramento de um *āsana*. Em vez de lutar com o corpo em um *āsana*, monitoramos a postura com o número de respirações e a razão respiratória (inspiração, pausa, expiração, pausa) que for apropriada para nós. Se a respiração é suave e tem continuidade, o *āsana* será benéfico.

A respiração é um dos meios pelos quais podemos variar *āsanas*. Há uma elasticidade natural do corpo que é acentuada quando respiramos na prática de *āsana*. Se o corpo se move, a respiração se move; e se a respiração estiver imóvel, assim estará o corpo. Dessa maneira, a respiração e o corpo tornam-se um só movimento, um só processo, e este é um yoga muito poderoso. Manter esse elo entre respiração e corpo, particularmente quando se prolonga a expiração, fazendo em seguida uma pausa, é mais significativo em relação ao propósito do yoga do que conseguir fazer um *āsana* clássico por si só. A respiração tem um papel muito importante na prática de *āsana*. Não deveríamos comprometer a fluência suave da respiração para conseguir fazer o *āsana*.

A respiração é um dos melhores meios para cada um se observar em sua prática de yoga. Como o corpo responde à respiração, e como a respiração responde ao movimento do corpo? A respiração deve ser sua mestra.

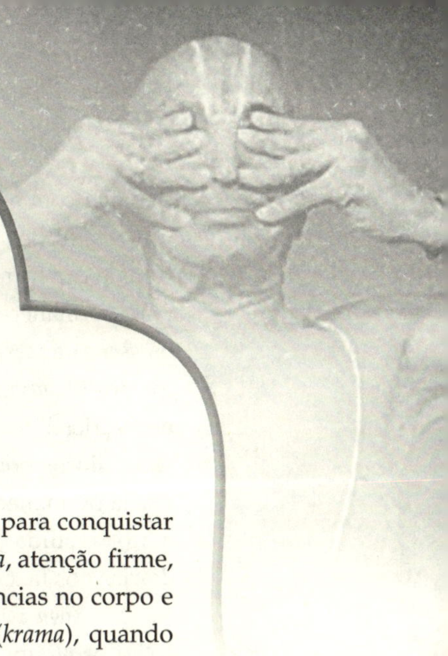

6

Prāṇāyāma

O yoga recomenda dois caminhos possíveis para conquistar as qualidades de *sukha*, conforto e leveza, e *sthira*, atenção firme, alerta. A primeira é localizar os nós e as resistências no corpo e liberá-los. Isso acontece apenas gradualmente (*krama*), quando empregamos o conceito de *viṅyāsa krama* – dando a devida consideração à preparação correta e às contraposturas apropriadas quando praticamos. Os meios que usamos para liberar bloqueios e resistências não devem afetar o corpo desfavoravelmente. Devemos agir cuidadosamente. Se forçarmos o corpo, experimentaremos dor ou outras sensações desagradáveis, e os problemas, no final das contas, vão piorar em vez de melhorar. O corpo só pode aceitar um *āsana* gradualmente. É procedendo suavemente que nos sentiremos leves e capazes de respirar facilmente na postura, obtendo os benefícios dela.

O segundo meio possível para realizar o conceito de *sthira-sukha* consiste em visualizar a postura perfeita. Para isso, usamos a imagem da cobra Ananta [ver p. 65], o rei das serpentes, carregando o universo inteiro em sua cabeça, enquanto oferece seu corpo enrolado como cama para o deus Viṣṇu. Ananta deve estar completamente relaxado para tornar macia a cama do senhor. Essa é a ideia de *sukha*. No entanto, a serpente não pode ser fraca e frágil; deve ser forte e estável para sustentar o universo. Essa é a ideia de *sthira*. Juntas, essas qualidades dão a imagem e a sensação de um *āsana* perfeito.

Há uma concepção errônea comum de que *āsanas* são apenas posições para meditação. Se conhecermos o comentário de Vyasa sobre o *Yoga Sūtra*, entretanto, veremos que a maioria dos *āsanas* que ele lista são tão complicados que nem um praticante de yoga com a maior boa vontade do mundo poderia chegar a um estado de *dhyāna* neles. Podemos trabalhar com essas posturas e experimentar as sensações que elas trazem, mas não dá para permanecer nelas por muito tempo. É claro que nem todos os *āsanas* apresentados lá são indicados para meditação. Muitos dos *āsanas* com que trabalhamos e aqueles que são descritos nos vários livros de yoga são de naturezas bem diferentes. Eles são valiosos porque nos permitem sentar em uma posição ereta e nela permanecer por longos períodos e também enfrentar com maior facilidade as muitas exigências que nossas atividades diárias nos fazem.

No *Yoga Sūtra*, há uma outra afirmação muito interessante sobre os efeitos dos *āsanas*. Ele diz que quando dominamos os *āsanas*, somos capazes de lidar com os opostos. Ser capaz de lidar com opostos não significa sair seminu em um clima frio ou vestir roupas de lã quando estiver calor. Ao contrário, significa tornar-se mais sensível e aprender a se adaptar, porque se conhece melhor o corpo; podemos ouvi-lo e saber como ele reage em diferentes situações.

Em termos práticos, deveríamos ser capazes de permanecer em pé por alguns minutos com facilidade; conseguir sentar por um tempo com a mesma facilidade. Uma vantagem da prática de *āsanas* é que ela ajuda o praticante de yoga a se acostumar com situações diferentes e a ser capaz de lidar com diferentes exigências. Se alguém quer praticar *prāṇāyāma*, por exemplo, deve estar apto a se sentar confortavelmente ereto por um tempo. Os *āsanas* ajudam a concentrar a atenção na respiração em vez de no corpo durante a prática de *prāṇāyāma*; se a pessoa consegue se sentar ereta sem fazer esforço para isso, não há nada que a distraia de sua concentração na respiração.

Prāṇāyāma: os exercícios respiratórios do yoga

A palavra *prāṇāyāma* consiste de duas partes: *prāṇa* e *āyāma*. *Āyāma* significa "alongar", "expandir" e descreve a ação do *prāṇāyāma*. *Prāṇa* refere-se a "aquilo que está infinitamente em todo lugar". Com referência a nós, humanos, *prāṇa* pode ser descrito como algo que flui continuamente de algum lugar dentro de nós, preenchendo-nos e nos mantendo vivos: é a vitalidade. Nessa imagem, o *prāṇa* flui do centro para o corpo inteiro.

Textos antigos como o *Yoga Yājñavalkya* (veja o **Apêndice 1**) nos dizem que, quando alguém está com problemas, agitado ou confuso, tem mais *prāṇa* fora do corpo do que dentro. A quantidade de *prāṇa* fora do corpo é maior quando não nos sentimos bem; nessas horas a qualidade do *prāṇa* e sua densidade dentro do corpo está reduzida. Pouco *prāṇa* dentro do corpo pode se expressar como uma sensação de estar preso ou restrito. Pode também se mostrar como uma falta de vigor ou motivação para fazer qualquer coisa; ficamos prostrados ou até deprimidos. Podemos sofrer de doenças físicas quando há falta de *prāṇa* no corpo. E, finalmente, o *Yoga Sūtra* menciona perturbações na respiração, que podem tomar muitas formas diferentes.[1] Por outro lado, quanto mais calmos e equilibrados estivermos, menos *prāṇa* estará disperso fora do corpo. E, se todo o *prāṇa* estiver dentro do corpo, estaremos livres desses sintomas.

Se o *prāṇa* não encontra espaço suficiente no corpo, só pode haver uma razão: ele está sendo forçado a sair por algo que ocupa, mas na verdade não pertence a, aquele espaço. Vamos chamar isso de "lixo". Quando praticamos *prāṇāyāma*, o que tentamos fazer nada mais é do que reduzir esse "lixo" e, assim, concentrar mais e mais *prāṇa* dentro do corpo.

Nosso estado mental está intimamente ligado à qualidade do *prāṇa* dentro de nós. Uma vez que conseguimos influenciar o fluxo do *prāṇa* pelo fluxo da respiração, a qualidade da nossa respiração também poderá influenciar nosso estado mental, e vice-versa. Em yoga, tentamos fazer uso dessas conexões para que o *prāṇa* se concentre e possa fluir livremente dentro de nós.

Várias fontes chamam o *prāṇa* de amigo do *puruṣa* (consciência) e veem o fluxo do *prāṇa* como nada mais do que o trabalho do *puruṣa*. Se lembrarmos o quanto o grau de clareza, criado pela força do *puruṣa* dentro em nós, está diretamente ligado ao nosso estado mental, então uma conexão íntima entre a nossa mente e o *prāṇa* fica óbvia.

1. No *Yoga Sūtra* 1.31, Patañjali chama esses sintomas de uma mente perturbada de: *duḥkha* (a experiência do sofrimento), *daurmanasya* (atitude negativa), *aṅgamejayatva* (aflição física) e *śvāsapraśvāsa* (distúrbios respiratórios).

Prāṇa pode ser compreendido como a expressão do *puruṣa*, mas ele é encontrado tanto dentro como fora do corpo. Veja a **Figura 25**. Quanto mais contente uma pessoa está ou quanto melhor ela se sente, mais *prāṇa* há dentro dela. Quanto mais perturbada a pessoa está, mais *prāṇa* é dissipado e perdido. Uma definição para a palavra *yogi* é "aquele cujo *prāṇa* está todo dentro do próprio corpo". No *prāṇāyāma*, queremos reduzir a quantidade de *prāṇa* fora do corpo, até que não haja nenhum desperdício.

Figura 25:

Uma pessoa doente ou agitada desperdiça *prāṇa* para fora do corpo (1) porque há bloqueios impedindo o fluxo do *prāṇa* internamente. Uma pessoa em paz e saudável mantém mais *prāṇa* dentro do corpo (2).

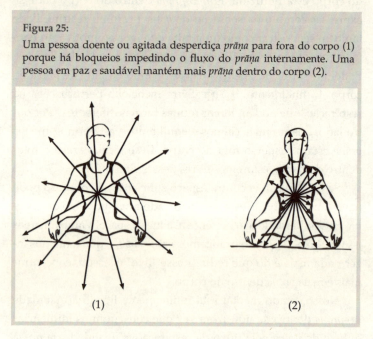

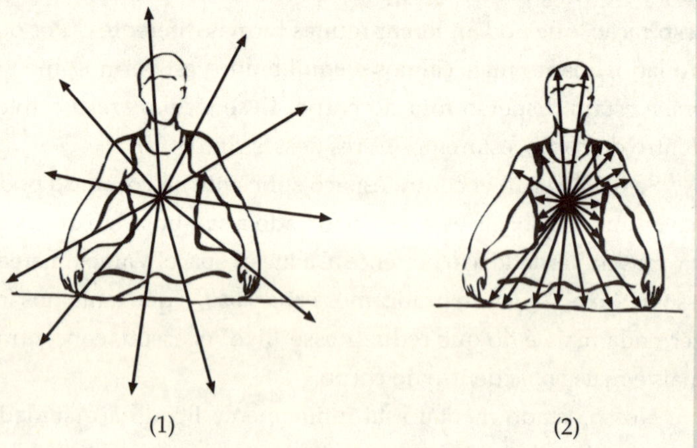

O que quer que aconteça na mente influencia a respiração; a respiração torna-se mais rápida quando estamos agitados e mais profunda e calma quando relaxamos. Para influenciar nosso *prāṇa*, devemos ser capazes de influenciar a mente. Nossas ações às vezes perturbam a mente, fazendo com que o *prāṇa* exsude do corpo. Por meio da prática diária de *prāṇāyāma*, revertemos esse processo, pois uma mudança no padrão da respiração influencia a mente.

A ideia de o *prāṇa* existir dentro ou além do corpo pode ser compreendida como um símbolo do nosso estado mental. Quando a mente está tão clara como um cristal transparente, não há nada que possa perturbar o corpo; não há "lixo" acumulado. Por outro lado, se notamos hesitação, descontentamento, medo de fazer algo porque pode ser impróprio, e assim por diante, podemos concluir que há bloqueios no sistema. Esses bloqueios não ocorrem só no corpo físico; eles existem até mais na mente, na consciência. Todo tipo de "lixo" que encontramos em nós mesmos foi originalmente produzido por *avidyā*, ou seja, conhecimento incorreto. A ideia de que *yogis* são pessoas que carregam todo o seu *prāṇa* em seu corpo significa, portanto, que eles são os seus próprios mestres.

O elo entre mente e respiração é o mais significativo. O *Yoga Sūtra* diz que quando praticamos *prāṇāyāma*, o véu é gradualmente retirado da mente e passa a haver uma crescente clareza. A mente torna-se pronta para a meditação profunda.[2] Seguindo o *Yoga Sūtra*, podemos dizer que *prāṇāyāma* é fundamentalmente consciência da respiração: fico mais consciente de que respiro; fico consciente de minha inspiração e minha expiração e, talvez, das pausas que ocorrem naturalmente entre elas. O próximo passo é, então, responder a esta questão: como permanecer consciente da minha respiração?

[2] *Yoga Sūtra* 2.52.

Em *prāṇāyāma*, nós concentramos nossa atenção na respiração. Na prática de *prāṇāyāma* é, portanto, muito importante manter a mente alerta, porque os processos que estão sendo observados são muito sutis. Não há movimento visível do corpo, como na prática de *āsana*; devemos ter uma percepção aguda e a sensação do movimento da respiração dentro de nós. O único processo dinâmico é a respiração. Patañjali dá algumas sugestões de prática para manter a atenção na respiração. Por exemplo, focar uma parte do corpo em que possamos sentir ou ouvir a respiração. Ou tentar seguir o movimento da respiração no corpo, sentindo a inspiração desde o centro das clavículas, indo para baixo pela caixa torácica até o diafragma, e seguir a expiração na direção oposta, partindo do abdome. Outra maneira de prestar atenção na respiração é senti-la nas narinas, por onde ela entra e sai do corpo. Também é possível ouvir a respiração, em especial se você faz um suave ruído ao contrair levemente as cordas vocais, uma técnica de *prāṇāyāma* conhecida como *ujjāyī*.

Sugestões como essas ajudam a manter a atenção na respiração e evitam que a prática se torne apenas mecânica. O objetivo do *prāṇāyāma* não é relacionar de certa maneira inspiração e expiração, ou estabelecer uma extensão particular da respiração. Se exercícios como esses nos ajudam a concentrar no *prāṇāyāma*, ótimo. Mas a verdadeira intenção das várias técnicas e proporções da respiração em *prāṇāyāma* é, acima de tudo, dar-nos diferentes possibilidades de acompanhar a respiração. Quando acompanhamos a respiração, a mente fica absorvida por essa atividade. Dessa maneira, o *prāṇāyāma* nos prepara para o silêncio e a quietude da meditação.

A respiração está diretamente relacionada à mente e ao nosso *prāṇa*, mas não devemos por isso imaginar que, quando inspiramos, o *prāṇa* simplesmente flui para dentro de nós. Não é o caso. O *prāṇa* entra no corpo no momento em que há uma mudança positiva na mente. Obviamente, nosso estado mental não se altera com cada inspiração e expiração; a mudança ocorre ao longo de um bom tempo. Se estivermos praticando *prāṇāyāma* e notarmos uma mudança mental, isso é sinal de que o *prāṇa* entrou no corpo muito antes. As mudanças da mente podem ser observadas primeiro nos nossos relacionamentos com outras pessoas. As relações são o teste para saber se estamos de fato entendendo melhor a nós mesmos.

Sem *prāṇa* não há vida. Nós podemos imaginar que o *prāṇa* está fluindo para dentro de nós enquanto inspiramos, mas o *prāṇa* é também a força por trás da expiração. Além disso, o *prāṇa* é transformado, no corpo, em várias forças, e está envolvido em processos que garantem que vamos eliminar as coisas de que não precisamos mais. Isso não está relacionado apenas a processos de eliminação físicos – é a força do *prāṇa* que pode libertar a mente de bloqueios e, por meio disso, nos levar a uma clareza maior. A expiração desempenha essa função: ela libera o que é supérfluo e remove o que por outro lado pode virar bloqueio para o fluxo livre do *prāṇa* dentro do corpo.

As formas de *prāṇa*

Há cinco formas de *prāṇa*, todas com nomes diferentes, de acordo com as funções corporais a que correspondem. As formas são:

- *udāna-vāyu*, correspondente à região da garganta e à função da fala;
- *prāṇa-vāyu*, correspondente à região do peito;
- *samāna-vāyu*, correspondente à região central do corpo e à função da digestão;
- *apāna-vāyu*, correspondente à região do baixo abdome e à função de eliminação;
- *vyāna-vāyu*, correspondente à distribuição de energia a todas as partes do corpo.

Vamos nos concentrar em duas formas: *prāṇa-vāyu* e *apāna-vāyu*. Aquilo que entra no corpo é chamado *prāṇa* e aquilo que sai é chamado *apāna*. O termo *apāna* também se refere à região do abdome inferior e a todas as atividades que acontecem lá. *Apāna* descreve aquela parte do *prāṇa* que tem a função de eliminação e fornece a energia para isso. Também se refere à região do baixo abdome e ao "lixo" que lá se acumula quando a força do *prāṇa* não está em equilíbrio. Quando uma pessoa está lenta e pesada, às vezes dizemos que ela tem *apāna* demais. *Apāna*, como energia prânica, é algo de que precisamos, mas *apāna* como um resíduo deixado pela ativação dessa energia, na verdade, impede que o *prāṇa* cresça internamente.

Todas as formas de *prāṇa* são necessárias, mas, para que sejam efetivas, devem estar em equilíbrio entre si. Se alguém acumula "lixo" na região do baixo ventre, isso quer dizer que essa pessoa consome muita energia ali, e esse desequilíbrio precisa ser corrigido. A meta é reduzir *apāna* a um mínimo eficiente.

Apāna, como matéria residual, acumula-se em razão de muitos fatores, alguns fora do nosso controle. A prática de yoga tem a intenção de reduzir todas essas impurezas. Pessoas que têm uma respiração curta, que não conseguem fazer retenções ou expirar lentamente, são vistas como tendo mais *apāna*, enquanto as que têm bom controle da respiração são consideradas pessoas com menos *apāna*. Um excesso de *apāna* leva a problemas em todas as áreas do corpo. Temos de reduzir *apāna* para poder trazer mais *prāṇa* ao corpo.

Quando inspiramos, trazemos *prāṇa* do lado de fora do corpo para dentro. Durante a inspiração, o *prāṇa* encontra *apāna*. Durante a expiração, o *apāna* dentro do corpo move-se em direção ao *prāṇa*. *Prāṇāyāma* é o movimento do *prāṇa* em direção ao *apāna* e também o movimento do *apāna* em direção ao *prāṇa*. De maneira similar, a retenção após a inspiração movimenta o *prāṇa* em direção ao *apāna* e o mantém lá. A retenção após a expiração movimenta o *apāna* em direção ao *prāṇa*.

Agni, o fogo da vida

O que acontece no interior desse movimento de *prāṇa* e *apāna*? De acordo com o yoga, temos um fogo, *agni*, no corpo, situado na região vizinha ao umbigo, entre o *prāṇa-vāyu* e o *apāna-vāyu*. A própria chama está constantemente mudando de direção: na inspiração, o ar move-se em direção ao ventre, provocando uma correnteza, que direciona a chama para baixo, exatamente como em uma chaminé; durante a expiração, a correnteza movimenta a chama na direção oposta, trazendo consigo o resíduo que acabou de ser queimado. Não é suficiente apenas queimar o "lixo"; devemos também libertar o corpo dele. Um padrão respiratório, no qual a expiração é duas vezes mais longa do que a inspiração, tem o objetivo de proporcionar mais tempo, durante a expiração, para libertar o corpo dos seus bloqueios. Tudo o que fazemos para reduzir o "lixo" no corpo é um passo na direção de nos libertarmos dos nossos bloqueios. Com a próxima inspiração, trazemos a chama de volta ao *apāna*. Se todo o resíduo queimado anteriormente não tiver deixado o corpo, a chama vai perder algo de sua força.

Certas posições físicas são propícias ao encontro entre o fogo e o "lixo". Em todas as posturas invertidas, *agni* é direcionado ao *apāna*. Essa é a razão por que o yoga atribui tanta importância aos efeitos desintoxicantes das posturas invertidas. A purificação é intensificada quando combinamos posturas invertidas com técnicas de *prāṇāyāma*.

Todos os aspectos do *prāṇāyāma* trabalham juntos para libertar o corpo de *apāna*, de forma que o *prāṇa* possa encontrar dentro dele mais espaço. No momento em que o resíduo é liberado, o *prāṇa* preenche o espaço no corpo que realmente lhe pertence. O *prāṇa* tem seu próprio movimento; não pode ser controlado. O que podemos fazer é criar as condições para que o *prāṇa* entre no corpo e o permeie.

O *Yoga Sūtra* descreve o fluxo do *prāṇa* com esta ótima imagem: se um fazendeiro quer irrigar seus campos em terraços na encosta da montanha, ele não precisa levar a água em baldes aos vários platôs, basta abrir a comporta do topo. Se os terraços tiverem sido bem planejados e nada bloquear o fluxo da água, ela será capaz de descer e alcançar o último campo, até a mais longínqua folha de grama, sem a ajuda do agricultor.[3] Em *prāṇāyāma*, trabalhamos com a respiração para remover bloqueios no corpo. O *prāṇa*, seguindo a respiração, flui por si próprio para os espaços livres. Dessa maneira, usamos a respiração para tornar possível o fluxo do *prāṇa*.

3. *Yoga Sūtra* 4.3.

Compreendendo o *prāṇa* como uma expressão do *puruṣa*, as possibilidades de trabalhar diretamente sobre o *prāṇa* são tão poucas quanto as de influenciar diretamente nosso *puruṣa*. O modo de influenciar o *prāṇa* é via respiração e mente. Trabalhando com elas via *prāṇāyāma*, criamos as condições ideais para o *prāṇa* fluir livremente dentro de nós.

Aspectos práticos do *prāṇāyāma*

Assim como as atividades da mente influenciam a respiração, esta influencia o estado mental. Nossa intenção quando trabalhamos com a respiração é regulá-la, para acalmar e focar a mente para a meditação. Com frequência as pessoas perguntam se *prāṇāyāma* é perigoso – eu garanto a você que podemos praticar *prāṇāyāma* de modo tão seguro quanto praticamos *āsanas* ou qualquer outra coisa. *Prāṇāyāma* é respiração consciente. Se estivermos atentos às reações do corpo durante o *prāṇāyāma*, não há nada a temer.

Problemas podem surgir quando alteramos a respiração e não reconhecemos ou não damos atenção a uma reação corporal negativa. Se for trabalhoso para alguém respirar profunda e regularmente, isso imediatamente se manifestará; a pessoa sentirá a necessidade de uma respiração rápida entre as respirações longas e lentas. Um importante preceito da medicina ayurvédica é o de nunca suprimir os impulsos naturais do corpo. Mesmo durante uma prática de *prāṇāyāma*, devemos nos permitir uma respiração curta se sentirmos necessidade disso. O *prāṇāyāma* só deveria ser praticado por pessoas que realmente podem regular sua respiração. Aqueles que sofrem de falta de ar crônica, ou outras disfunções respiratórias, não devem tentar *prāṇāyāma* até que estejam prontos para isso. *Āsanas* que aumentem o volume dos pulmões e liberem os músculos da caixa torácica, das costas e o diafragma podem ajudar na preparação para o *prāṇāyāma*. Por exemplo, uma curvatura para trás, seguida de uma flexão à frente como contrapostura, é útil como preparação. Uma prática de *āsana* apropriada estimulará o desenvolvimento do *prāṇāyāma*. O *prāṇāyāma* pode e deve ser praticado desde os primeiros momentos da descoberta do yoga, e é absolutamente necessário que essa prática seja adotada sob a orientação de um bom professor.

A finalidade da prática de *prāṇāyāma* é enfatizar a inspiração, a expiração ou a retenção da respiração. A ênfase na inspiração é chamada *pūraka prāṇāyāma*. *Recaka prāṇāyāma* refere-se à forma de *prāṇāyāma* em que a expiração é prolongada, enquanto a inspiração permanece livre. Em *kumbhaka prāṇāyāma*, retemos a respiração após a inspiração, após a expiração ou depois de ambas.

Em qualquer técnica que escolhermos, a parte mais importante do *prāṇāyāma* é a expiração. Se a qualidade da expiração não for boa, a qualidade de toda a prática de *prāṇāyāma* será afetada negativamente. Quando alguém não é capaz de exalar lenta e calmamente, isso significa que essa pessoa não está pronta para *prāṇāyāma*, seja mentalmente ou em outro sentido. Alguns textos realmente dão este aviso: se a inspiração for brusca, não precisamos nos preocupar, mas se a expiração for irregular, isso é sinal de doença presente ou iminente.

Por que essa ênfase na expiração? A meta essencial do yoga é eliminar impurezas e reduzir *avidyā*. Por meio dessa eliminação, resultados positivos aparecem. Quando o bloqueio é eliminado de um cano tubular de esgoto, a água simplesmente *tem* de fluir. Se algo dentro de nós está impedindo que uma mudança ocorra, precisamos apenas remover o obstáculo e, assim, a mudança poderá acontecer. A expiração é de vital importância porque transporta as impurezas para fora do corpo, criando mais espaço para o *prāṇa* entrar.

Muitas vezes, quando se discute *prāṇāyāma*, é a retenção da respiração que é enfatizada. No entanto, os textos antigos discorrem sobre a respiração total, não simplesmente sobre *kumbhaka*, a retenção da respiração. O *Yoga Sūtra* discute a respiração nesta ordem de importância: *bāhya vṛtti* ou expiração, a mais importante; depois, *abhyantara vṛtti* ou inspiração, como secundária; e, finalmente, *stambha vṛtti* ou retenção da respiração.[4] Todos esses três são aspectos do *prāṇāyāma*. Não fique interessado apenas em reter a respiração; muitas pessoas pensam que podem progredir mais rapidamente no caminho do yoga se praticarem técnicas de retenção, mas, na verdade, com frequência surgem os problemas por causa dessa ênfase.

4. *Yoga Sūtra* 2.50.

O mais importante preceito do *prāṇāyāma* é este: só quando tivermos nos esvaziado poderemos fazer uma nova inspiração; e só quando conseguirmos inspirar plenamente, poderemos reter a respiração. Se não conseguimos expirar e inspirar completamente, como vamos reter nossa respiração? Os exercícios de retenção devem ser praticados de maneira que nunca perturbem a inspiração e a expiração. Quando alcançamos o estágio em que melhoramos nossa habilidade de inspirar, exalar e reter a respiração, a retenção, então, pode se tornar importante, porque, enquanto retida, a respiração está em repouso, e, com isso, espera-se que a mente também.

Técnicas de *prāṇāyāma*

Ujjāyī

Na prática de *prāṇāyāma* chamada *ujjāyī*, ou respiração na garganta, nós deliberadamente contraímos levemente a laringe, estreitando a passagem do ar. Isso produz um ruído suave na garganta enquanto respiramos. *Ujjāyī* se traduz como "aquilo que limpa a garganta e dá domínio sobre a área do peito". Você deve pedir a ajuda de um professor para saber se essa técnica respiratória é adequada para você e, se não for, qual outra seria melhor.

A respiração *ujjāyī* tem muitas variações. Por exemplo, podemos inspirar pela garganta, depois fechar completamente uma narina e expirar pela outra, que estará apenas parcialmente fechada. Essa técnica é chamada de *anuloma ujjāyī*[5]. Em uma técnica de *prāṇāyāma* chamada *viloma ujjāyī*, inspiramos pela narina e expiramos pela garganta. Essa técnica é usada para prolongar a inspiração. Em *ujjāyī prāṇāyāma*, é importante seguir esta regra: quando regulamos a respiração nas narinas, *nunca* respiramos ao mesmo tempo pela garganta.

5. *Anuloma* refere-se a algo que segue o caminho normal. Por exemplo, os *Vedas* descrevem um ritual conduzido na sequência prescrita como *anuloma*. Pelo fato de *ujjāyī* ser descrito no *Hatha-Yoga Pradīpikā* como a técnica de fazer som na garganta apenas na inspiração e então expirar pelo nariz, essa forma de respirar é chamada de *anuloma ujjāyī*.

Nāḍī śodhana

Na técnica para prolongar tanto expiração quanto inspiração, nós respiramos alternadamente pelas narinas, e não usamos a garganta de forma alguma. Inspiramos pela narina esquerda parcialmente fechada, expiramos pela narina direita parcialmente fechada, em seguida inspiramos novamente pela direita parcialmente fechada e, então, expiramos pela esquerda parcialmente fechada, e assim por diante. Controlamos a abertura das narinas por meio de uma *mudrā* manual. O nome dessa técnica respiratória é *nāḍī śodhana* – *nāḍī* é a "passagem" ou "veia" pela qual a vida e a energia fluem; *śodhana* significa "limpeza". A **Figura 26** mostra a posição da mão para *nāḍī śodhana*. Normalmente, trabalhamos com *ujjāyī* por longo tempo antes de introduzirmos *nāḍī śodhana* em nossa prática.

A respiração por narinas alternadas não deve ser praticada se você estiver resfriado ou se suas passagens nasais estiverem de algum modo bloqueadas. A respiração forçada pelo nariz pode levar a complicações. Em *prāṇāyāma*, é importante seguir esta regra: nada deve ser forçado, sob circunstância alguma. Se você usa as narinas para o controle da respiração, elas devem estar desobstruídas. Se não estiverem, você deve praticar a respiração pela garganta.

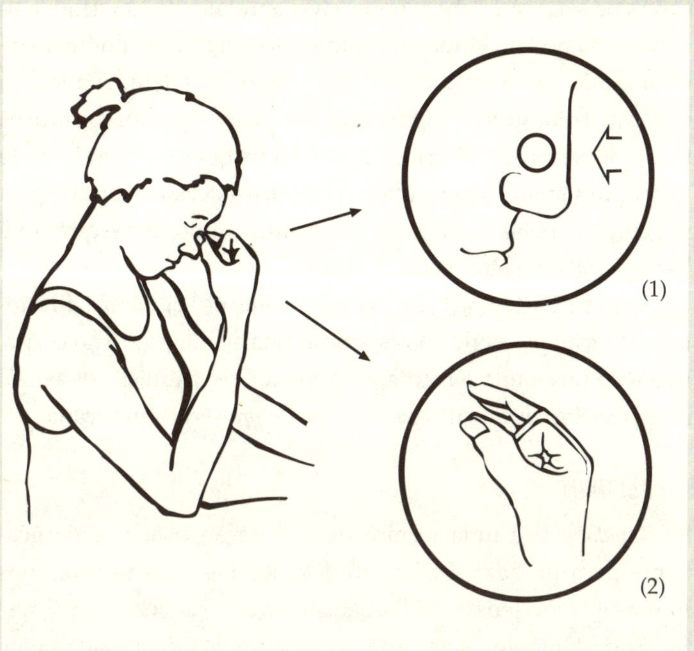

Figura 26:

A posição da mão para *nāḍī śodhana*. O lugar onde a cartilagem começa (1) é a parte mais estreita da passagem nasal. Colocamos ali o polegar e o anular, na posição chamada *mṛgi mudrā* (*mudrā* do cervo) (2) para regular a respiração por uma suave pressão. Vista de lado, a sombra da posição da mão parece a cabeça de um cervo. Muitas *mudrās* das mãos têm tradicionalmente nomes de animais.

Śītalī

Outra técnica de respiração muito útil inclui o uso da língua. Durante a inspiração, curvamos as duas margens da língua para que formem uma espécie de tubo, e então inspiramos por esse tubo. Durante a inspiração, o ar passa sobre a língua úmida, resfriando e refrescando a garganta. Para ter certeza de que a língua continuará úmida, nós a enrolamos para trás o máximo possível contra o palato durante toda a expiração, para que a próxima respiração seja tão refrescante quanto a primeira. Podemos expirar tanto pela garganta quanto pelas narinas, alternando-as. Essa técnica chama-se *śītalī prāṇāyāma*. *Śīta* significa “frio, fresco”.

As pessoas que acham impossível enrolar a língua da maneira indicada podem obter o mesmo efeito refrescante por meio de outra técnica, a de abrir um pouco os lábios e os dentes enquanto inspiram, colocando a língua cuidadosamente no espaço entre os dentes superiores e inferiores, posição na qual o ar ainda pode fluir sobre a língua. Então, como na técnica anterior, expira-se pela garganta ou pelas narinas alternadas. Esse tipo de respiração é chamado *sītkarī prāṇāyāma*.

As técnicas de *ujjāyī*, *nādī śodhana* e *śītalī* nos ajudam a direcionar a atenção para onde a respiração está acontecendo no corpo. Esse foco nos ajuda a recompor a mente, contribuição essencial aos efeitos físicos de qualquer técnica de *prāṇāyāma* praticada.

Kapālabhātī

Kapālabhātī é uma técnica de respiração usada especificamente para limpeza. Se há muito muco nas vias respiratórias ou sensação de tensão e bloqueios no peito, às vezes é útil respirar rapidamente. Nessa prática, respiramos deliberadamente mais rápido, usando, ao mesmo tempo, somente a respiração abdominal (ou seja, do diafragma) e não a respiração no peito. Em *kapālabhātī*, a respiração é curta, rápida e forte. Usamos os pulmões como uma bomba, criando tanta pressão quando eles expelem o ar, que todo o "lixo" é retirado das vias respiratórias, desde os pulmões até as narinas. *Kapāla* significa "crânio" e *bhāti* é "aquilo que traz claridade". É bom fazer *Kapālabhātī* quando nos sentimos pesados ou com a cabeça confusa. Se você tem problemas de sinusite ou sente a região ao redor dos olhos congestionada, *kapālabhātī* pode ajudar a limpar essa área também.

Bhastrika

A palavra *bhastrika* significa "fole". Na respiração *bhastrika*, o abdome se move como um par de foles. Se uma narina está bloqueada, inspiramos rapidamente pela narina aberta e soltamos o ar fortemente pela narina bloqueada.

As técnicas respiratórias *kapālabhātī* e *bhastrika* têm o mesmo princípio geral: servem para limpar as passagens nasais com a força da respiração. Certamente, devemos ser muito cuidadosos com essas técnicas, porque há perigo de criar tensão na respiração. Podemos também ficar tontos quando respiramos rapidamente; por essa razão, sempre concluímos a prática de *kapālabhātī* com algumas respirações lentas. É importante não respirar rapidamente muitas vezes; depois de algumas respirações rápidas, faça várias lentas, enfatizando as expirações longas.

O processo gradual do *prāṇāyāma*

Quando adotamos a prática de *prāṇāyāma*, devemos proceder gradualmente, passo a passo. Uma vez que estamos começando algo novo, dirigindo a atenção à respiração – não ao corpo –, é importante descansar por alguns minutos depois de finalizar a prática de *āsanas*, antes de começar *prāṇāyāma*. O intervalo entre a prática de *āsana* e a de *prāṇāyāma* não serve apenas para descansar o corpo; também ajuda a mente a fazer a transição de uma prática para a outra. Sem um descanso entre as duas, nós facilmente poderíamos desenvolver tensões, porque o corpo não consegue fazer a transição instantaneamente. Devemos sempre descansar entre as práticas de *āsanas* e *prāṇāyāma*.

Ao praticar *prāṇāyāma*, é importante encontrar uma posição sentada na qual possamos permanecer por um longo período e, logo depois, levantar sem sentir rigidez. O aspecto importante da nossa postura no *prāṇāyāma* é que a coluna se mantenha ereta. Muitas pessoas acham confortável a posição de joelhos; outras conseguem sentar-se facilmente com as pernas cruzadas, na postura do lótus. Até sentar-se em uma cadeira é aceitável (aqueles que estiverem se recuperando de doenças cardíacas podem se recostar em uma poltrona para fazer os exercícios de respiração). Como em *prāṇāyāma* estamos lidando primordialmente com a respiração, ao sentar para a prática, o corpo não deve perturbar a respiração. Na prática de *āsanas*, estamos interessados, acima de tudo, no corpo. Enquanto na prática de *āsanas* nós usamos a respiração, no *prāṇāyāma* devemos adotar uma postura em que prestemos a menor atenção possível no corpo. A única exigência ao corpo durante *prāṇāyāma* é de que ele se sinta confortável e de que a coluna se mantenha ereta.

A **Figura 27** mostra algumas posições possíveis para a prática de *prāṇāyāma*. *Padmāsana*, ou a postura do lótus **(1)**, é uma boa posição para praticar *prāṇāyāma* e *bandhas*, desde que possamos mantê-la com conforto. As outras posições de pernas cruzadas, *siddhāsana* **(2)** e *sukhāsana* **(3)**, são um pouco menos exigentes e tão efetivas quanto *padmāsana*. Algumas pessoas conseguem sentar-se por longos períodos em *vīrāsana* **(4)**, mas a maioria de nós tende a curvar a lombar nessa postura. Em *vajrāsana* **(5)**, há uma tendência de deixar as costas côncavas. Outra boa posição para *prāṇāyāma* é sentar-se ereto em um banquinho **(6)**.

A posição sentada que escolhermos deve ser determinada pela duração que pretendemos dar à nossa prática de *prāṇāyāma*. Digamos que queremos fazer doze respirações, cada uma com cinco segundos de inspiração e cinco de expiração. Isso levaria por volta de três minutos. Há um bom número de posições em que podemos sentar confortavelmente por três minutos. Mas suponha que planejamos uma prática com inspirações e expirações

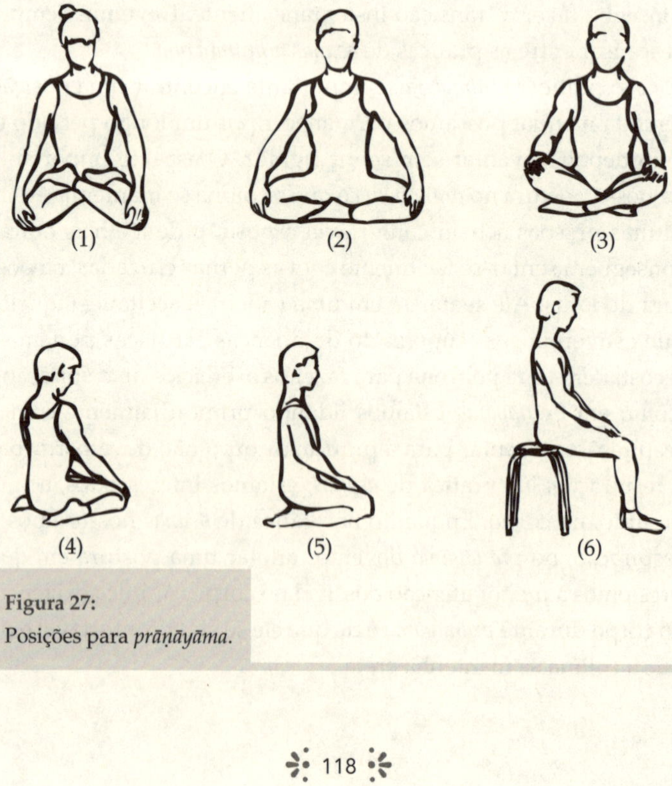

Figura 27:
Posições para *prāṇāyāma*.

mais longas do que cinco segundos, que planejamos incluir na prática retenções e que queremos fazer 24 respirações. A posição que era confortável para três minutos pode não ser adequada para essa prática mais longa. Precisamos escolher, então, uma posição mais fácil. Quanto mais longa for a prática de *prāṇāyāma*, mais confortável deve ser a posição para realizá-la.

Razões respiratórias

Além das várias técnicas respiratórias, é muito significativa a proporção entre diferentes fases da respiração. Já descrevi como as diferentes fases da respiração podem ser enfatizadas de diferentes maneiras. É possível também, em *prāṇāyāma*, fixar a proporção entre a duração da inspiração, da retenção da expiração e da retenção depois dela. As muitas possibilidades dessas proporções ou razões respiratórias podem ser divididas, grosso modo, em duas categorias:

1. Inspiração, expiração e retenção têm todas a mesma duração – chamamos isso de *samavṛtti prāṇāyāma* (*sama* significa "o mesmo" e *vṛtti* significa "mover"). Esse tipo de prática de *prāṇāyāma* é bom para pessoas que usam um mantra nos seus exercícios de respiração; elas podem fazer a inspiração, a expiração e a retenção de cada respiração durar o mesmo número de repetições do mantra.
2. As fases diferentes da respiração têm durações diferentes – chamamos isso de *viṣamavṛtti prāṇāyāma*. A regra geral nessa prática é deixar a expiração ser duas vezes mais longa do que a inspiração.

Na prática de *prāṇāyāma*, uma questão muito importante é como encontrar uma razão respiratória adequada às nossas necessidades individuais. Não podemos respirar sempre na mesma razão – pode ser que precisemos de uma nova proporção para manter nossa atenção na prática, ou talvez porque tenhamos de levar em conta outra necessidade imediata. Se a razão respiratória for fácil demais, a prática pode se tornar mecânica. Se for muito complicada, pode haver resistência, o que por si só causa problemas.

A escolha de uma razão adequada deve levar em conta dois fatores: o que é possível e quais são as nossas metas. O que é possível no momento depende de o quão bem podemos inspirar, reter com pulmões cheios, expirar e novamente reter, agora com pulmões vazios. Podemos descobrir isso observando nossa respiração durante a prática de *āsana*. É possível ter uma boa ideia dos limites da nossa respiração vendo se a respiração oscila quando o corpo exige mais dela em determinadas posturas.

Aqui está um exemplo de como observamos nossa respiração em *āsanas* diferentes, com o objetivo de descobrir se a razão respiratória está adequada às nossas necessidades. Vamos escolher três posturas diferentes: uma flexão à frente, como *paścimatānāsana*, uma curvatura para trás, como *bhujaṅgāsana*, e *sarvāṅgāsana*, ou pouso sobre os ombros, uma postura em que a área da garganta é restrita e os órgãos abdominais pressionam o diafragma. Nesses *āsanas*, vamos fazer a inspiração e a expiração com a mesma duração, digamos, seis segundos cada. Agora imagine que o resultado é este: a respiração é livre e confortável na flexão à frente; na curvatura para trás, tanto a inspiração quanto a expiração são mais curtas; e, no pouso sobre os ombros, a expiração é tranquila, mas a inspiração é muito curta. A partir dessa experiência, podemos ver que temos dificuldades em prolongar a inspiração.

Vou explicar melhor. Podemos fazer a expiração tão longa quanto quisermos na flexão à frente, porque a possibilidade de contração do diafragma e do abdome não está restrita, portanto é fácil expirar. Conseguimos expirar da mesma maneira, por quanto tempo quisermos, na postura invertida. Normalmente, é mais difícil expirar lentamente nessa posição, precisamente porque o peso dos órgãos abdominais no diafragma empurra o ar para fora facilmente e, assim, acelera a expiração. Se alguém consegue controlar a expiração apesar disso, então será fácil para essa pessoa prolongar sua respiração no *prāṇāyāma*. A inspiração curta em *bhujaṅgāsana* – uma postura que, como ritmo natural da respiração estimula a inspiração – e a inspiração curta no pouso sobre os ombros mostram que a fase de inspiração no nosso ciclo respiratório está de alguma forma restrita. *Āsanas* podem nos contar muito, não somente sobre o corpo. Se estabelecermos uma proporção de respiração na qual a inspiração e a expiração têm a mesma duração, e a observarmos em vários *āsanas* por certo tempo, podemos também aprender muito sobre a respiração.

A partir desse exemplo, podemos criar uma prática de *prāṇāyāma* em que a expiração seja mais longa que a inspiração. Poderíamos escolher respirar na razão de um para dois, ou seja, fazer a expiração duas vezes mais longa do que a inspiração. Fazendo isso, estamos estimulando o esvaziamento completo dos pulmões, o que, por sua vez, estimula uma inspiração mais volumosa. Para fortalecer a inspiração, precisamos trabalhar com a expiração.

Antes de colocar questões como essa na nossa própria prática, devemos sempre considerar primeiro as coisas mais óbvias. Se somos iniciantes em yoga, já fizemos alguns exercícios e agora queremos praticar *prāṇāyāma*, não devemos estabelecer metas ambiciosas, como reter a respiração após a inspiração depois de um mês de prática, ou reter após expiração depois de dois meses. Nossas metas no começo devem estar focadas muito mais em descobrir o que precisamos para desenvolver um interesse mais profundo em nossa prática. Deveríamos aumentar a duração das retenções da respiração após a inspiração e a expiração apenas gradualmente. Em cada estágio, é importante que nos sintamos bem, tanto em relação ao corpo quanto à respiração, depois de cada sessão de *prāṇāyāma* corretamente escolhida. Se prestarmos atenção nisso, finalmente praticaremos de maneira que todo tipo de *prāṇāyāma* torne-se possível para nós.

Nossas metas determinam o que vai ser possível em breve; elas têm a ver com nossas necessidades e com a direção que a nossa prática de yoga está tomando. Precisamos aceitar o ponto onde estamos e nos mover na direção em que desejamos ir. A noção de movimento do ponto em que estamos atualmente ao ponto que almejamos alcançar está sempre presente no yoga. De fato, essa é uma das definições de yoga.

O foco em *prāṇāyāma*

Há certas técnicas que ajudam a manter a concentração no *prāṇāyāma*. Ao nos concentrarmos na respiração, podemos focar o fluxo da respiração, o seu som ou o lugar em que o maior trabalho está acontecendo. Este último será determinado pela fase da respiração na qual estivermos. Por exemplo, durante a expiração e na retenção após a expiração, nossa concentração é dirigida ao abdome. De modo oposto, é dirigida à região do peito quando inspiramos e fazemos a retenção após a inspiração.

Embora pareça uma coisa fácil, é na verdade muito difícil simplesmente seguir o movimento da respiração. No momento em que nos concentramos na respiração, ela tem a tendência de mudar; somos inclinados a controlar a proporção natural da respiração, a perturbá-la. Quando seguimos a respiração, tendemos a ir em uma das duas direções: ou nos ocupamos com a sensação da respiração ou simplesmente a observamos. Se apenas a observarmos, não temos de fazer nada com a atividade da respiração em si. É como assistir ao fluxo de um rio. Quando somos capazes de fazer isso, nos encontramos quase em um estado de meditação. Esse é o motivo pelo qual às vezes somos orientados a simplesmente observar a respiração: quando fazemos isso, nossa mente se acalma. Não é fácil, mas é maravilhoso.

Existem outras técnicas que nos ajudam a manter a concentração em *prāṇāyāma*. Uma delas é chamada de fixação interna do olhar, uma prática em que mantemos os olhos em uma posição fixa, de pálpebras fechadas. Usamos tanto os nossos olhos, que não é fácil mantê-los imóveis. Quer estejamos vendo ou ouvindo, cheirando ou degustando, nossos olhos estão sempre envolvidos, de uma maneira ou de outra; consequentemente, eles às vezes ficam cansados. Fechar os olhos é um momento muito importante em *prāṇāyāma*. Na fixação interna do olhar, dirigimos os olhos como se estivéssemos olhando para o ventre, o umbigo, a ponta do nariz ou o ponto entre as sobrancelhas. Ou mantemos uma imagem em frente aos olhos, como a da lua cheia, a do nascer do sol ou o símbolo de um mantra.

Olhar fixamente é um exercício. Quando começamos a praticar esse tipo de olhar, corremos o risco de ficar com dores de cabeça, se o fizermos durante a inspiração e a expiração. É aconselhável começar a sua maneira escolhida de fixação do olhar somente durante a retenção da respiração. Isso é mais fácil, pois tudo fica imóvel quando a respiração é retida.

A fixação interna do olhar não é natural. Normalmente os olhos movem-se constantemente, mesmo quando estão fechados. Nessa técnica, tentamos manter os olhos fixos em um ponto. De certa maneira, é como ignorar os outros sentidos. O efeito é o descanso dos sentidos.

Outra técnica para ajudar a manter a concentração durante o *prāṇāyāma* inclui o uso das mãos e dos dedos. Às vezes, vemos posições das mãos semelhantes nas imagens e estátuas do Buda. As posições das mãos são chamadas de *hasta mudrā*. A palavra *hasta* significa "mão"; *mudrā* tem vários significados, mas aqui nós podemos compreendê-la simplesmente como um símbolo.

Muitas posições diferentes das mãos são possíveis. A posição de uma mão descansando na outra é chamada de *dhyāna mudrā*, a *mudrā* da contemplação. Em *cin mudrā*, o polegar e o indicador da mão esquerda unem-se para formar um círculo. (A mão direita é usada para controlar a respiração nas narinas.) Quando a nossa mente vagueia durante o *prāṇāyāma*, os dedos se afastam, e podemos notar que estávamos desatentos. Desse modo, *mudrās* podem também ser uma forma de assegurar a concentração na respiração.

Para tirar o máximo proveito dessas técnicas de foco, é melhor ficar com uma técnica e usá-la ao longo da prática diária. É muito mais fácil descobrir algo quando você se concentra em uma técnica, do que se você dispersar sua atenção em diversas experiências. Se você vai de um foco a outro no curso de doze respirações, facilmente perderá por completo a concentração.

Finalmente, uma palavra sobre a contagem. Diz-se que devemos fazer pelo menos doze respirações em qualquer que seja a sessão de *prāṇāyāma*. O número doze é relacionado a um antigo ritual indiano, em que contamos nos dedos colocando o polegar em diferentes posições na mão cada vez que inspiramos, começando na base do dedo indicador. A **Figura 28** mostra a ordem em que as respirações são contadas.

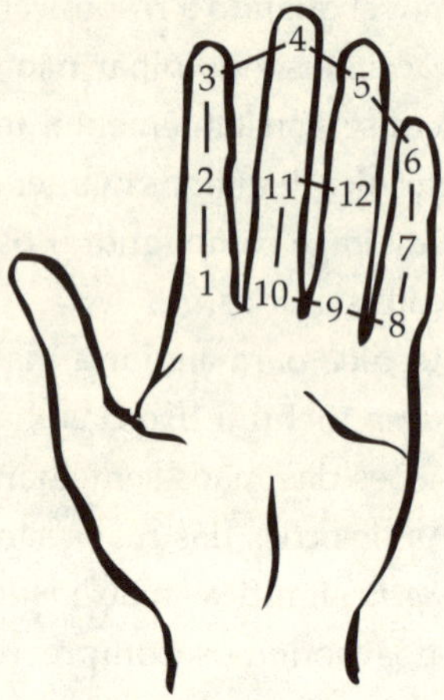

Figura 28: O método tradicional de contar respirações em *prāṇāyāma*.

Outras reflexões sobre *prāṇāyāma*

P: **Eu acho difícil contar enquanto estou retendo a respiração.**

R: Isso é interessante. Reter a respiração, na verdade, nos proporciona um momento em que nada acontece, um momento em que deveria, portanto, ser possível fazer algo como contar. Dizem até que o melhor momento para introduzir um mantra não é na inspiração nem na expiração, mas enquanto você está retendo a respiração. Alguns mantras são muito longos. E até podemos recitá-los enquanto retemos, justamente porque não precisamos nos concentrar em respirar. Dizem que um momento de retenção da respiração é um momento de meditação, um momento de *dhyāna*. Então, a sua observação me surpreende. Talvez você devesse usar o método de contagem nos dedos. Simplesmente coloque o polegar em uma junta de um dedo enquanto você inspira, e movimente o polegar ritmicamente na junta, uma batida por segundo, para contar a duração da retenção. Isso pode ajudar. O objetivo final é não ter de usar técnica alguma.

P: Devemos realmente ser capazes de praticar *prāṇāyāma* sem contar as respirações ou a razão entre as fases da respiração?

R: Sim. O que é *prāṇāyāma,* além de estar com a respiração? Mas isso é muito difícil, e essa é a razão pela qual existem tantas técnicas. Normalmente, nosso corpo tem o seu próprio ritmo e não estamos conscientes da respiração. Quando contamos, ficamos ocupados com nossa respiração. Muitas pessoas dizem que *prāṇāyāma* é chato; elas dizem que sentar e fazer exercícios de respiração é ridículo. Parece haver mais desafio em *āsanas* – eles produzem um resultado visível. Mas quando estamos totalmente ocupados no *prāṇāyāma,* quem se incomoda com os números? Contagem e tipos de respiração, razões respiratórias e técnicas são apenas meios, não a meta. A meta é não usar absolutamente nenhuma técnica. Quando conseguimos simplesmente estar com a respiração, observando-a ativamente, então estamos praticando a forma mais elevada de *prāṇāyāma.* Mas é mais fácil dizer do que fazer.

P: Você pode dizer algo mais sobre a retenção após a expiração?

R: Usamos esse tipo de respiração quando queremos focar nosso trabalho na área abdominal. A retenção da respiração após a expiração é, em geral, mais difícil do que após a inspiração.

P: Pode-se relaxar o diafragma durante a retenção após a inspiração ou a expiração?

R: Se você inspirar corretamente, não há razão particular para relaxar o diafragma deliberadamente. Mas se você elevar demais o peito na inspiração, os pulmões serão estendidos além do limite natural, e o diafragma será sugado para dentro e para cima. Você saberá que isso aconteceu se sentir uma leve restrição na garganta após a inspiração. Essa é a situação em que você deve conscientemente relaxar o diafragma. Por outro lado, quando você contrai o abdome muito fortemente enquanto expira, o ar sai depressa demais e você não consegue controlá-lo bem. De maneira similar, o fluxo de ar na inspiração não poderá mais ser controlado se o abdome ainda estiver contraído após a expiração, não importa o quão completa a expiração tenha sido. Se você ouvir ou sentir um som de sufocação quando começa a inspirar, é um sinal claro de que você contraiu o abdome com força demais. Você pode sentir tudo isso na garganta. Toda vez que nos excedemos, causamos tensões no diafragma. Se contrairmos o abdome com força demais na expiração, devemos então, deliberadamente, relaxar o diafragma também.

P: Você tem de se preparar da mesma maneira todos os dias para uma prática difícil de *prāṇāyāma*?

R: Podemos nos preparar de várias maneiras; certamente é sempre necessário que façamos alguma preparação. Se objetivamos uma razão respiratória particular e escolhemos bem os *āsanas* preparatórios, a preparação poderá ser relativamente curta. Se quisermos praticar retenções após inspiração e expiração, por exemplo, não faremos uma porção de posturas árduas antes.

P: Você sempre faz *prāṇāyāma* após *āsanas*?

R: É melhor fazer *prāṇāyāma* depois dos *āsanas*, contanto que esses não sejam difíceis demais e que nos ajudem a respirar bem. Há exceções, mas, como regra, fazemos *āsanas* antes de *prāṇāyāma*.

P: Podemos desenvolver a habilidade de fixar o olhar internamente?

R: Sim, é claro. Para começar, você fixa internamente o olhar no centro do movimento da respiração, ou seja, na área do diafragma. Durante a inspiração você dirige para ali os seus olhos e, enquanto retém a respiração, retém o olhar também. Quando você expirar, deixe os globos oculares se direcionarem para baixo, para o umbigo. O próximo passo seria manter o seu olhar no mesmo ponto durante toda a prática de *prāṇāyāma*, independentemente de você estar inspirando ou expirando. Então, comece por fixar a direção interna do olhar somente enquanto você retém a respiração e, depois, tente fazê-lo enquanto inspira e retém após a inspiração. Depois de alguns meses, você provavelmente será capaz de fixar o olhar internamente sem nenhum problema durante toda a prática de *prāṇāyāma*.

P: Nós realmente usamos os músculos dos olhos durante a fixação interna do olhar ou só imaginamos isso?

R: Os músculos oculares não podem estar relaxados enquanto fixamos o olhar internamente; nós os estamos usando. Mas as várias técnicas de foco interno do olhar têm efeitos diferentes. Muitas pessoas são tão tensas, que as sobrancelhas estão sempre franzidas. Eu recomendo que essas pessoas olhem para baixo enquanto inspiram e expiram. Quando os globos oculares se viram para baixo, a área entre as sobrancelhas simplesmente não consegue ficar tensa. Fixar o olhar no ponto entre as sobrancelhas pode criar tensão muscular. Se há muita tensão nessa área, a técnica não é apropriada. A fixação do olhar internamente deve ser praticada gradualmente, de outra forma levará a dores de cabeça.

P: Você usa a técnica de meditar olhando fixamente para uma vela?

R: Olhar fixamente para uma vela é uma forma de fixação do olhar, só que externa. Na Índia, temos o costume de olhar fixamente para o sol, todas as manhãs, através da mão em uma certa posição. A ideia por trás disso é nos familiarizarmos com a forma do sol, para que possamos visualizá-lo com o nosso olho interior durante o *prāṇāyāma*. Olhar fixamente para uma vela, o que chamamos de *trāṭaka*, é algo parecido, mas não está necessariamente ligado ao *prāṇāyāma*. Às vezes, é usado como um exercício para os olhos. Fixar o olhar em *prāṇāyāma* é algo dirigido mais ao interior do que ao exterior, porque em *prāṇāyāma* estamos nos orientando para o que está dentro de nós.

P: Não podemos nos distrair ao manter uma *mudrā* durante o *prāṇāyāma* se estivermos preocupados com a posição da mão?

R: É claro. Precisamente por essa razão, praticamos todas essas técnicas gradualmente. Se você fosse aprender *prāṇāyāma* comigo, por um longo tempo, eu sequer mencionaria essas técnicas, e as introduziria apenas gradual e cuidadosamente. O que quer que tentemos com o objetivo de acumular energias deve ser feito gradualmente. Se fizermos algo rápido demais, podemos nos destruir.

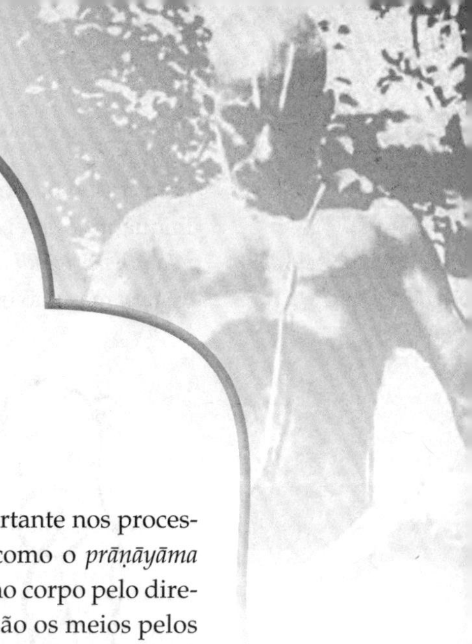

7

Os *bandhas*

Os *bandhas* desempenham um papel importante nos processos de purificação do yoga. Eu já expliquei como o *prāṇāyāma* ajuda a reduzir os resíduos que se acumulam no corpo pelo direcionamento de *agni*, o fogo da vida. *Bandhas* são os meios pelos quais esse processo pode ser intensificado. Os textos antigos nos dizem que, pelo uso dos *bandhas*, *agni* pode ser direcionado ao lugar exato onde o "lixo" está estabelecido, bloqueando o fluxo de energia no corpo. Os *bandhas* intensificam o efeito do fogo. A palavra *bandha* significa "atar ou amarrar, fechar". Da maneira como usamos em yoga, *bandha* também significa "bloquear". Quando executamos um *bandha*, bloqueamos certas áreas do torso de um modo particular.

Os três *bandhas* mais importantes são *jālandhara bandha*, *uddīyāna bandha* e *mūla bandha*. *Jālandhara bandha* envolve o pescoço e a parte superior da coluna, e faz com que toda a coluna fique ereta. *Uddīyāna bandha* focaliza a área entre o diafragma e o assoalho pélvico. *Mūla bandha* envolve a área entre o umbigo e o assoalho pélvico.

Técnicas de *bandha*

Para aprender os *bandhas*, você deve trabalhar com um professor – essa é a única forma de aprender essas técnicas de maneira segura. Ao aprender as técnicas de *bandha*, você sempre começa com *jālandhara bandha*; é melhor praticar esse *bandha* um tempo até dominá-lo, antes de tentar aprender os outros dois.

Jālandhara bandha

A **Figura 29** mostra as posições dos três *bandhas* aqui discutidos. Para começar o *jālandhara bandha*, elevamos a coluna até que fique bem ereta. A cabeça é então empurrada um pouco para trás, o pescoço é alongado e o queixo inclinado para baixo. Enquanto o queixo estiver baixo e as costas eretas, estamos em *jālandhara bandha*. É possível realizar esse *bandha* em muitos *āsanas*, mas não em todos.

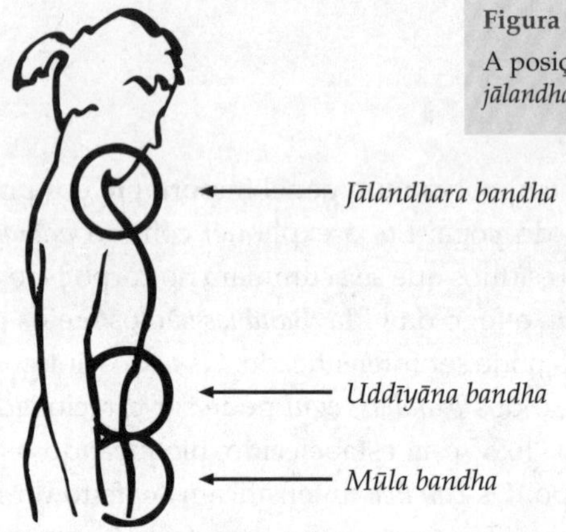

Figura 29: A posição dos *bandhas jālandhara, uddīyāna* e *mūla.*

Uddīyāna bandha

Somente quando estivermos seguros e com uma boa prática de *jālandhara bandha* é que podemos tentar *uddīyāna bandha*. Nessa técnica, o diafragma e o abdome inferior são erguidos. Quando começar a expirar, você contrai o abdome. No fim da expiração, ele deve estar totalmente contraído, sugado em direção à coluna. Com essa contração, o diafragma sobe. Quando esse *bandha* é dominado, o umbigo recua em direção à coluna e os músculos retais e das costas contraem-se. Ao término de *uddīyāna bandha*, toda a área abdominal fica côncava, com um "buraco".

Nessa prática, é muito importante que tanto a contração quanto o relaxamento do abdome ocorram lentamente. Se a respiração for retida por dez segundos depois da expiração, por exemplo, você deve levar pelo menos dois segundos para liberar o abdome. Se o abdome não estiver totalmente relaxado depois de *uddīyāna bandha*, a inspiração seguinte ficará restrita e você terá a sensação de sufocamento. É fácil chegar à sensação correta de *uddīyāna bandha* praticando-o em alguns dos *āsanas* mais fáceis, como *taḍāka mudrā* ou *adhomukha śvānāsana* (veja a **Figura 30**).

Mūla bandha

Mūla bandha desenvolve-se a partir de *uddīyāna bandha*: nós relaxamos a parte superior do abdome e o diafragma, mas mantemos a contração no baixo ventre. Em outras palavras, a área abaixo do umbigo permanece contraída, enquanto a área acima dele é liberada. Nós nos movemos de *uddīyāna bandha* para *mūla bandha* retendo, em ambos, a respiração após a expiração. Podemos manter *mūla bandha* durante as respirações seguintes, mesmo enquanto inspiramos.

Bandhas* e *āsanas

Devemos começar a praticar os *bandhas* em *āsanas* simples, para que o corpo possa acostumar-se a eles. A **Figura 30** ilustra alguns desses *āsanas*. A posição mais fácil é aquela em que deitamos de costas com os braços sobre o chão, acima da cabeça **(1)**. Podemos praticar *uddīyāna bandha* nessa posição, que é chamada de *taḍāka mudrā*. *Taḍāka* refere-se aos grandes tanques de água nos terrenos dos templos da Índia. Ao sugar o abdome nessa posição, a forma côncava do ventre lembra um desses reservatórios de água. Outra posição simples para praticar os *bandhas* é *adhomukha śvānāsana*, a postura do cachorro olhando para baixo **(2)**. Qualquer um que consiga facilmente praticar os *bandhas* nessas posições está pronto para tentá-lo em postura sentada, como *mahāmudrā* **(3)**. *Mahāmudrā*, a grande *mudrā*, só é chamada assim quando os três

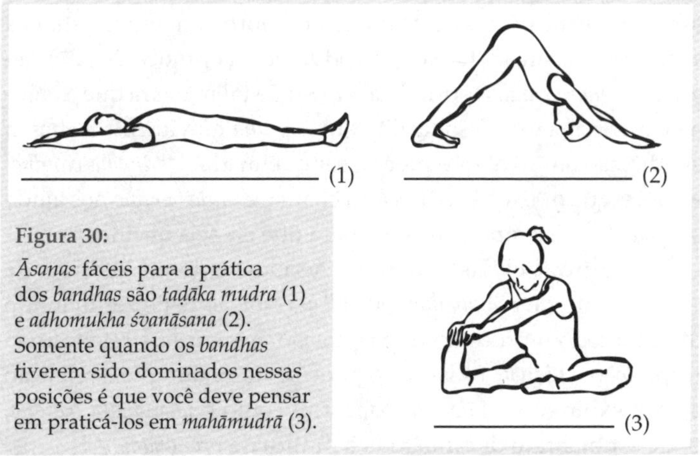

Figura 30:
Āsanas fáceis para a prática dos *bandhas* são *taḍāka mudra* (1) e *adhomukha śvanāsana* (2). Somente quando os *bandhas* tiverem sido dominados nessas posições é que você deve pensar em praticá-los em *mahāmudrā* (3).

bandhas estão presentes. A posição do calcanhar no períneo dá apoio à execução de *mūla bandha*.

Com exceção de *jālandhara bandha*, os *bandhas* podem também ser executados em posturas invertidas, como o pouso sobre a cabeça. Os *bandhas* são fáceis nesse *āsana*, uma vez que erguer o "lixo" em direção à chama (com *uddīyāna bandha*) e mantê-lo lá (com *mūla bandha*) é uma ação muitíssimo bem amparada pelos mecanismos do corpo nessa postura. Em todas as posturas invertidas, o "lixo" é levado para cima, para ficar sobre a chama. A chama queima em direção ao "lixo", e ele se move em direção à chama.

Se já controlamos a respiração no pouso sobre os ombros, essa é também uma boa postura para praticar os *bandhas*. Os melhores *āsanas*, portanto, para praticar *bandhas* são algumas posturas invertidas e todas as posturas nas quais nos deitamos totalmente de costas ou nos sentamos com a espinha ereta. A prática de *bandhas* é muito difícil ou até impossível em *āsanas* como as curvaturas para trás e as torções; sendo assim é melhor evitá-las.

Uma palavra de precaução: não use os *bandhas* ao longo de toda a prática de *āsanas*. Como todas as técnicas de yoga, *bandhas* devem ser praticados com habilidade e cuidado, e não obsessivamente. A ajuda de um bom professor é essencial.

Bandhas e *prāṇāyāma*

Somente quando conseguimos executar confortavelmente os três *bandhas* nos *āsanas* discutidos anteriormente é que estamos avançados o suficiente para introduzi-los na prática de *prāṇāyāma*. *Jālandhara bandha* posiciona o torso de tal maneira que a coluna é mantida ereta. Isso facilita que o *prāṇa* movimente a chama em direção ao "lixo" que precisa ser queimado. *Uddīyāna bandha*, então, ergue o "lixo" em direção à chama, e *mūla bandha* nos ajuda a deixá-lo lá o tempo suficiente para que ele seja queimado.

Esses três *bandhas* podem ser usados tanto em práticas de *āsana* quanto de *prāṇāyāma*. *Jālandhara bandha* pode ser mantido durante todo o processo de inspiração, expiração e retenção da respiração. *Uddīyāna bandha* só pode ser feito durante a retenção após a expiração. *Mūla bandha*, assim como o *jālandhara bandha*, pode ser mantido durante toda a prática de *prāṇāyāma*.

Pelo fato de *uddīyāna bandha* ser executado apenas enquanto você retém a respiração após a expiração, um dos mais importantes pré-requisitos para qualquer um que queira praticá-lo é ser capaz de reter a respiração por um longo tempo após a expiração, sem sacrificar a qualidade nem da inspiração nem da expiração. Se isso não for possível para você, então não considere praticar esse *bandha*. Se você quer fazer *jālandhara bandha*, deve ter certeza de que não está tenso no pescoço ou nas costas, para que consiga manter a coluna ereta sem nenhum problema enquanto mantiver o queixo para baixo. Se você tentar abaixar o queixo quando o pescoço estiver rígido, tensões e dores maiores vão se desenvolver. Apenas *jālandhara bandha* pode ser praticado com *kapālabhātī* e *bhastrika prāṇāyāma*. Você não deve fazer o *bandha* em *śītalī prāṇāyāma*, porque nesse exercício você movimenta a cabeça para cima e para baixo.

Se vamos praticar *bandhas* durante o *prāṇāyāma*, devemos estabelecer antes uma proporção para a respiração – ou seja, uma razão entre a duração da inspiração, da expiração e das retenções – que consigamos manter confortavelmente durante doze respirações sem *bandhas*. Podemos então introduzir os *bandhas* gradualmente. Como em nossa prática diária de *āsana*, seguimos o princípio de *viṅyāsa krama*, desenvolvendo-a passo a passo, até o momento mais exigente da prática de *bandhas*, diminuindo o esforço gradualmente, e terminando a prática de *prāṇāyāma* com respiração simples. Nós intensificamos nossa prática até progredirmos em relação ao passo precedente, praticando pacientemente sem forçar o corpo ou a respiração.

1.

2.

1. Krishnamacharya em uma variação de *niralamba sarvāṅgāsana.*
2. Krishnamacharya em outra variação de *niralamba sarvāṅgāsana.*
3. Krishnamacharya demonstrando *padmāsana paravṛtti.*
4. Krishnamacharya e sua mulher, Namagiriamma.
5. Krishnamacharya ensina *padmāsana.*
6. Krishnamacharya em *tolāsana.*

4.

5.

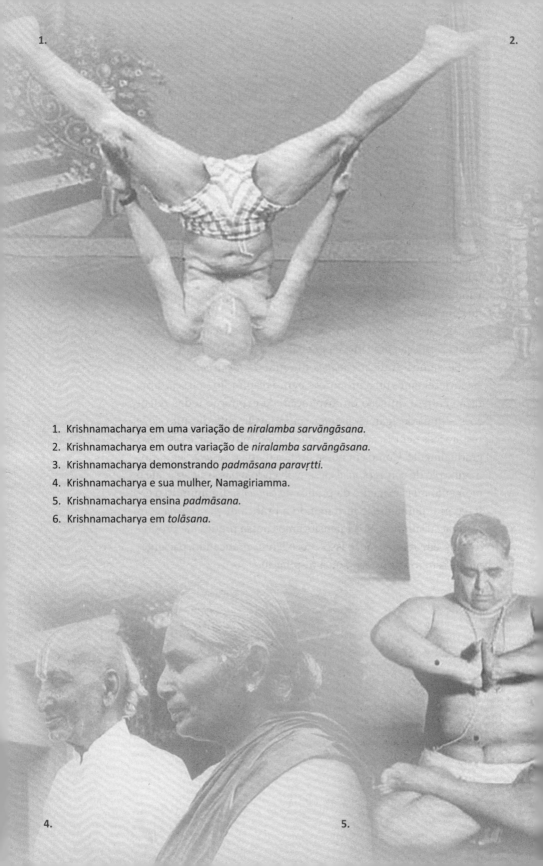

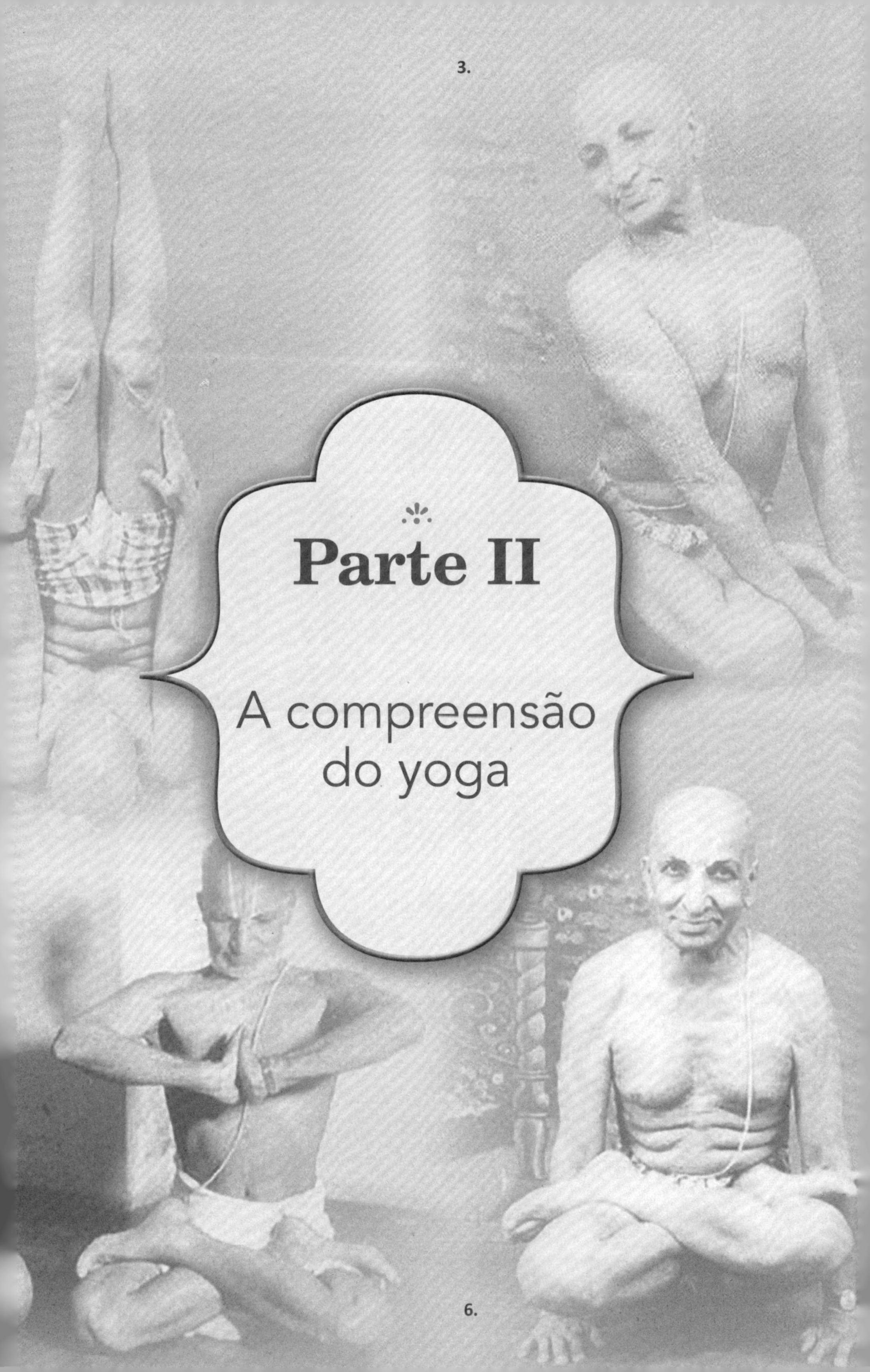

Parte II

A compreensão do yoga

8

As coisas que obscurecem o coração

Há muitas definições de yoga, e já mencionei algumas delas:

- yoga como o movimento de um ponto a outro, mais elevado;
- yoga como ato de unificar, reunir duas coisas;
- yoga como ação com atenção inteira e ininterrupta.

Essas definições de yoga têm uma coisa em comum: a ideia de que algo muda. Essa mudança deve nos levar a um ponto em que nunca estivemos antes. Isso significa que aquilo que era impossível se torna possível; que o que era inatingível se torna acessível; que o que era invisível pode ser visto. Uma das razões básicas pelas quais muitas pessoas assumem uma prática de yoga é mudar algo nelas mesmas: conseguir pensar mais claramente, sentir-se melhor e ter condições para agir hoje de maneira melhor do que ontem, em todas as áreas da vida. Nesses esforços, o yoga pode ser de grande ajuda, e não exige pré-requisitos que precisem ser satisfeitos antes de entrarmos nesse caminho. O fato de o yoga ter se originado na Índia não quer dizer que devemos nos tornar hindus para praticá-lo. Pelo contrário, sequer se espera de um hindu que ele pratique yoga. Yoga não exige que se tenha um sistema particular de crença e, caso já tenhamos um, ele não será contestado pelo yoga. Qualquer um pode começar, e o ponto em que começamos é muito pessoal e individual, dependendo de onde estamos naquele momento.

Por que iniciamos essa jornada? Porque sentimos que nem sempre fazemos o melhor para nós mesmos ou para os outros. Porque notamos que frequentemente não reconhecemos com clareza suficiente as coisas ao nosso redor e dentro de nós. E por que isso acontece? Porque o véu de *avidyā* nubla as nossas percepções. Podemos, em cada momento, estar certos ou errados em nossa avaliação de uma situação, mas isso é algo que não conseguimos perceber na hora. Se a nossa visão da situação é falsa, então *avidyā* está presente, e a ação resultante será obscurecida por ela. Desse modo, *avidyā* influencia tanto nossas ações como o resultado delas, com os quais mais cedo ou mais tarde teremos de nos defrontar. Nós já falamos sobre o fato de que, do ponto de vista do yoga, tudo é real e não há ilusão. Tudo o que vemos e experienciamos é aceito. Esse conceito é chamado de *satvāda*. Yoga também sustenta que tudo está em estado de mudança e fluxo. Não veremos as coisas amanhã da mesma maneira que as vimos hoje. Esse conceito é chamado de *pariṇāmavāda*.

Se seguirmos adiante nessa maneira de pensar em yoga, descobriremos que existe algo que consegue perceber essa mudança constante nas coisas porque, em si, não está sujeito à mudança. É o *puruṣa*, algo profundo dentro de nós que é realmente capaz de ver e reconhecer a verdadeira natureza de todas as coisas, incluindo o fato de que elas estão em estado de constante mudança. Mas o *puruṣa* está também encoberto pelo mesmo véu de *avidyā* que cobre a mente.

Eu já descrevi como a *avidyā* é expressa e experimentada de quatro diferentes maneiras: um deles é *asmitā*, o ego. "Eu estou certo", "eu estou triste", "eu sou um professor de yoga". Essas são declarações de *asmitā*. Nós nos identificamos completamente com algo que possivelmente mudará, e que pode não nos pertencer mais amanhã. Outra forma de *avidyā* é *rāga*, o apego, o desejo de ter algo, quer precisemos ou não. Uma terceira forma é *dveṣa*, que se manifesta como uma recusa das coisas ou como sentimento de aversão. E finalmente há *abhiniveśa* ou medo – com medo da morte, nos agarramos à vida com todas as nossas forças. Essas são as quatro possíveis formas pelas quais *avidyā* se expressa.

O propósito essencial da prática de yoga é reduzir *avidyā*, para que a compreensão possa gradualmente vir à tona. Mas como podemos saber se vemos e entendemos as coisas claramente? Quando vemos a verdade, quando alcançamos um nível mais elevado do que a nossa compreensão normal cotidiana, algo profundo dentro de nós fica muito calmo e em paz. Existe então um contentamento que nada pode tirar de nós. Não é o tipo de satisfação derivada da contemplação de um objeto bonito. É muito mais do que isso. É uma satisfação em nosso interior profundo, livre de sentimentos e julgamentos. O centro desse contentamento é o *puruṣa*.

Yoga é tanto o movimento em direção a um ponto quanto a chegada nele. O yoga que praticamos e no qual, pela prática, podemos progredir, é chamado *kriyā* yoga. O *Yoga Sūtra* define *kriyā* yoga como algo constituído de três componentes: *tapas*, *svādhyāya* e *īśvarapraṇidhānā*. *Tapas* não significa penitência ou castigo, mas algo que fazemos para nos manter saudáveis física e mentalmente. É um processo de limpeza interna: removemos as coisas de que não precisamos. *Svādhyāya* é o processo de descobrir gradualmente onde estamos, quem somos, o que somos e assim por diante. A prática de *āsana* começa precisamente com essas questões. Damos o primeiro passo observando a respiração e o corpo. Fazemos isso repetidamente, esperando que, com o tempo, possamos desenvolver uma compreensão mais profunda de nós mesmos e do nosso estado atual. Dessa maneira, também aprendemos a reconhecer quais serão os nossos próximos passos. Se seguirmos o *Yoga Sūtra*, essa conexão próxima com *svādhyāya* se manterá verdadeira para todo tipo de prática de yoga. O significado literal de *īśvarapraṇidhānā* é "entregar-se humildemente a Deus". Em *kriyā* yoga, existe a liberdade de escolha de aceitar Deus ou não. O significado de *īśvarapraṇidhānā*, no contexto do *kriyā* yoga, está muito mais ligado a um tipo especial de atenção à ação: colocamos valor na qualidade da ação, não nos frutos que podem se desenvolver dela.

Nosso curso normal de ação é primeiro decidir a meta e então, tendo-a em mente, começar a trabalhar em direção a ela. Mas pode acontecer facilmente que nossa meta mude ou mesmo desapareça. Por exemplo, alguém pensa que é necessário juntar um milhão de dólares, e passa dois ou três anos trabalhando com esse fim. De repente, essa pessoa descobre que essa meta é na verdade inútil; a meta perde o sentido e é substituída por outra totalmente diferente, e muito mais importante para ela. Devemos continuar flexíveis para que tenhamos ainda habilidade de reagir às mudanças em nossas expectativas e em velhas ideias. Quanto mais distanciados ficarmos dos frutos dos nossos esforços, mais capazes seremos de fazê-lo. E, se nos concentrarmos mais na qualidade dos nossos passos ao longo do caminho do que na meta em si, evitaremos decepções caso não consigamos atingir o objetivo exato que colocamos para nós mesmos. Prestar mais atenção no espírito com que agimos e olhar menos os resultados que nossas ações podem trazer – esse é o significado de *īśvarapraṇidhānā* em *kriyā* yoga.[1]

[1] A questão da atitude que adotamos com relação às nossas ações é central na definição de *īśvarapraṇidhānā* dada no *Yoga Bhāṣya*, o mais antigo comentário ao *Yoga Sūtra*. Lá está escrito: "*Īśvarapraṇidhānā* é a entrega de todas as ações a Deus, a renúncia ao desejo pelos frutos de todas as ações".

Avidyā muda de acordo com a forma em que se manifesta – como *asmitā*, *rāga*, *dveṣa* ou *abhiniveśa*. Às vezes, se manifestará como ansiedade; outras vezes aparecerá como apego, rejeição, avareza e assim por diante. Os quatro aspectos de *avidyā* não estão sempre presentes na mesma proporção. Embora estejam todos ali, geralmente um ou dois são dominantes e os outros ficam espreitando ao fundo.

Se sentimos modéstia e humildade por um tempo, isso não significa que superamos nossas tendências egoístas. Nunca sabemos quando uma certa forma de *avidyā* vai aparecer mais claramente. É como plantar sementes; assim que elas recebem água, fertilizante e ar, começam a germinar. Cada semente se desenvolve melhor sob condições diferentes e em épocas diferentes. Então pode acontecer que um desejo (*rāga*) nos impulsione a fazer algo que nosso orgulho, nosso ego (*asmitā*) nos proíba. Ou que o nosso desejo de ser notados (*asmitā*) tenha se tornado tão grande que superou nossa ansiedade (*abhiniveśa*), porque temos de provar que grande heróis nós somos.

Nunca deveríamos nos acomodar, convencidos de que estamos livres de *avidyā*. Porque as quatro faces de *avidyā* não aparecem sempre na superfície, devemos ficar atentos ao fato de que seu poder e intensidade podem mudar sempre. Às vezes, *avidyā* é quase invisível, em qualquer de suas formas, e às vezes ela nos oprime. Por existirem tantos níveis de *avidyā*, devemos nos manter sempre alertas e atentos às nossas ações, e manter nossos esforços para diminuir sua influência sobre nós. Se alguém desfruta de clareza mental e espiritual por anos, isso certamente demonstra grande progresso. Mas, subitamente, *avidyā* pode atingir essa pessoa de novo, como um terremoto. É por isso que enfatizamos que a prática de yoga, o empenho para um entendimento mais profundo, deve prosseguir até que *avidyā* seja reduzida ao mínimo.

Uns poucos dias de prática de yoga e contemplação podem ajudar por um curto tempo, mas os benefícios não durarão para sempre. Devemos colocar uma pedra sobre a outra; é um processo gradual. Temos de nos engajar nessas práticas constantemente porque, embora possivelmente estejamos hoje mais à frente do que ontem, amanhã podemos escorregar um passo para trás. O que se requer de nós é que sejamos constantemente ativos, até que as sementes de *avidyā* sejam queimadas e não possam mais germinar. Enquanto a semente estiver ali, nunca saberemos se ela brotará ou não. A prática de yoga ajuda a impedir que essas sementes germinem e cresçam novamente. *Avidyā* está intimamente relacionada à não ação – e mesmo a não ação tem consequências. O *Yoga Sūtra* afirma que os efeitos de nossas ações serão positivos ou negativos, na medida do grau de influência que *avidyā* tiver sobre elas.[2]

2. *Yoga Sūtra* 2.12.

O *Yoga Sūtra* faz uma distinção entre dois tipos de ação: a ação que reduz *avidyā* e traz verdadeira compreensão e a ação que aumenta *avidyā*. Aumentamos *avidyā* ao alimentá-la e reduzimos *avidyā* ao deixá-la “morrer de fome”; nossas ações encorajam ou desencorajam o crescimento de *avidyā*. Tudo o que fazemos em yoga – seja prática de *āsana*, *prāṇāyāma* ou meditação, seja observação atenta, autoanálise ou o exame de uma questão particular – tem como objetivo a redução de *avidyā*.

Nada do que fazemos é sem consequências

Cada uma das nossas ações mostra seus efeitos, imediatamente ou depois de um certo de tempo. Cada ação tem uma consequência. Ela pode tomar a forma de um resíduo, deixado para trás por uma ação que, por sua vez, influencia a ação seguinte. Por exemplo, alguém com quem nos comportamos de maneira amigável levará um pouco da nossa atitude afetiva para o seu próximo encontro. É um processo contínuo: a primeira ação influencia a próxima e assim vai, *ad infinitum*. Essa é a razão pela qual é melhor nos mantermos alertas em todas as nossas ações.

Que possibilidades existem para prevenir as ações com consequências negativas, ações de que mais tarde iremos nos arrepender? Uma possibilidade é *dhyāna*, que nesse contexto significa "reflexão".[3] A reflexão pode ter várias formas. Por exemplo, quando estiver diante de uma decisão importante, você poderia imaginar o que aconteceria se fizesse exatamente o oposto do que o seu instinto sugere.[4] Tente imaginar, da forma mais real possível, a consequência da sua decisão. Não importa qual seja a situação ou o que você sinta; antes de tomar uma decisão importante e colocá-la em prática, você deveria se dar a oportunidade de considerar o assunto com uma mente aberta e certo grau de objetividade. *Dhyāna*, nesse aspecto, é uma consideração calma, atenta, uma meditação. O intuito é libertá-lo de preconceitos e evitar ações de que você possa se arrepender mais tarde e que possam criar novos problemas (*duḥkha*) para você.

3. *Yoga Sūtra* 2.11.

4. *Yoga Sūtra* 2.33 e *Yoga Sūtra* 2.34 apresentam essa ideia como *pratipakṣabhāvana*.

Dhyāna fortalece a autonomia. Yoga nos faz independentes. Todos nós queremos ser livres, embora muitos de nós sejam dependentes de psicólogos, gurus, professores, drogas ou o que quer que seja. Mesmo que conselhos e orientação ajudem, no fim das contas cada pessoa é a melhor juíza de seus próprios atos. Ninguém está mais interessado em mim do que eu mesmo. Com a ajuda de *dhyāna*, encontramos nossos próprios métodos e sistemas de tomar decisões e de entender melhor nosso comportamento.

Há outras maneiras de nos distanciarmos das nossas ações além da que já referimos: refletir sobre como seria se agíssemos de forma diferente da que pretendíamos. Poderíamos ir a um concerto, sair para um passeio a pé ou fazer qualquer coisa que acalmasse os pensamentos. Enquanto fazemos essas coisas, a mente continua trabalhando inconscientemente, sem nenhuma pressão externa. Na ocupação com outras atividades, ganhamos certo distanciamento. Por curto que seja, o tempo fica disponível para lançar a mente acima de tudo o que cerca a decisão a ser tomada. Talvez com tranquilidade e distanciamento tomemos uma decisão melhor. Sair de uma situação para ter uma melhor visão de outro ponto de vista chama-se *pratipakṣa*. A mesma palavra descreve o processo de considerar outros caminhos possíveis de ação.[5] O tempo passado em *dhyāna* é extremamente importante. Por meio da autorreflexão, nossas ações ganham em qualidade.

5. *Yoga Sūtra* 2.33

Outra noção intimamente ligada a *avidyā* é a de *duḥkha*. Às vezes, termos como "sofrimento", "problemas" ou "doença" são usados para explicar o significado de *duḥkha*, mas é melhor descrevê-lo como o sentimento de limitação. *Duḥkha* é uma qualidade da mente que nos dá a sensação de sermos esmagados. Não deve ser comparada com dor física. Não é preciso que haja qualquer dor física para que experimentemos uma grande *duḥkha*. *Duḥkha* opera no nível da mente. Trata-se de um estado mental no qual experimentamos uma limitação das nossas possibilidades de agir e de entender. Mesmo se não temos necessidade de expressar nossos sentimentos em lágrimas, de algum jeito, no fundo de nós mesmos, podemos nos sentir perturbados, dolorosamente amarrados e restritos.

Quando temos uma sensação de leveza e clareza por dentro, estamos experimentando o oposto de *duḥkha*, um estado que é chamado *suhkha*.[6] O conceito de *duḥkha* desempenha um papel importante não apenas em yoga, mas em toda filosofia significativa da Índia. Há *duḥkha* em diferentes momentos na vida de cada ser humano. Todos nós temos a meta de eliminar *duḥkha*. Isso é o que Buda ensinou. É a isso que *Vedānta* aspira. E é o que o yoga tenta alcançar.

6. Uma tradução literal pode nos ajudar a entender esses termos, que são usados muitas vezes no *Yoga Sūtra*; *kha* significa algo como "espaço", e *su* tem como tradução "feliz", "afortunado" ou "bom". Uma metáfora visual para *duḥkha* como o oposto de *sukha* é um quarto escuro.

Duḥkha surge de *avidyā*

Qual é a relação entre *duḥkha* e *avidyā*? Toda ação que brota de *avidyā* sempre leva a uma ou outra forma de *duḥkha*. Muito frequentemente acontece de não percebermos nossa *avidyā* como egoísmo, desejo, ódio ou medo, mas de vermos apenas o resultado – *duḥkha*. Ela pode se expressar de muitas formas diferentes; nunca sabemos qual delas, antes de sermos atingidos. Às vezes, podemos literalmente nos sentir como se estivéssemos sendo sufocados; outras vezes notamos *duḥkha* apenas em nossos pensamentos e sentimentos. Não importa qual forma tome, contudo, *duḥkha* certamente ocorrerá sempre que nossas ações se originarem de *avidyā*. Uma ação sustentada por uma mente clara não pode ocultar em si qualquer *duḥkha*. Consequentemente, há ações que, de maneira alguma têm qualquer aspecto negativo, e há outras que pensamos que seriam boas, mas mais tarde reconhecemos que nos trouxeram *duḥkha*.

Duḥkha pode até mesmo surgir dos nossos esforços para progredir no caminho do yoga. Quando vemos algo que gostaríamos de ter, inicialmente não há *duḥkha* presente. *Duḥkha* começa a tomar conta da situação quando não conseguimos obter o que queremos. As pessoas muitas vezes sentem que sofrem desse tipo de *duḥkha* precisamente quando estão no processo de melhorar suas vidas. Elas tornam-se tão sedentas de compreensão verdadeira que não conseguem alcançar essa nova qualidade de entendimento e ação tão rapidamente quanto gostariam.

Na grande literatura espiritual da Índia há várias histórias de pessoas que se esforçam para se tornar melhores, mas têm muita pressa, e assim alcançam tão pouco que desenvolvem *duḥkha* e ficam infelizes. E essa infelicidade acontece apesar do fato de tentarem mudar algo para melhor.

Também falamos de *duḥkha* quando não conseguimos nos sentir confortáveis em uma situação nova. *Duḥkha* pode surgir por estarmos acostumados a certas coisas e insistirmos em mantê-las. Quando nossos hábitos são perturbados, nos sentimos mal. Se não conseguimos continuar a vida da nossa forma habitual, experimentamos isso como perturbação. Essa forma de *duḥkha* surge das nossas próprias ações, daquelas que nos trouxeram um sentimento de satisfação.

Duḥkha pode também ser gerado da ação de seguir em outra direção. Às vezes o processo de abandonar um velho caminho que percebemos não ser bom para nós pode ser doloroso e causar *duḥkha*. Por tal razão, às vezes é difícil deixar de lado um tipo de comportamento, mesmo sabendo que ele é improdutivo. Pode ser muito doloroso nos separarmos de um padrão a que estamos acostumados. Está nas nossas mãos descobrir como e assim superar a situação.[7]

[7] Os diferentes aspectos de *duḥkha* discutidos aqui são assim distinguidos: da inabilidade de perceber ou de aceitar uma mudança, nasce *pariṇāma-duḥkha*; da situação em que uma necessidade não pode ser satisfeita, surge *tāpa-duḥkha*; da dificuldade de abandonar hábitos, vem *saṃskāra-duḥkha*. Uma discussão das várias causas de *duḥkha* pode ser encontrada no *Yoga Sūtra* 2.15.

Duḥkha surge dos *guṇas*

Para entender *duḥkha*, devemos compreender as três qualidades da mente descritas pelo yoga. Essas três qualidades – *tamas*, *rājas* e *sattva* – são conhecidas coletivamente como *guṇas*.[8]

Tamas descreve o estado de peso e lentidão nos sentimentos e para tomar decisões. Como uma sensação de grande letargia na hora de fazer um discurso. Subitamente, você começa a ter dificuldade em se manter atento, sua plateia (e você) fica descontente e finalmente você experiencia *duḥkha*. Esse tipo de letargia é *tamas*. Uma situação diferente acontece quando é realmente hora de ir para casa dormir e a mente diz: "Vamos, vamos! Vamos ao cinema! Você tem de ir ao cinema! Como você pode ir para a cama agora?". Essa qualidade da mente gosta de ação, de dançar, por exemplo. É agitada e chamada de *rājas*, e também produz *duḥkha*. A terceira qualidade da mente descreve a ausência das outras duas. Não há nem peso e letargia nem agitação e inquietação, apenas clareza. É chamada de *sattva*, e essa é a única qualidade da mente da qual *duḥkha* não pode surgir.

Essas três qualidades estão sujeitas aos seus próprios ciclos – às vezes uma prevalece, às vezes outra. Somente *sattva*, clareza, é totalmente positiva no sentido de reduzir *duḥkha*. *Rājas* e *tamas* podem levar a *duḥkha*. Por exemplo, se eu realmente tenho sono e vou dormir, e a mente está *tamas*, isso é bom. Mas se vou fazer uma palestra ou gostaria de assistir a uma, um estado mental que é predominantemente *tamas* causa dificuldades consideráveis.

Todos os fatores que levam à ocorrência de *duḥkha* operam em nós como forças que reduzem nosso espaço e liberdade e, em última análise, nos limitam. Se estivermos suficientemente alertas, podemos ter consciência desse jogo de forças dentro de nós o tempo todo. Por meio de nossa prática de yoga, tentamos nos tornar mais conscientes desses movimentos internos, para reduzir as limitações que resultam deles e evitar a ocorrência de *duḥkha* no futuro. Quando nos tornamos conscientes da presença de *duḥkha* e o vemos como algo a ser encarado, somos também capazes de encontrar um caminho para nos livrarmos dele. Esse é o motivo pelo qual se tornar consciente de *duḥkha* é o primeiro passo para se libertar.

8. O conceito dos três *guṇas* não é apresentado em detalhe no *Yoga Sūtra*, mas há referência a ele em 2.18, e ele é constantemente pressuposto no *Yoga Sūtra*. O conceito é explicado nos textos do Sāṃkhya, em que os *guṇas* são compreendidos como aquelas três qualidades peculiares a tudo o que é material (o que também inclui nossos pensamentos, nossos sentimentos e toda a extensão da nossa atividade mental), mas não o *puruṣa*. Até o movimento dos três *guṇas* pode ser razão para *duḥkha*. Ver o *Yoga Sūtra* 2.15.

Finalmente, o yoga sustenta que há um estado chamado *kaivalya*, em que alguém está livre das preocupações exteriores que causam tantas perturbações e geram *duḥkha*.[9] Digamos que eu tenha um rádio que significa muito para mim. Um dia, meu filho quebra o tal rádio. Fico furioso com ele, mesmo sabendo que ele não fez isso de propósito. Na verdade, eu não deveria ter ficado bravo – é só um rádio, afinal. Não que eu deva encorajar o meu filho a ser descuidado, mas tenho de ser flexível o suficiente para ver o que realmente aconteceu. Um pouco de flexibilidade sempre reduz *duḥkha*.

[9] *Yoga Sūtra* 2.25. O conceito de *kaivalya* representa uma preocupação central do yoga. O último capítulo do *Yoga Sūtra* tem o título de "*Kaivalya*" ou "Liberdade".

9

Ações deixam rastros

Já discuti como o conhecimento incorreto sobre *avidyā* afeta nossas ações. Às vezes, não vemos as coisas como elas são e agimos equivocadamente. Com frequência, aquela ação não tem um resultado negativo imediato, mas, mais cedo ou mais tarde, começamos a sofrer os seus efeitos. Uma ação que surge de uma percepção falha pode influenciar a próxima, e assim nos tornamos gradualmente menos livres. Simplesmente andamos pela velha trilha, e o resultado é *duḥkha*, a sensação de estar restrito, de não ser livre. *Duḥkha* surge quando não conseguimos obter aquilo que desejamos; surge do desejo. *Duḥkha* também resulta da vontade de repetir uma experiência agradável que, na verdade, não pode mais ser repetida, porque a situação mudou. Outra forma de *duḥkha* é experimentada quando ficamos habituados a ter alguma coisa e, repentinamente, não a temos mais. Nesse caso, *duḥkha* surge porque tivemos de abrir mão de algo a que estávamos acostumados.

Duḥkha: o destino daqueles que buscam

O *Yoga Sūtra* estabelece que, embora *duḥkha* possa ser encontrado em todo lugar, nem sempre o percebemos e, de fato, há algumas pessoas que nunca se conscientizam dele. Mas são precisamente aqueles que buscam clareza os que muitas vezes experimentam *duḥkha* de um modo particularmente forte. O comentário de Vyasa ao *Yoga Sūtra* dá um exemplo maravilhoso disso (os comentários sobre o *Yoga Sūtra* serão discutidos no **Apêndice 1**). Ele diz que a poeira que cai sobre a pele é inofensiva, mas se uma partícula apenas entrar no olho, isso é muito doloroso. Em outras palavras, alguém que busca clareza, lucidez, torna-se sensível, porque os olhos devem estar abertos, mesmo se o que eles veem é, às vezes, muito desagradável. Alguém que está em busca sente ou vê as coisas muito antes das outras pessoas. Ele desenvolve uma compreensão especial, um tipo particular de sensibilidade. Devemos ver isso de maneira positiva – essa compreensão ou sensibilidade pode ser tão útil quanto uma luz de aviso no painel de um carro. Ela mostra que há algo errado e que devemos ser sábios para descobrir o que é. Alguém que está procurando por clareza sempre vê mais sofrimento do que alguém que não está. Essa consciência do sofrimento resulta em uma maior sensibilidade. A pessoa que não está procurando por clareza nem sabe o que lhe traz alegria ou tristeza.

Já conversamos sobre como o movimento das três qualidades da mente, *guṇas* – *rājas*, *tamas* e *sattva* –, causa *duḥkha*. *Rājas* é ativo, ardente, aquele que nos induz a agir. Às vezes, pressiona nossa mente a um estado de constante atividade, e não conseguimos ficar quietos: esse estado é caracterizado por desassossego, agitação. *Tamas* é o oposto de *rājas*; é um estado mental fixo, imóvel, pesado. *Sattva* é a qualidade de compreensão, de visão penetrante, que é clara e transparente. É um estado em que nenhum dos outros dois *guṇas* predomina. De acordo com a relação entre *rājas* e *tamas*, *duḥkha* assumirá diferentes formas. Nossa meta é reduzir esses dois *guṇas*, até que nossa mente atinja um estado *sattva*.

O reconhecimento de *duḥkha* é um processo que pode ser dividido em sete estágios. O primeiro é entender que algo não está bem. Por exemplo, podemos sentir que alguma coisa habitual em nossa vida precisa ser evitada; ou podemos nos sentir compelidos a fazer algo que nos desvia do nosso curso normal. Talvez não saibamos exatamente o que vamos fazer, mas pelo menos ficamos conscientes do problema. Esse é o primeiro dos sete passos, e qualquer pessoa que esteja em busca de lucidez é mais propensa do que as outras a ter esse sentimento de que algo não está bem. Os outros passos são complexos demais para nossa discussão. O comentário de Vyasa ao *sūtra* 2.27 do *Yoga Sūtra* trata dos sete passos em direção ao verdadeiro reconhecimento de *duḥkha*.

De acordo com o *Yoga Sūtra*, nossa mente possui cinco faculdades, as quais chamamos *vṛtti*, "movimentos" ou "atividades".[1] A primeira atividade da mente é *pramāṇa*, a percepção direta pelos sentidos. *Viparyaya*, compreensão incorreta, é a próxima possível atividade da mente. A terceira faculdade, *vikalpa*, é o poder de imaginação. Descreve um conhecimento ou compreensão baseada em ideias que não têm nada a ver com o momento presente ou a realidade material. A quarta faculdade é *nidrā*, o sono sem sonhos. A quinta é *smṛti*, memória, aquela atividade da mente capaz de armazenar uma experiência ou observação.

Essas faculdades trabalham juntas; com a exceção de *nidrā*, experimentamos uma mistura delas a cada segundo do dia. Essas atividades mentais, sozinhas ou em qualquer combinação, não necessariamente ocultam uma forma de *duḥkha*, mas podem ter influência na intensidade em que *duḥkha* estará presente. Sonhos, por exemplo, nascem de uma combinação das várias atividades. Se um sonho nos causa ou não *duḥkha*, isso depende de seus efeitos. Os efeitos de um sonho podem ser bons ou maus, dependendo do que fazemos com ele ou do que ele nos faz.

O *puruṣa* vê por meio da mente

Qual é a relação entre *citta*, a mente, e *puruṣa*, a parte de nós que vê? O *Yoga Sūtra* diz que o *puruṣa* pode ver apenas por meio da mente. Se a mente é colorida, a percepção será também colorida, o que por sua vez afeta o *puruṣa*. Se, de qualquer modo, a mente é clara, então seu poder de observação está em sua melhor qualidade. Como o *puruṣa* observa por intermédio da mente e com a sua ajuda, a qualidade de sua observação depende totalmente da qualidade da mente. A mente é o instrumento pelo qual o *puruṣa* percebe, ainda que a energia e o poder de que a mente precisa para ver venham do *puruṣa*[2]. Como não podemos trabalhar diretamente com o *puruṣa*, nós focamos na mente. Por meio do yoga, a estabilidade da mente torna-se mais transparente; assim, o *puruṣa* é capaz de ver mais claramente e de tornar essa visão acessível a nós.

Com muita frequência, é a mente que decide para onde dirigiremos nossa atenção. Ela faz isso porque foi condicionada a

1. *Yoga Sūtra* 1.6 a 1.11.

2. Patañjali usa a palavra *draṣṭṛ* para *puruṣa*, "aquele que vê", e *dṛśya* para "aquilo que é visto". De acordo com Patañjali, *avidyā* surge quando você confunde os dois. Essa confusão é chamada *saṃyoga*, uma palavra que significa que duas coisas se tornaram tão emaranhadas, que não conseguimos mais distingui-las. No momento de *saṃyoga*, as sementes de sofrimento são semeadas. *Asmitā* é uma expressão de *saṃyoga*. Falamos de *asmitā* quando *puruṣa* e *citta* estão misturados em uma inseparável noção de "eu", de identidade. A mente é essencialmente um instrumento de percepção, e *puruṣa* é aquele que percebe através dela (o "percebedor"). A mente tem a qualidade de mudar, ao passo que o *puruṣa* não. A associação dessas duas entidades distintas às vezes causa problemas. Ver o *Yoga Sūtra* 2.17 a 2.24.

fazê-lo. O condicionamento da mente que permite que ela tome sempre a mesma direção é chamado de *saṃskāra*. *Saṃskāra* é a soma total das nossas ações, que nos condiciona a nos comportarmos de uma determinada maneira. O *saṃskāra* pode ser negativo ou positivo. Por meio do yoga, buscamos criar um novo e positivo *saṃskāra*, em vez de reforçar o antigo que nos tem limitado. Quando esse novo *saṃskāra* for forte e poderoso o suficiente, o *saṃskāra* antigo e angustiante não será mais capaz de nos afetar. Poderíamos dizer, então, que começamos uma vida completamente nova. Quando os novos padrões de comportamento se tornam mais fortes, os velhos se tornam inúteis.

Quando praticamos *āsanas*, executamos ações que não são determinadas pelos nossos hábitos, e ainda assim estão dentro do limite de nossas habilidades. Assim, nós planejamos uma sequência de exercícios e, quando os executamos, a mente torna-se um pouco mais clara. Não estamos mais tão limitados por nossos hábitos. Quando isso acontece, talvez venhamos a descobrir que deveríamos mudar um pouco nosso plano de prática, reconhecendo, com maior clareza, o que é bom para nós. Esse tipo de reorientação é chamado *parivṛtti*. *Vṛtti* significa "movimento", e *pari* "em volta".

Imagine que você está dirigindo um carro e, de repente, uma árvore aparece bem na sua frente. Na sua visão mental, você enxerga o que poderia ter acontecido se você continuasse dirigindo na mesma direção: você bateria o carro na árvore. Para evitar esse resultado, você imediatamente desvia para outra direção. *Parivṛtti* descreve essa habilidade de antever o que vai acontecer e redirecionar-se de acordo. Em vez de deixar a mente viajar adiante na mesma direção, praticamos *āsanas* ou fazemos alguma outra coisa que possa nos ajudar a ver mais claramente. Essa atividade talvez possa nos capacitar a ver que não estávamos no caminho certo. Se a reorientação não ajudar, então é provável que nossa mente, e não nosso *puruṣa*, é quem vá decidir o que faremos a seguir. Alguns filósofos descreveram bem isso, dizendo que a mente é um servo leal, mas um mestre terrível. A mente não é o mestre, mas frequentemente se comporta como se fosse. Por isso, é benéfico fazer algo que dê ao *puruṣa* uma chance de fazer o que ele deve fazer, isto é, ver claramente. Se só flutuamos por águas familiares, a mente assume o comando do leme e o *puruṣa* não pode fazer nada.

Idealmente, quando assumimos a prática do yoga, começamos um processo que nos oferece um caminho de parar com o que é prejudicial para nós. Não temos de parar de fazer algo propositalmente. Nós mesmos não temos de fazer nada, mas qualquer que seja a coisa ou atitude prejudicial, ela vai simplesmente desaparecer, porque nos redirecionamos em direção a algo positivo.

A expressão do *puruṣa* nos permite ver como a mente funciona e como trabalhar com ela. O *puruṣa* não destrói a mente, mas nos dá controle sobre ela: conhecemos nossas forças e fraquezas, e sabemos o que nos causa mais ou menos sofrimento. Usamos a palavra *viveka* para descrever essa clareza do *puruṣa*. *Viveka* significa "ver os dois lados", ser capaz de ver o que se é e o que não se é, ser capaz de discernir. Quando usamos a palavra *asmitā*, nós a definimos como ego; *asmitā* também pode ser descrita como um estado no qual *puruṣa* e *citta* estão misturados, de forma que os dois funcionam como uma unidade, embora, na verdade, não possam se tornar um só. Quando a diferença entre *puruṣa* e *citta* é clara, *viveka* está presente.

Às vezes pode ser útil entender as razões do nosso velho e negativo *saṃskāra*, pois existem muitos tipos de *saṃskāra*. É apenas o *saṃskāra* forte que nos causa problemas, enquanto os mais fracos talvez só reforcem aqueles que são mais influentes. Em uma dada situação, pode muito bem ser que tenhamos agido de boa-fé e feito tudo corretamente, mas ações nos mergulham em problemas. Nessas horas, uma mente calma, quieta, pode nos ajudar a distinguir a razão do que aconteceu. Refletir sobre a situação nos ajudará a ter mais atenção da próxima vez.

10

O mundo existe para ser visto e descoberto

Yoga segue os ensinamentos do Sāṃkhya, que divide o universo em duas categorias: *puruṣa* e *prakṛti*. *Puruṣa* é aquela parte de nós capaz da percepção e visão real das coisas. Não está sujeita a mudanças. Ao contrário, *prakṛti* está sujeita a constantes mudanças e abrange toda a matéria, até mesmo nossa mente, pensamentos, sentimentos e memórias. Toda a *prakṛti* pode ser vista e percebida pelo *puruṣa* (o *Yoga Sūtra* usa os termos *draṣṭṛ* para *puruṣa* e *dṛśya* para aquilo que é visto).

Tudo o que cai na esfera de *prakṛti* tem uma fonte comum chamada *pradhāna*, uma palavra que se refere à matéria original da qual todas as coisas são formadas, a nascente de onde toda a vida flui. No começo, não havia conexão alguma entre *pradhāna* e *puruṣa*. Mas, então, eles se uniram e germinaram, como uma semente. Essa semente é *prakṛti*. Todo o mundo material cresceu dessa semente. Primeiro veio *mahat*, o grande princípio. De *mahat* veio *ahamkāra*, a noção de "eu". De *ahamkāra* veio *manas*, a força por trás dos sentidos, e a partir daí vieram os chamados *tanmātras* e *indriyas*. *Tanmātra* refere-se ao som, ao toque, à forma, ao gosto e ao cheiro dos objetos materiais. *Indriyas*, os onze sentidos, incluem todas as atividades mentais; nossos sentidos de percepção passiva como audição, tato, visão, paladar e olfato; nossas faculdades ativas de fala; habilidade manual; locomoção, evacuação, procriação. Dos *tanmātras*, vieram os *bhūtas*, os cinco elementos: espaço, ar, fogo, água e terra.

O que acabei de descrever é um brevíssimo resumo da teoria do yoga sobre a evolução. O mundo como o vemos é uma combinação desses aspectos, interagindo constantemente uns com os outros. Tudo o que acontece no mundo externo nos influencia, e o que acontece dentro de nós, por sua vez, tem influência no nosso relacionamento com o mundo externo.

Podemos facilmente entender o que é o *puruṣa* se pensarmos sobre o que está ausente em um cadáver. Na morte, o *puruṣa* desaparece (para onde ele vai não é revelado no *Yoga Sūtra*). O corpo, o cérebro e os órgãos dos sentidos ainda estão presentes, mas estão sem vida porque o *puruṣa* se foi. No entanto, para o *puruṣa* não existe morte. Para o *puruṣa*, a mudança não existe – e o que é morte, senão mudança? Nossa mente não pode ver o *puruṣa*. Somente porque, às vezes, experimentamos momentos de clareza, é que sabemos que existe um *puruṣa*. Ele é a testemunha constante de todas as nossas ações. A testemunha é ativa, mas não é influenciada pelo que vê. Porque o *puruṣa* opera pela mente, ele só pode ver se a mente estiver clara[1].

[1] *Yoga Sūtra* 2.20.

É difícil imaginar que *puruṣa* e *prakṛti* possam existir independentes um do outro. Nos seres humanos, os dois estão sempre inter-relacionados. Por que confundimos *puruṣa* e *prakṛti*? De acordo com os ensinamentos de yoga, essa confusão, *saṃyoga*, permeia a existência humana. Ao mesmo tempo, aqueles que buscam clareza podem aprender a fazer a diferença entre a compreensão correta e a equivocada. A esse respeito, o yoga é otimista: por meio de uma percepção penetrante dos problemas e confusões, nos movemos em direção à clareza.

O fato de algumas pessoas procurarem por soluções para problemas e, no processo, atingirem um certo grau de clareza não significa que o *puruṣa* de outros também verá mais claramente. Outros sistemas filosóficos acreditam que há somente um *puruṣa*; entretanto, em yoga acredita-se que, embora uma pessoa solucione seus problemas, isso não significa que alguma parte da carga tenha sido levantada para toda a humanidade.[2] Ao passo que existem *puruṣas* diferentes, há apenas uma *prakṛti*, um universo comum para nós todos. É o relacionamento entre cada *puruṣa* individual e a *prakṛti* única que é distinto. Apenas por essa razão diverge da nossa maneira de olhar para nossos corpos, sentidos e hábitos. A observação somente pode ocorrer quando o *puruṣa* tem a energia e a inclinação para sair do interior e retornar com impressões do mundo exterior. Aqui reside uma grande

[2] *Yoga Sūtra* 2.22.

diferença em relação aos físicos modernos, com a tese de que você precisa de luz para que a imagem de um objeto chegue até o olho. Mesmo quando a luz está presente, assim como o objeto que pode ser visto, é preciso que haja ainda algo que nos chame e nos faça sair para ver, para pensar, para ouvir. Esse impulso vem do *puruṣa* dentro de nós, não de fora. Muitas vezes, existem objetos externos para atrair a nossa atenção e, mesmo assim, não reagimos a eles. Toda ação deve vir do *puruṣa*.

Há várias opiniões sobre como o relacionamento entre *puruṣa* e *prakṛti* aconteceu. Alguns dizem que ele é *līlā*, um jogo divino. Outros acreditam que no início havia uma entidade que disse a si mesma: "Eu gostaria de me tornar muitos". Um terceiro conjunto de opiniões chama tudo isso de acaso. Qualquer desses pontos de vista que escolhermos continua sendo especulativo.

Há também muitas teorias sobre o que acontece com o nosso *puruṣa* quando morremos. Pessoas que acreditam em uma energia superior aos seres humanos, Deus, dizem que os vários *puruṣas* são como rios, que fluem todos em direção ao mar. Cada um tem o seu próprio leito, sua própria direção, sua própria qualidade, mas todos correm juntos para o mar.

A mudança não é uma consequência direta e nem mesmo indireta de yoga ou de qualquer outra prática. Não podemos depender disso. O que podemos contar é com a possibilidade de obter da nossa prática de yoga uma mente mais serena – de alguma maneira, o peso e o nervosismo desaparecem. No entanto, algo muito pessoal e essencial precisa nos acontecer no momento certo, e deve nos tocar muito profundamente, para que de repente queiramos realmente parar, pensar e mudar o curso das nossas ações. Depois que isso acontece, nós simplesmente seguimos adiante passo a passo. A qualidade das nossas ações começa a mudar. O novo *saṃskāra* positivo fica mais forte e nossa mente permanece clara.

A mente não consegue observar suas próprias mudanças. Algo mais as observa.[3] Exatamente por essa razão, descrevemos nosso *puruṣa* tanto como a testemunha quanto como a fonte da nossa ação. Como a fonte da ação, nosso *puruṣa* funciona como o transmissor para uma porta automática. Ele é a fonte,

3. *Yoga Sūtra* 4.18 a 4.21.

mas o que na verdade se move é a porta. Nosso *puruṣa* é a fonte da nossa ação. Mas também precisamos do *puruṣa* como uma testemunha e um constante observador do funcionamento da mente. Ao final, a clareza pode prevalecer na mente, mas a compreensão por experiência ocorre apenas por meio do *puruṣa*.

Se a real clareza estiver presente, experimentaremos quietude e paz dentro de nós. Se houver apenas clareza intelectual, podemos ser felizes por um momento ou dois, mas esse sentimento não durará. Nosso objetivo é liberdade em relação a *duḥkha*, à angústia e ao sofrimento. Para esse fim, devemos reconhecer *duḥkha*, saber que ele nasce do entendimento incorreto de *avidyā* e saber também como podemos evitar isso.

Nossa intenção ao praticar yoga é trazer uma mudança na qualidade da mente, para que consigamos perceber mais pelo *puruṣa*. O yoga procura influenciar a mente de maneira que seja possível ao nosso *puruṣa* operar sem obstáculos.

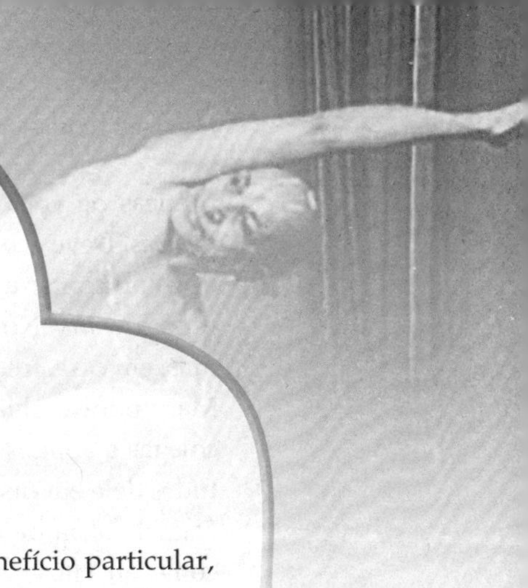

11

Vivendo no mundo

Yoga não pode garantir este ou aquele benefício particular, mesmo se for praticado com dedicação. Yoga não é a receita para diminuir sofrimento, embora possa oferecer ajuda em uma mudança de atitude, para que tenhamos menos *avidyā* e, portanto, maior libertação de *duḥkha*. Podemos entender toda a prática de yoga como um processo de examinar nossos comportamentos e atitudes habituais e suas consequências.

Yama e *niyama*: comportamento em relação a nós mesmos e aos outros

Que sugestões o yoga dá a respeito da nossa interação com os outros – nosso comportamento em relação aos que estão à nossa volta – e sobre nossas atitudes em relação a nós mesmos? A atitude que temos com as coisas e pessoas ao nosso redor, o relacionamento com o que é externo a nós, é chamado de *yama* em yoga, e o relacionamento consigo mesmo, com o que é interno, é chamado de *niyama*.

Yama e *niyama* tratam da nossa atitude social e do nosso estilo de vida; como interagimos com outras pessoas e com o ambiente e como lidamos com os nossos problemas pessoais. Todas essas coisas constituem uma parte do yoga, mas não podem ser praticadas. O que podemos praticar são *āsanas* e *prāṇāyāma*, que nos tornam conscientes de onde estamos, em que nos sustentamos e como olhamos para as coisas. Reconhecer nossos erros é o primeiro sinal de clareza. Assim, gradualmente tentamos realizar algumas mudanças na maneira como demonstramos nosso respeito pela natureza ou como nos relacionamos com um amigo. Ninguém pode mudar de um dia para o outro, mas as práticas de yoga ajudam a modificar atitudes, nossos *yamas* e *nyamas*. Deve acontecer assim, e não na ordem inversa.

Vou contar a história de um homem chamado Daniel e sua esposa, Mary. No trabalho, Daniel era sempre amável com todos, mas, em casa, frequentemente era irritadiço, tinha "pavio curto". Mary nunca sabia se ele mudaria de humor. Nenhum dos seus colegas e amigos acreditava quando Mary contava sobre as atitudes dele em casa, e Daniel não admitia ter essa paciência curta. Daniel sofria de dor nas costas e, por sugestão de um colega, começou a fazer aulas de yoga regularmente. Gradualmente, sua dor nas costas desapareceu. No fim de cada prática de yoga, seu professor costumava dizer: "Quando você se deitar para relaxar, sinta o seu corpo, sinta a sua respiração e fique atento às suas emoções". Um dia, em um lampejo, ele compreendeu que o seu temperamento irritadiço em casa vinha do trabalho. Reconheceu que estava fazendo com a esposa o que não podia fazer com seu chefe ou com seus subordinados. Daniel foi para casa naquele dia e disse a Mary: "Você está certa. Sou de fato um sujeito de temperamento difícil. Mas tenha paciência. Estou trabalhando nisso". Esse reconhecimento deixou Mary muito feliz.

Yama e *niyama* são os dois primeiros dos oito membros do corpo do yoga.[1] Ambas as palavras têm muitos significados. *Yama* pode significar "disciplina" ou "restrições". Prefiro pensar *yama* como "atitude" ou "comportamento". Certamente uma atitude particular pode ser expressa como disciplina, que então influencia nosso comportamento. O *Yoga Sūtra* de Patañjali menciona cinco diferentes *yamas*, ou seja, padrões de comportamento ou de relacionamento entre o indivíduo e o mundo exterior.[2]

[1] *Yoga Sūtra* 2.29. Os oito membros ou *aṅgas* são: *yama, niyama, āsana, prāṇāyāma, pratyāhāra, dhāraṇā, dhyāna* e *samādhi*.

[2] *Yama* e *niyama* são descritos no *Yoga Sūtra* 2.29 a 2.45.

Os *yamas*

Ahiṁsā

O primeiro desses padrões de comportamento é chamado *ahiṁsā*. A palavra *hiṁsā* significa "injustiça" ou "crueldade", mas *ahiṁsā* é mais do que a simples ausência de *hiṁsā*, o que sugere o prefixo *a*. *Ahiṁsā* é mais do que somente ausência de violência. Significa gentileza, amizade e consideração cuidadosa por outras pessoas e coisas. Devemos exercitar nossa capacidade de julgamento quando pensamos sobre *ahiṁsā*. *Ahiṁsā* não necessariamente implica que não devemos comer carne ou peixe ou que não deveríamos nos defender. Simplesmente significa que devemos sempre agir com consideração e atenção em relação aos outros. *Ahiṁsā* também significa agir com gentileza para conosco. Podemos, como vegetarianos, nos achar em situações em que há apenas carne para comer. É melhor morrer de fome do que comer o que há? Se temos algo a fazer nessa vida, como família e responsabilidades, deveríamos então evitar qualquer coisa que nos causasse dano ou nos impedisse de cumprir nosso dever. A resposta nessa situação é clara: ficar preso aos nossos princípios mostraria falta de consideração e até arrogância. Então, *ahiṁsā* tem a ver com nossas tarefas e responsabilidades também. Pode até significar que devemos lutar se nossa vida estiver em perigo.

Devemos, em cada situação, adotar uma atitude refletida. Esse é o significado de *ahiṁsā*.

Satya

O próximo *yama* mencionado por Patañjali é *satya*, veracidade, honestidade. *Satya* significa "dizer a verdade", ainda que nem sempre a verdade seja desejável, e que possa machucar alguém desnecessariamente. Temos de considerar o que dizer, como dizer e de que maneira isso pode afetar os outros. Se dizer a verdade traz consequências negativas para os outros, então é melhor não dizer nada. *Satya* nunca deveria entrar em conflito com nosso empenho em nos comportarmos segundo *ahiṁsā*. O *Mahābhārata*, o grande épico indiano, diz: "Diga a verdade que é agradável. Não diga verdades desagradáveis. Não minta, mesmo que as mentiras agradem aos ouvidos. Essa é a lei eterna, o *dharma*".

Asteya

Asteya é o terceiro *yama*. *Steya* significa "roubar"; *asteya* é o oposto: não tomar nada que não nos pertença. Isso significa também que, se estamos em uma situação em que alguém nos confia algo ou deposita em nós sua confiança, não devemos tirar vantagem disso.

Brahmacarya

O próximo *yama* é *brahmacarya*. Essa palavra é composta da raiz *car*, que significa "mover", e a palavra *brahma*, que significa "verdade", no sentido de uma verdade essencial. Podemos entender *brahmacarya* como um movimento em direção ao essencial. É usada principalmente no sentido de abstinência, particularmente em relação à atividade sexual. Mais especificamente, *brahmacarya* sugere que deveríamos estabelecer relacionamentos que favorecessem nossa compreensão das verdades mais elevadas. Se os prazeres sensuais fazem parte desses relacionamentos, deve-se ter cuidado para manter a direção e não se perder. No caminho da séria e constante busca pela verdade, há certas maneiras de controlar os sentidos e os desejos sexuais. Esse controle, entretanto, não é idêntico à total abstinência.

A Índia tem o maior respeito pela vida em família. De acordo com a tradição indiana, tudo na vida tem o seu tempo e o seu lugar, e dividimos o ciclo da vida em quatro estágios: o primeiro é o da criança em crescimento; o segundo é o do estudante, lutando por um maior entendimento e em busca da verdade. O terceiro estágio se concentra em formar e manter uma família, e o quarto é o estágio em que o indivíduo, após cumprir todas as responsabilidades familiares, pode se devotar a se tornar livre de todas as obrigações, para encontrar a verdade definitiva.

Nesse quarto estágio da vida, toda pessoa pode se tornar um *sannyāsin*, alguém que abre mão de tudo, menos de Deus, como um monge ou monja. Mas um *sannyāsin* deve então mendigar sua comida a pessoas que ainda estão envolvidas com a vida em família. As *Upaniṣads* aconselham o estudante a casar e formar uma família imediatamente após terminar os estudos. Por isso, *brahmacarya* não implica necessariamente celibato. Significa, mais precisamente, um comportamento responsável com relação ao nosso objetivo de nos movermos em direção à verdade.

Aparigraha

O último *yama* é *aparigraha*, uma palavra que significa algo como "tire as mãos" ou "não se aproveitar da oportunidade". *Parigraha* significa "pegar" ou "agarrar", "apossar-se". *Aparigraha* é tomar apenas o que é necessário, e não tirar vantagem de uma situação. Eu tive uma vez um aluno que me pagava pelas aulas mensalmente. Ao fim do curso, ele me ofereceu também um presente. Por que eu deveria aceitá-lo se havia sido pago suficientemente pelo meu trabalho? Devemos receber apenas o que merecemos; se tomarmos mais, estaremos explorando alguém. Além disso, recompensas não merecidas podem trazer com elas obrigações capazes de causar problemas mais tarde.

Desenvolvendo os *yamas*

O *Yoga Sūtra* descreve o que acontece quando esses cinco comportamentos delineados anteriormente tornam-se parte da vida diária de uma pessoa. Por exemplo, quanto mais *ahiṁsā* – gentileza e consideração – desenvolvemos, mais sentimentos agradáveis e amigáveis nossa presença desperta nos outros. E se nos mantivermos fiéis à ideia de *satya*, tudo o que dizemos será verdadeiro.

Há uma história maravilhosa sobre o tema de *satya* no *Rāmāyana*. O macaco Hanuman, servo do príncipe Rama, sai à procura de Sita, a esposa do seu senhor. Ele viaja até o Sri Lanka, onde ela está mantida como prisioneira. No final do seu período de permanência lá, ele é pego pelos captores de Sita, que ateiam fogo no seu rabo. Quando Sita vê a dor que ele está sofrendo, ela grita: "Que o fogo esfrie!". A dor de Hanuman é imediatamente aliviada e ele grita: "O que aconteceu? Por que o fogo não me queima mais?". Porque Sita sempre falava a verdade, suas palavras tiveram grande poder e conseguiram apagar as chamas.

Para aqueles que são sempre verdadeiros, não há diferença entre a fala e a ação – o que eles dizem é verdade. O *Yoga Sūtra* também afirma que uma pessoa que está firmemente ancorada em *asteya* receberá todas as joias deste mundo. Uma pessoa assim pode não estar de fato interessada em riqueza material, mas terá acesso às coisas mais valiosas da vida.

Quanto mais reconhecemos o sentido da busca por verdade, pelo que é essencial, menos seremos distraídos por outras coisas. Certamente tomar esse caminho nos exige uma grande força. A palavra usada no *Yoga Sūtra* para descrever essa força é *vīrya*, que está intimamente relacionada a outro conceito, o de *śraddhā*, confiança profunda e fé amorosa.[3] O *Yoga Sūtra* diz que quanto maior a nossa fé, mais energia temos. Ao mesmo tempo, temos também mais força para ir em busca de nossos objetivos. Assim, quanto mais buscamos a verdade, no sentido de *brahmacarya*, mais vitalidade temos para fazê-lo. *Parigraha* é orientar-se cada vez mais para coisas materiais. Se reduzirmos *parigraha* e desenvolvermos *aparigraha*, nos orientamos mais para o nosso interior. Quanto menos tempo gastarmos com nossos bens materiais, mais tempo teremos para investigar tudo o que chamamos de yoga.

3. No *Yoga Sūtra* 1.20, Patañjali lista o que as pessoas precisam para reconhecer a verdade: fé e confiança, força e energia e a habilidade de nunca perder de vista o objetivo.

Os *niyamas*

Assim como os cinco *yamas*, os *niyamas* não são exercícios ou ações para serem simplesmente estudados. Eles representam muito mais do que uma atitude. Comparados aos *yamas*, os *niyamas* são mais íntimos e pessoais. Eles referem-se às atitudes que adotamos para conosco.

Śauca

O primeiro *niyama* é *śauca*, limpeza. *Śauca* tem tanto um aspecto interno quanto externo. A limpeza externa significa simplesmente manter-se asseado. A limpeza interna tem muito mais a ver com a saúde, o funcionamento livre e saudável dos órgãos do corpo, assim como a clareza da nossa mente. Praticar *āsana* ou *prāṇāyāma* são meios essenciais para cuidar desse *śauca* interno.

Saṃtoṣa

Outro *niyama* é *saṃtoṣa*, modéstia e sentimento de estarmos contentes com o que temos. Frequentemente, esperamos que um resultado particular venha em consequência das nossas ações e, com a mesma frequência, nos desapontamos. Mas não é preciso se desesperar – em vez disso, deveríamos aceitar o que aconteceu. Esse é o significado real de *saṃtoṣa* – aceitar o que acontece. Um comentário ao *Yoga Sūtra* diz: “O contentamento vale mais do que todos os dezesseis paraísos em conjunto”. Em vez de reclamar das coisas que deram errado, podemos aceitar o que aconteceu e aprender com isso. *Saṃtoṣa* engloba nossas atividades mentais como estudo, nossos esforços físicos e até a forma como ganhamos a vida. É sobre nós mesmos – o que temos e como nos sentimos com o que Deus nos deu.

Tapas

O próximo *niyama* é *tapas*, um termo que já discutimos anteriormente. Em relação aos *niyamas*, *tapas* refere-se à atividade de manter o corpo em forma. Literalmente, significa aquecer o corpo e, ao fazer isso, purificá-lo. Por trás da noção de *tapas* está a ideia de que podemos nos livrar do "lixo" em nosso corpo. Discuti anteriormente *āsanas* e *prāṇāyāma* como meios pelos quais podemos nos manter saudáveis. Outra forma de *tapas* é prestar atenção ao que comemos. Comer quando não estamos com fome é o oposto de *tapas*. Atenção à postura do corpo, aos hábitos alimentares e aos padrões de respiração – todos esses são *tapas* que ajudam a prevenir o acúmulo de "lixo" no corpo, incluindo o excesso de peso e o fôlego curto. *Tapas* faz o corpo todo funcionar bem e ficar em forma.

Svādhyāya

O quarto *niyama* é *svādhyāya*. *Sva* significa "si mesmo" ou "pertencente a mim". *Adhyāya* quer dizer "questionamento" ou "análise"; literalmente, "chegar perto de algo". *Svādhyāya*, portanto, significa chegar perto de você mesmo, ou seja, estudar-se. Todo aprendizado, toda reflexão, todo contato que o ajude a aprender mais sobre si mesmo é *svādhyāya*. No contexto de *niyamas*, encontramos o termo frequentemente traduzido como "o estudo dos textos antigos". Sim, yoga realmente nos instrui a ler os textos antigos. Por quê? Porque não conseguimos sempre só sentar e contemplar as coisas, precisamos de pontos de referência. Para muitos, essa referência pode ser a Bíblia ou um livro com significado pessoal; para outros pode ser o *Yoga Sūtra*. O *Yoga Sūtra* diz, por exemplo, que quando progredimos em nossa autoanálise, gradualmente encontramos um elo com as leis divinas e com os profetas que as revelaram. E como os mantras são geralmente recitados com esse propósito, às vezes encontramos *svādhyāya* traduzido como "a repetição de mantras".[4]

[4] Um mantra é uma palavra ou sílaba, tradicionalmente dada por um professor a um aluno. A repetição de um mantra é conhecida como *japa*. *Japa* é uma das muitas técnicas de yoga para meditação.

Īśvarapraṇidhānā

O último *niyama* foi discutido na **Parte I** deste livro. *Īśvarapraṇidhānā* significa "depositar todas as suas ações aos pés de Deus". Porque *avidyā* muitas vezes está subjacente às nossas ações, com frequência as coisas dão errado. Essa é a razão pela qual *saṃtoṣa* (modéstia) é tão importante: que nos baste saber que fizemos o nosso melhor. Podemos deixar o resto a um poder superior. No contexto de *niyamas*, podemos definir *īśvarapraṇidhānā* como a atitude de uma pessoa que usualmente oferece os frutos de sua ação a Deus em preces diárias.

Outras reflexões sobre os *yamas* e *niyamas*

P: Qual é a relação entre os exercícios de *kriyā* e *śauca*?

R: O *Yoga Sūtra* não menciona o conceito de *kriyā* quando discute os vários *niyamas*. A palavra *kriyā* significa "ação". No contexto da sua pergunta, ela se refere às práticas de limpeza. Algo de fora é usado para limpar o interior. Por exemplo, podemos limpar uma narina bloqueada com uma solução de água levemente salgada, ou usar uma técnica de *prāṇāyāma* para reduzir uma dificuldade respiratória que pode ter se desenvolvido pela inspiração de ar poluído. Nesse sentido, *kriyā* é um aspecto vital de *śauca*.

P: Eu frequentemente ouço o termo *tapas* traduzido como "renúncia" ou "sacrifício". Como você interpreta *tapas*?

R: Se por "sacrifício" você entende o jejum pelo jejum, ou a adesão a um estilo de vida incomum e restrito, apenas pelo fato em si, você está se referindo a atividades que não têm nada a ver com *tapas*. Assim como quando você lida com *satya* (verdade), tudo o que se refere a *tapas* deve ajudá-lo a progredir. Você fica sujeito a sérios problemas físicos se fizer algo como jejuar por vinte dias, apenas pelo jejum. Por outro lado, se por "sacrifício" você entende uma disciplina sensível e bem fundamentada, que o ajude a progredir na vida, então você está falando sobre o verdadeiro *tapas*. *Tapas* não deve causar sofrimento. Isso é muito importante.

P: Os *yamas* e os *niyamas* podem nos ajudar a diferenciar um momento de verdadeira clareza de um momento de autoengano?

R: Os relacionamentos que temos com o mundo exterior – com as outras pessoas e as coisas ao nosso redor – podem nos ajudar a reconhecer um momento de autoengano. É aqui que os *yamas* e os *niyamas* tornam-se importantes. Se lidamos com as pessoas de forma honrada e respeitosa, podemos facilmente saber se estamos nos iludindo ou não. Posso pensar que sou o maior *yogi*, mas, pelo que os outros pensam de mim, como se relacionam comigo e como interajo com eles, posso perceber muito diretamente se a imagem que faço de mim mesmo está correta ou não. Por essa razão, é importante viver no mundo e observar que tipo de comunicação temos com as outras pessoas. De outra maneira, podemos facilmente nos enganar.

P: Os *yamas* e os *niyamas*, que ajudam a reduzir a *avidyā* e seus efeitos, podem ser desenvolvidos por um esforço voluntário e consciente?

R: Devemos sempre distinguir causa de efeito. Com muita frequência confundimos os dois. Geralmente, seguimos certos padrões de comportamento em nossas vidas porque temos expectativas e metas definidas. Mas às vezes não atingimos nossas metas. Ao longo de nossas vidas, em nosso desenvolvimento pessoal e pelos acontecimentos externos, às vezes surge algo totalmente inesperado. Os *yamas* e os *niyamas* podem ser tanto causa quanto efeito. Hoje, posso contar a você uma centena de mentiras espalhafatosas e me sentir perfeitamente feliz com isso; amanhã, posso recuar e me abster de contar apenas uma pequena inverdade. É assim que os *yamas* crescem. Não há regras absolutas, e nunca podemos prever com certeza o que vai ocorrer. Mas podemos, naquilo que aconteceu no passado, encontrar pistas sutis sobre o que pode surgir no futuro.

P: Podemos apenas observar como o ódio ou a ganância, por exemplo, aparecem, e então tentar prevenir seu reaparecimento?

R: Primeiro, devemos simplesmente observar – a primeira coisa que fazemos é prestar atenção e ver o que está acontecendo. Depois, vemos com o que precisamos ser cautelosos. Quando dirigimos em uma autoestrada, não entramos e saímos dela, simplesmente. Precisamos constantemente olhar à nossa volta enquanto avançamos.

P: Não é mais fácil obedecer os princípios de yoga vivendo em um lugar calmo, como um monastério, do que tendo uma vida em família?

R: Os dois ambientes podem ser úteis. Um amigo meu veio à Índia pensando que lhe faria bem viver sozinho por dois ou três anos no Himalaia. Achou um bom lugar e passou três anos lá. Ele tinha alguns livros com ele e praticou sua *sādhana* – de fato, ele praticou intensamente. Um dia ele veio a mim para trabalhar alguns *āsanas* e para estudar o *Yoga Sūtra*. Quando chegou em Madras, disse que estava com a sensação de que muitas coisas tinham acontecido a ele. E parecia muito feliz. Usava expressões muito complicadas, como *sabīja samādhi*, quando falava sobre o seu desenvolvimento no Himalaia. Ele encontrou, então, um quarto simples para alugar, no térreo da Sociedade Teosófica de Madras, um lugar quieto e calmo onde ele não seria perturbado. Depois de dois dias, contou-me que mudara de ideia e queria procurar um lugar maior para viver. Fiquei um pouco surpreso e perguntei-lhe por que ele estava procurando, assim, subitamente, uma casa grande. "Eu conheci uma mulher. Toda a minha vida mudou de repente." Não julgo essa mudança de sentimentos; o que simplesmente quero apontar é que meu amigo não era realmente quem ele pensava ser.

Um lugar de retiro ou um monastério podem ser de grande ajuda, mas o teste real para essa experiência seria uma cidade grande como Madras, com sua população fervilhante. O teste real para alguém de Madras seria ver como se vive recluso em um monastério. Eu estou certo de que há pessoas que não permaneceriam mais de um dia nesse tipo de quietude. Aquelas que não estão certas de si mesmas, por outro lado, não passariam mais de um dia em Madras.

A mudança ajuda. Precisamos olhar tanto para a água como para o fogo se quisermos experimentar como reagiremos a eles. É por isso que *yama* é tão importante, porque inclui nossos relacionamentos com pessoas diferentes em diferentes momentos. Desse modo, podemos ter a experiência de quem somos.

P: Então, uma mudança de ambiente é importante para yoga?

R: Sim, uma pequena mudança é muito importante. A mente cresce tão acostumada às coisas, que nossa ação prende-se rapidamente a hábitos (*saṃskāras*). Nunca poderemos experimentar nossa real natureza se não nos expusermos à mudança. É por isso que devemos nos testar, às vezes, fazendo algo completamente diferente.

P: Eu entendo que devamos abandonar um desejo que reconhecemos ser ruim para nós. Mas onde deveríamos colocar a ênfase do nosso trabalho: em abandonar o desejo ou em certificar-nos de que ele não reapareça? Eu noto que fico com raiva quando surge um desejo, e me perturbo por ter ficado com raiva. É um círculo vicioso.

R: Devemos antes de tudo determinar se aquilo que consideramos ser um problema para nós realmente o é. Pense sobre o que significa você dizer: "Isto está me causando muitos problemas". Para reconhecer se realmente existe um problema, muitas vezes é útil mudar de ambiente e olhar as coisas de uma perspectiva diferente. Por exemplo, digamos que você tenha a oportunidade de mentir sobre alguma coisa. Pode ser uma mentira leve, que evitaria um diálogo difícil. Também poderia ser a afirmação de uma inverdade que o poupasse de perder uma porção de tempo analisando certa situação. Ou poderia ser uma mentira sem consequências – há muitas origens filosóficas diferentes para uma única inverdade. No momento, tudo parece bem – você pode até querer mentir. Mas, depois, isso o incomoda. Você pensa: "Como pude mentir assim? Teria sido melhor se eu tivesse falado a verdade ou ficado quieto".

O que seria correto nessa situação? Você pode resolver discutindo toda a experiência em termos abstratos com uma pessoa e observar a reação dela. Ou pode mudar de ambiente, entrando em uma situação diferente, da qual possa ver todo o conflito sob uma nova perspectiva. Você tem, então, a oportunidade de olhar para tudo novamente. O *Yoga Sūtra* diz que, se algo está realmente causando problemas, você deve imaginar a situação oposta – isso pode ajudá-lo a descobrir a coisa certa a fazer. A ideia é estar aberto.

Estimular uma mudança de perspectiva é uma questão de encontrar uma situação diferente, que permita o desenvolvimento de uma nova atitude. Isso pode significar ler um livro, conversar com um amigo próximo ou ir ao cinema. Talvez você até descubra que aquilo que está preocupando não é a verdadeira fonte de seus problemas.

Em qualquer situação, quando você não sabe exatamente como deve se comportar, não deve agir imediatamente.

P: Então, sempre que eu estiver em dúvida não devo agir?

R: Se há tempo para refletir sobre a situação, não aja. Se não houver tempo, pelo menos se dê uma pequena pausa para respirar. Sempre que estiver em dúvida, é melhor dar uma pausa. Poucas coisas são tão urgentes que não possam esperar por um momento, por uma respiração.

P: Parece-me, no entanto, que é exatamente quando estou em uma situação de dúvida que descubro que é impossível dar uma pausa, em especial se sou responsável por alguém naquele momento. Momentos de maior dúvida e incerteza são os mais marcantes na minha experiência, porque, de fato, não consigo me dar esse espaço para respirar. Se fosse de outra maneira, o estresse em que vivo não pareceria tão grande. O que devo fazer quando as dúvidas surgem? Devo

me voltar para outro pensamento ou circunstância? Devo confrontar minhas dúvidas? Ou devo ignorá-las?

R: De certa maneira, você precisa organizar as coisas para que consiga olhar o problema de outro ponto mais elevado. Se você for bem-sucedido, isso já é um sinal de progresso. Talvez, se você pratica yoga, as coisas comecem a ir melhor hoje do que ontem, e já seja mais fácil olhar para o mesmo problema de modo diferente. Mas, às vezes, a pessoa não faz progresso algum na solução dos problemas apenas por vê-los de um ângulo diferente ou por discutir sobre eles com alguém. Algo mais pode ser necessário.

Em yoga, é importante crescer. Devemos nos desenvolver. O que era dúvida não tem de permanecer dúvida para sempre. Minha experiência pessoal de mudança de uma vida de engenheiro para a de dedicado professor de yoga – isso foi em 1964 – foi difícil. Era uma decisão muito importante, que trouxe com ela muitos problemas. Conversei sobre a questão com muitas pessoas, mas os problemas continuavam. E então, subitamente, um dia não havia mais problemas. De alguma maneira fui capaz de ver a situação toda de um ponto de vista superior e, repentinamente, os problemas tinham ido embora. Quando as coisas ficam um pouco mais fáceis, as dúvidas desaparecem mais facilmente também.

O objetivo do yoga é nos estimular a ser um pouco melhores do que éramos antes. Tornamo-nos melhores pelo esforço e praticando a paciência. Quando agimos assim, não nos vemos cercados de tantos problemas. Nossos esforços podem mudar em intensidade, mas, passado algum tempo, gradualmente experimentaremos progresso. Devemos ativamente aproveitar toda oportunidade que nos ajude a progredir.

12

O mundo existe para nos libertar

Não podemos simplesmente começar a incorporar os cinco *yamas* pondo em prática primeiro *ahiṁsā* e, depois de assimilá-lo por completo, passar para *satya* e assim por diante. Nosso comportamento muda gradualmente conforme progredimos ao longo do caminho do yoga, um caminho determinado pelo desejo de nos tornarmos melhores, seja por que meio for. Em conexão com essa ideia, a palavra *aṅga*, ou "membro", tem um significado muito importante. Desde a concepção até o desenvolvimento completo da criança, todos os membros do feto crescem simultaneamente; do corpo, não brota primeiro um braço, depois uma perna e assim por diante. De modo parecido, no caminho do yoga todos os oito aspectos desenvolvem-se concomitantemente e de forma inter-relacionada. É por isso que o *Yoga Sūtra* usa o termo *aṅga* para os oito membros do yoga. Patañjali refere-se a eles coletivamente como *aṣṭāṅga*.

Pratyāhāra

Já abordamos os primeiros quatro membros do yoga: *āsana*, *prāṇāyāma*, *yama* e *niyama*. O quinto membro, *pratyāhāra*, tem a ver com os nossos sentidos.[1] A palavra *āhāra* significa "nutrição"; *pratyāhāra* é traduzido como "afastar-se daquilo que nutre os sentidos". O que significa isso? Significa que nossos sentidos param de se alimentar das coisas que os estimulam; os sentidos não dependem mais desses estímulos e não são mais nutridos por eles. Nossos olhos são atraídos por um belo pôr do sol assim como as abelhas são atraídas pelo mel – é assim que nossos sentidos funcionam normalmente. Mas há também a possibilidade de que o mais lindo pôr do sol da Terra não atraia a nossa atenção,

1. *Yoga Sūtra* 2.54 e 2.55.

não envolva os nossos sentidos, porque estamos profundamente imersos em outra coisa. Normalmente, os sentidos dizem para a mente: "Olhe isto! Cheire aquilo! Toque nisto!". Os sentidos registram um objeto e a mente é atraída para ele instantaneamente.

Em *pratyāhāra*, rompemos por completo essa ligação entre a mente e os sentidos, e eles se retraem. Cada percepção sensorial se relaciona com uma qualidade particular das coisas: os olhos relacionam-se com a forma; os ouvidos, com o som, a vibração; o nariz, com o cheiro. Em *pratyāhāra*, é como se as coisas estivessem espalhadas com todos os seus atrativos diante dos nossos sentidos, mas fossem ignoradas; como se os sentidos permanecessem indiferentes e não fossem influenciados.

Deixe-me dar um exemplo. Quando estamos totalmente absorvidos na respiração durante o *prāṇāyāma*, quando estamos completamente com ele, *pratyāhāra* ocorre naturalmente. A mente está tão intensamente ocupada com a respiração, que todas as ligações entre mente, sentidos e objetos externos que não têm a ver com a respiração são rompidas. Assim, *pratyāhāra* não é um estado de sono. Os sentidos são perfeitamente capazes de responder, mas não o fazem porque se retraíram.

Outro exemplo: quando me fazem uma pergunta, tento esclarecer o assunto que estava discutindo enquanto respondo. Quanto mais me concentro na minha resposta, menos consciente fico do lugar onde estou. Fico cada vez mais envolvido na interação – essa é outra manifestação de *pratyāhāra*. Embora esteja na frente da plateia com meus olhos abertos, estou tão absorvido pelo conteúdo da discussão que meus sentidos não reagem mais a outros estímulos. Mesmo que caia neve do lado de fora da janela, eu não noto; nem ouço os sons vindos de fora da sala. *Pratyāhāra* não quer dizer que olho para algo e digo a mim mesmo: "Não estou olhando para isso!". *Pratyāhāra* significa que crio uma condição em que a minha mente está tão absorvida por algo que os sentidos não reagem mais a outros objetos.

Quando agimos, precisamos usar os nossos sentidos. Quando falamos, precisamos usar a boca e os ouvidos. *Vairāgya*, o conceito de equanimidade ou desapego, significa que agimos sem nos preocupar com os possíveis ganhos que teremos como consequência dessa ação. *Vairāgya* é desapegar-se dos resultados ou frutos de uma ação.

Pratyāhāra, por outro lado, relaciona-se com os sentidos. Refere-se apenas aos sentidos. *Pratyāhāra* ocorre quase automaticamente quando meditamos, porque estamos muito absorvidos pelo objeto de meditação. Justamente pelo fato de a mente estar tão focada, os sentidos a seguem; não é o inverso que acontece. Ao não funcionarem mais de seu modo habitual, os sentidos tornam-se extraordinariamente aguçados. Em circunstâncias normais, os sentidos tornam-se nossos senhores, em vez de serem nossos servos. Os sentidos nos seduzem a desenvolver desejos de todos os tipos. Em *pratyāhāra*, é o oposto: quando temos fome, comemos, mas não porque sentimos uma ânsia por comida. Em *pratyāhāra*, tentamos colocar os sentidos no seu devido lugar, não suprimi-los totalmente de nossas ações.

Pratyāhāra pode ser um meio de controlar o desconforto físico, ao dirigirmos a atenção para outro lugar. Imagine que você está sentado na posição de lótus, completamente absorvido em Deus ou em *OM*. Você nem sequer se deu conta de que estava sentado nessa posição por tanto tempo. Ao retornar ao seu estado normal de consciência, descobre que tem de massagear as pernas; você não percebeu o que aconteceu com suas pernas e seus pés porque seu interesse estava focado em outra coisa. Assim, é possível mascarar uma dor por meio de *pratyāhāra*, mas é difícil dirigir os sentidos para um determinado objeto com o propósito específico de esquecer uma dor, porque nossos sentidos sempre funcionam coletivamente. *Pratyāhāra* é, ao contrário, um estado que ocorre espontaneamente. Muitas pessoas dizem que a prática de fixar o olhar internamente é uma técnica de *pratyāhāra*, e isso é sugerido em muitos textos. Mas *pratyāhāra* acontece por si só – não podemos fazer com que ele aconteça, e sim viabilizar os meios pelos quais possa acontecer.

Dhāraṇā

Dhāraṇā é o sexto membro do yoga. *Dhṛ* significa “sustentar”. A ideia essencial no conceito de *dhāraṇā* é sustentar a concentração ou o foco de atenção em uma direção. Deixe-me dar um exemplo tradicionalmente empregado para explicar *dhāraṇā*: imagine um grande reservatório de água, usado por fazendeiros para irrigar seus campos. Há canais saindo do reservatório, indo em diferentes direções. Se o agricultor escavou todos os canais no mesmo nível, a água correrá igualmente em todas as direções. Contudo, se um canal estiver mais profundo do que os outros, mais água fluirá por ele. Isso é o que acontece em *dhāraṇā*: criamos as condições para que a mente focalize sua atenção em uma direção em vez de ir para muitas direções diferentes. Contemplação profunda e reflexão podem criar as condições certas, e esse foco em um ponto único que escolhemos torna-se mais intenso. Nós estimulamos uma atividade particular da mente e, quanto mais intensa ela se torna, mais as outras atividades mentais se dissipam.

Dhāraṇā é, portanto, a condição na qual a mente se focaliza e se concentra exclusivamente em um ponto. Pode ser qualquer ponto, mas é sempre um único ponto, um só objeto. *Dhāraṇā* está a apenas um passo de *dhyāna*, a contemplação ou meditação.

Dhyāna

Em *dhāraṇā*, a mente se move em uma direção, como um rio tranquilo – nada mais está acontecendo. Em *dhyāna*, a pessoa se envolve com algo em particular – um vínculo se estabelece entre a pessoa e o objeto. Em outras palavras, você percebe um objeto em particular e, ao mesmo tempo, se comunica com ele de maneira contínua. *Dhāraṇā* deve preceder *dhyāna*, porque a mente precisa focalizar um determinado objeto antes que a conexão possa ser estabelecida. *Dhāraṇā* é o contato; *dhyāna* é a conexão.

Samādhi

Quando conseguimos ficar tão absortos em algo a ponto de nossa mente se fundir completamente com aquilo, tornando-se uma coisa só, estamos em um estado de *samādhi*. *Samādhi* significa “unir, fundir”. Em *samādhi*, nossa identidade pessoal – nome, profissão, história familiar, conta bancária e tudo o mais – desaparece completamente. No momento em que *samādhi* ocorre, nada mais existe. Nada nos separa do objeto da nossa escolha; pelo contrário, nos misturamos e nos tornamos uma unidade com ele.

A **Figura 31** mostra o relacionamento entre *dhāraṇā, dhyāna* e *samādhi*. Em *dhāraṇā* **(1)**, focamos a mente, estabelecendo contato com o que estamos focando – a respiração, um som, uma área do corpo, a mente em si, a imagem da Lua, a noção de humildade etc. Então, a mente se vincula ao objeto de atenção e mantém esse vínculo. Há uma comunicação ou interação entre os dois. Isto é *dhyāna* **(2)**, que, depois, leva a *samādhi* **(3)**, um estado em que a mente se funde com o objeto de meditação e os dois tornam-se um.

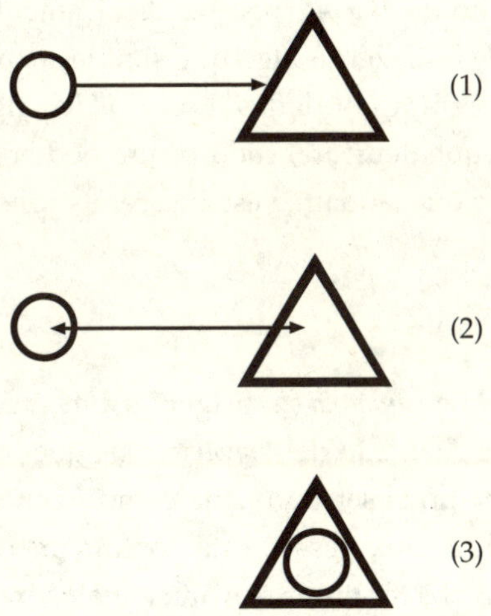

Figura 31:
A progressão parte de *dhāraṇā* (1), via *dhyāna* (2), para *samādhi* (3).

Pratyāhāra, dhāraṇā, dhyāna e *samādhi* não podem ser praticados. Não posso simplesmente sentar e dizer "agora mesmo vou fazer *dhāraṇā*". Posso criar as condições adequadas que ajudem a produzir um estado de *dhāraṇā*; posso praticar *āsanas* e *prāṇāyāma* que, de acordo com o *Yoga Sūtra*, criam condições favoráveis para que minha mente entre nos estados que acabei de descrever. Para experimentar *dhāraṇā* e *dhyāna*, a mente precisa primeiro estar em uma determinada condição. Devo, antes, permitir que as muitas coisas que estão se passando na minha mente se assentem e, assim, ela fique tranquila. Se a movimentação da mente é forte demais, não consigo entrar no estado de *dhāraṇā*. Se tentar entrar em um estado de *dhāraṇā* forçando a mente, enquanto ainda há muitas coisas diferentes passando por ela, posso ter sérias dificuldades. Por isso, o *Yoga Sūtra* sugere a prática de *āsanas* e *prāṇāyāma* como preparação a *dhāraṇā*, pois sua prática influencia as atividades mentais e abre espaço na concorrida agenda da mente. Uma vez que *dhāraṇā* tenha sido alcançado, *dhyāna* e *samādhi* podem ocorrer.

Assim, quando uma pessoa diz "estou meditando", ela quer dizer, na verdade, "estou me preparando para *dhyāna*. Gostaria de trazer a minha mente a um estado adequado à ocorrência de *dhyāna*". Dizer: "estou fazendo *dhyāna*" ou "estou meditando", na verdade corrompe o conceito de *dhyāna*, porque, tecnicamente, *dhyāna* não é algo que se possa fazer. É algo que simplesmente acontece se as condições forem apropriadas. É um *siddhi*, algo simplesmente dado. Consequentemente, tudo o que podemos fazer é dar ênfase aos meios que ajudam a estabelecer as condições próprias para *dhyāna*.

Saṃyama

Quando *dhāraṇā*, *dhyāna* e *samādhi* se dirigem a um único objeto, o estado resultante é chamado de *saṃyama*. *Sam* quer dizer "junto" e a palavra *yama* pode ser traduzida como "contenção" ou "disciplina". Quando uma pessoa está continuamente focada em um determinado objeto, progressivamente ela virá a entendê-lo de modo mais profundo. Digamos, por exemplo, que eu queira compreender como as estrelas se movem. Precisarei investigar o processo no todo. Devo começar perguntando "o que é uma estrela? Por que ela se move do leste para o oeste?". Partindo daí, vou fazendo perguntas progressivamente mais complexas sobre os movimentos das estrelas, até que o meu desejo de conhecimento esteja satisfeito. O que acontece quando faço isso? Em um curto espaço de tempo, aprendo mais sobre esse tópico do que sobre qualquer outro. Isso é *saṃyama*. Em vez de escolher um tópico hoje e outro amanhã, tento entender bem uma determinada coisa, sem que o meu interesse me leve constantemente a outro lugar. Se meu interesse está nos *āsanas*, descobrirei tudo sobre *āsanas*.

Dizem que *saṃyama* ocasiona o surgimento de poderes sobrenaturais; no entanto, isso é apenas efeito de *saṃyama*, não o seu objetivo. Se esses poderes tornam-se a coisa mais importante para mim, perco o verdadeiro sentido de *saṃyama*. O verdadeiro objetivo de *saṃyama* é a concentração em um objeto e sua investigação, até que se saiba tudo sobre ele.

Kaivalya

Kaivalya descreve o efeito na personalidade de quem está em um estado contínuo de *samādhi*. Esse é o estado de liberdade interna almejado pelo yoga. Os últimos 34 versos do *Yoga Sūtra* são dedicados a *kaivalya*. Derivada da palavra *kevala*, cuja tradução é "conservar-se distante", *kaivalya* às vezes é explicada como isolamento ou reserva. Uma pessoa em estado de *kaivalya* entende o mundo tão bem que fica à parte dele, no sentido de que não é influenciada por ele, embora possa estar na posição de influenciar o mundo. É um equívoco pensar que alguém que vive em estado de *kaivalya* não seja mais uma pessoa normal, com necessidades e funções humanas. Na realidade, as pessoas em estado de *kaivalya* comportam-se como pessoas normais, mas não carregam o peso do mundo em suas costas. Elas vivem no mundo, mas não estão sujeitas a ele. Elas não estão livres de percepções sensoriais ou livres do corpo, mas são um pouco diferentes. Onde quer que estejam, estão seguras de si. Isto é *kaivalya*. Forças externas não têm poder sobre uma pessoa assim, embora ela conheça o mundo externo muito bem.

De acordo com o yoga, o objetivo de toda a criação é nos dar um contexto para compreender o que somos e o que não somos. Quando compreendemos isso, há *kaivalya*, e *prakṛti* cumpriu seu propósito.[2] Uma pessoa que experiencia *kaivalya* vê *prakṛti*, o mundo material, simplesmente como ele é, sem nenhum significado além dele.

2. *Yoga Sūtra* 2.21.

Pela prática de *āsanas*, nos tornamos mais flexíveis; ao praticar *prāṇāyāma*, ganhamos controle sobre nossa respiração. Com *kaivalya*, é semelhante: algo que está além do nosso controle gradualmente acontece. Sempre há uma lacuna entre nossos esforços e esses estados que estou descrevendo. Há sempre uma espontaneidade; algo que simplesmente acontece dentro da gente. É parecido com o momento em que caímos no sono: não conseguimos apontá-lo exatamente. Ou perdemos o momento ou não dormimos.

Há duas forças dentro de nós: uma vem de nossos velhos condicionamentos e hábitos; a outra é o nosso novo condicionamento, que se desenvolve a partir da nossa mudança de comportamento. Enquanto essas duas forças estiverem atuando, a mente oscila de uma para outra. Mas quando a velha força desaparece, a mente não mais oscila para frente e para trás. Alcançamos um outro estado, e ele é sentido de maneira contínua.

Questões adicionais sobre *pratyāhāra*, *dhāraṇā*, *dhyāna* e *samādhi*

P: Qual é a relação entre *pratyāhāra* e *dhāraṇā*?

R: *Pratyāhāra* ocorre automaticamente em um estado de *dhāraṇā*. A palavra *pratyāhāra* é, em geral, usada simplesmente para descrever o que acontece com nossos sentidos no estado de *dhāraṇā*. Não podemos pensar em mil coisas diferentes e dizer que vamos fazer *pratyāhāra*. *Pratyāhāra* é o resultado de um estado de *dhāraṇā* ou de *dhyāna* ou de *samādhi*. No *Yoga Sūtra*, *pratyāhāra* é mencionado primeiro não porque ocorra antes, mas porque está relacionado com os sentidos e não com a mente. Sendo assim, é mais externo do que *dhāraṇā*. Não posso simplesmente decidir praticar *āsanas* por uma hora e meia, depois *pratyāhāra* por vinte minutos e depois *dhāraṇā* por uma hora. O processo não funciona assim.

P: Vejamos duas situações diferentes: em uma estou inconsciente das mensagens que os meus sentidos estão enviando à minha mente e, na outra, minha mente registra as mensagens, mas decido não reagir. Qual é a diferença dos dois cenários? Digamos, por exemplo, que sou um músico, totalmente envolvido no que estou tocando, e percebo que alguém está esperando para falar comigo. Posso ignorar a pessoa, terminar a peça musical e depois perguntar o

que ela quer. Isso seria *pratyāhāra*? Ou seria *pratyāhāra* somente se eu não tivesse nem notado que alguém estava me esperando para conversar?

R: Não devemos pensar que quando estamos em estado de *dhāraṇā*, *dhyāna* ou *samādhi* nossos sentidos estão mortos. Há exemplos de poemas maravilhosos que sábios compuseram em estado de *samādhi*. Pessoas em *samādhi* podem cantar belas palavras. E, quando cantamos, estamos usando nosso sentido de audição e nossa voz. Mas como esses sábios usavam os seus sentidos? Eles os usavam a serviço da mente e do espírito, não para distraí-los. Os sentidos certamente não estão mortos. A diferença entre isso e o nosso estado normal é que aqui os sentidos *sustentam* o foco da mente em um único ponto.

Digamos que queremos descrever uma maravilhosa estátua de um deus que tenhamos visto. Para fazer isso, temos de olhar para os dedos dos pés, os tornozelos e assim por diante – devemos observar tudo. Mas, nessa situação, nossa visão serve apenas ao propósito de descrever a estátua. Se começamos a imaginar onde se originou a pedra de que a estátua é feita e sua formação geológica, então a mente está distraída. Mas se olharmos para os pés e reconhecermos neles os pés da imagem divina sentada em posição de lótus, então os sentidos estão funcionando em harmonia com a mente. Os sentidos certamente não estão mortos nesse processo. *Pratyāhāra* significa que os sentidos servem à mente no estado de *dhāraṇā*, *dhyāna* e *samādhi*.

P: Quando alguém está em estado de *pratyāhāra*, consegue perceber as coisas? Os objetos são espontânea e diretamente percebidos? Há pensamento discursivo ou não? Percebemos sem a mediação do pensamento?

R: Tudo depende. Por exemplo, o pensamento teve um papel no meu exemplo da estátua do deus. O processo de pensar está lá, mas exclusivamente em relação ao objeto. A memória está funcionando apenas em conexão com o objeto. Nesse exemplo de *pratyāhāra*, não há distração pelos nossos sentidos, porque estamos muito absorvidos no objeto da nossa meditação. Os sentidos reagem apenas a esse objeto.

Se estiver explicando algo sobre o *Yoga Sūtra* e um cheiro de comida vindo da cozinha de repente atrair a minha atenção, não estou em estado de *pratyāhāra*. Mas, se mantenho minhas explicações, sem me distrair com os aromas da comida, estou em estado de *pratyāhāra*. Em *dhyāna* há uma intermediação para a comunicação que pode ser feita pelo pensamento. Mas, em *samādhi*, não há nem mesmo esse tipo de pensamento. A mente está clara. Ela entendeu o objeto como ele é.

P: Ainda não estou certo sobre *pratyāhāra* em *dhyāna*.

R: Quanto mais absorvidos ficamos pelo objeto de nossa meditação, mais podemos perceber como nossos sentidos mudam seu comportamento. (Uso a palavra *objeto* na falta de um termo melhor. Um objeto nesse sentido poderia ser simplesmente a imagem de uma luz branca pura ou um *sūtra*. O objeto de meditação é qualquer coisa usada para ajudar a focar a mente.) Em um estado meditativo, os sentidos estão em harmonia com o estado de *dhyāna*. *Pratyāhāra* ocorre como um resultado desse estado; não é possível atingir *pratyāhāra* por si só. Podemos, certamente, fazer coisas como fixar o olhar internamente e *mudrās* em *prāṇāyāma* para nos ajudar a alcançar o estado de *pratyāhāra*. Mas essas práticas, sozinhas, não são *pratyāhāra*. *Pratyāhāra* é um ponto em que os sentidos estão a serviço da mente. *Pratyāhāra* ocorre quando estamos em estado de *dhyāna*.

Várias atividades, como *prāṇāyāma* e orações, são chamadas de *dhyāna*, embora elas realmente não sejam nada mais do que um auxílio para atingir um estado meditativo. Alguns professores recomendam a prática de exercícios para *pratyāhāra*. Eles sugerem coisas como: "Feche os olhos, inspire profundamente e leve a respiração aos tornozelos". Uma técnica como essa é similar à prática de *prāṇāyāma* – é um exercício para focar a mente em uma certa direção, a fim de que ela fique menos distraída. Mas é muito difícil encontrar uma técnica real para praticar *pratyāhāra*, porque quanto mais pensamos nos sentidos, mais ativos eles ficam. Podemos, contudo, criar condições nas quais os sentidos perdem sua habitual importância e simplesmente dão sustentação à mente em seu estado de *dhyāna*.

P: Como isso ocorre? Não podemos simplesmente sentar e praticar *dhyāna* como fazemos com *prāṇāyāma*. Como *dhyāna* acontece?

R: Um determinado esforço é sempre exigido, e isso envolve duas coisas. Quando tentamos praticar exercícios como *prāṇāyāma*, há sempre alguma coisa que nos atrapalha. Na verdade, ela está na mente. Há uma força em nós querendo que pratiquemos e outra, nossos hábitos antigos, querendo nos deter. Isso significa que, quando queremos praticar, precisamos empreender um esforço. O momento em que não precisamos mais fazer esforço algum é o início de *dhyāna*. É por isso que Patañjali diz, no primeiro capítulo do *Yoga Sūtra*, "*Abhyāsa* é necessário"[3]. Devemos nos mover em uma determinada direção, em busca de um objetivo particular. Quanto mais fizermos isso, menos seremos distraídos pelas outras possíveis escolhas que poderíamos ter feito. Chega então o dia em que não é mais necessário dizer: "Tudo bem – hora de praticar um pouquinho!".

[3] *Yoga Sūtra* 1.12. O estado de yoga é alcançado por esforço (*abhyāsa*) e desapego (*vairāgya*), simultaneamente.

Digamos que eu esteja fazendo a minha prática de *prāṇāyāma* e o carteiro traga uma carta de um amigo. Uma voz dentro de mim sussurra: "Vá! Leia a carta!". Mas outra voz me diz para terminar minha prática de *prāṇāyāma* antes. Por causa dessa oscilação na mente, tenho de fazer um esforço. Em estado de *dhyāna*, todo o esforço para praticar desaparece.

P: Vamos supor que você fosse um estudante e tivesse de escrever um artigo. Você já tem uma ideia sobre ele. Quando se senta e começa a se concentrar, você está em estado de *dhāraṇā*. Quando você realmente se envolve com o esforço de entender sua ideia e colocá-la no papel, isso é *dhyāna*?

R: Sim.

P: E, nesse exemplo, o que seria um estado de *samādhi*?

R: Imagine que você "empaca" no meio do processo de escrever no papel. Você não sabe como continuar, então dá uma parada no seu trabalho por um tempo e faz alguma outra coisa. De repente, no meio do que quer que esteja fazendo, vem até você em um lampejo: "Já sei!". Você, na verdade, não tem na cabeça todo o artigo, mas entendeu como prosseguir. Você se senta de novo à sua mesa e termina de escrever tudo. Nesse ponto, você se fundiu completamente com o assunto – tornou-se um com o assunto – e pôde, assim, facilmente, terminar o texto. Isso é *samādhi*.

P: Então, a diferença é que em *dhyāna* ainda há uma consciência de que eu estou pensando, enquanto em *samādhi* o conhecimento simplesmente vem?

R: Sim, em *samādhi* a lacuna entre a mente e o objeto que estamos focando é muito menor, e a compreensão é tão imediata que não precisamos mais pensar. No primeiro capítulo do *Yoga Sūtra*, há uma descrição de como o *samādhi* acontece: antes de tudo, nós refletimos. Isso é chamado de *vitarka*. Feito isso, o próximo passo é estudar o objeto; isso é *vicāra*. Conforme o estudo pretendido fica mais refinado, subitamente a compreensão chega. Nesse momento experimentamos uma sensação de alegria profunda, que chamamos de *ānanda*, e sabemos com certeza que nos fizemos um com o objeto de nossa meditação – isso é *asmitā*.[4] O termo *asmitā* refere-se aqui à fusão da mente com o objeto de meditação. Esse é o processo de *samādhi*: primeiro há oscilação na mente, depois a lógica superficial é reduzida e o processo se torna interior, profundo e sutil. Finalmente, a reflexão torna-se refinada até o ponto em que sei que compreendo. Não há mais dúvida.

4. *Yoga Sūtra* 1.17.

P: Ainda não vejo claramente a diferença entre *dhāraṇā* e *dhyāna*.

R: Deixe-me dar outro exemplo. Quando começo uma aula, geralmente já pensei e planejei o que ensinar, mas não sei como, na prática, vou proceder. Então, inicio a aula perguntando se há quaisquer questões decorrentes do que discutimos na aula anterior. Esse é o começo de *dhāraṇā*: eu ainda não estabeleci a conexão; estou apenas me orientando para que saiba como falar sobre yoga aos alunos. *Dhāraṇā* é a preparação e a orientação. Quanto mais fundo mergulho no que estou falando, mais me aproximo do estado de *dhyāna*. No estado de *dhāraṇā*, estou mais suscetível a distrações do que em *dhyāna*. Essa é a diferença.

P: Precisamos nos sentar em um certo lugar para *dhāraṇā*, *dhyāna* e *samādhi* ou podemos ter a experiência desses estados em locais diferentes – enquanto assistimos a um lindo pôr do sol, por exemplo?

R: Sim, você pode experimentar esses estados na companhia de um belo pôr do sol. Na verdade, é útil usar objetos externos como objeto de meditação, em particular no começo. É por isso que há estátuas em nossos templos e cruzes em uma igreja cristã. Esses objetos de adoração estão lá para ajudar os iniciantes a ter a experiência de *dhāraṇā*, mas esse é apenas o primeiro passo. Se você está sentado ou em pé, isso é irrelevante. Você pode andar e mal notar sua ação se estiver absorvido com algo. Há certas escolas na Índia que ensinam meditações caminhando. Se algo tão simples como caminhar perturbar nosso *dhāraṇā*, então nossa concentração não está forte. Mas, no início, é sempre melhor começar com o que for mais fácil – uma posição sentada confortável e, como ferramenta de meditação, um objeto que nos seja agradável. Vamos supor que você não acredite em Śiva, um dos deuses mais elevados do panteão hindu, e eu lhe diga: “Medite sobre o deus Śiva!”. Você entrará em conflito. Em vez disso, você deve começar com algo com que possa se relacionar. Em yoga, é dito que você deve começar onde está e com aquilo de que gosta. Afinal, o objeto de meditação, no fundo, não é importante. O importante é que o objeto escolhido não lhe cause nenhum problema e nem o impeça de focalizar sua mente. É por isso que sugiro que você escolha um objeto que combine com o seu temperamento e com sua fé. Um muçulmano na Índia teria enorme dificuldade em meditar sobre a palavra *OM*, o som sagrado da cultura hindu.

P: Em *dhyāna*, o indivíduo e o objeto de meditação conservam identidades individuais e separadas?

R: Sim. Em *dhyāna* há uma sensação de que "eu" estou em um estado meditativo. A consciência de si mesmo está presente. Muitas pessoas usam a palavra *dhyāna* para descrever alguém que está quase no estado de *samādhi*, como se em *dhyāna* houvesse apenas o objeto. Mas deveríamos compreender esses três estados como três passos, ou estágios; primeiro, há *dhāraṇā*, em que nos concentramos em um objeto escolhido e nos fechamos para distrações externas; depois há *dhyāna*, a conexão ou comunicação entre a pessoa e o objeto. Finalmente há *samādhi*, quando estamos tão profundamente imersos no objeto, que a consciência de si mesmo parece não existir mais.

P: O objeto da nossa atenção conserva sua identidade distinta em *samādhi*?

R: É claro. Não é o objeto que medita – nós meditamos. O objeto pode mudar, como todas as coisas podem mudar, mas isso não é resultado de *samādhi*. Por outro lado, o que experimentamos em relação ao objeto pode variar muitíssimo de uma pessoa para outra. Suponha que você queira pensar sobre o conceito de Īśvara. Você lê muito e começa a investigar amplamente. Quanto mais fundo você vai, mais compreende a respeito. Não porque Īśvara em si mude, mas a compreensão sim, porque é cada vez maior. Você não alterou o objeto da pesquisa; não temos nenhum controle sobre isso. A sua compreensão do assunto é o que muda, porque a mente torna-se mais clara e você pode ver o que antes estava escondido.

Outro exemplo: investigar a natureza da raiva é *dhyāna*, mas ficar em um estado de raiva não é. Em todos os textos clássicos, a ênfase é colocada no que realmente acontece no estado de *samādhi*. A palavra em sânscrito *prjaña* se traduz como "compreensão muito clara". Os textos antigos dizem que, em *samādhi*, *ṛta prajñā* prevalece – ou seja, "o que é visto é a verdade". Isso quer dizer que em *samādhi* chegamos a uma real compreensão do objeto, até mesmo se o objeto for a raiva.

Podemos ver de onde ela vem, como surgiu e que efeitos tem. Se a raiva tomou conta de nós, no entanto, nos perdemos nela. Em tal estado, a mente fica completamente encoberta por *avidyā*, enquanto, em *samādhi*, *avidyā* não obscurece de forma alguma a mente. É por isso que em estado de *samādhi* podemos às vezes ver coisas que antes estavam escondidas de nós. O fato de estarmos ou não experimentando *samādhi*, não se expressa por estarmos sentados de pernas cruzadas em lótus, com os olhos fechados e com uma expressão significativa no rosto. Sabemos que estamos tendo a experiência de *samādhi* se pudermos ver e compreender coisas que antes não conseguíamos.

P: É dito em yoga que devemos tentar reconhecer a diferença entre *puruṣa* e *prakṛti*. Agora você falou sobre *samādhi* como um estado em que não há separação entre sujeito e objeto. Como esses dois conceitos se relacionam um com o outro?

R: A separação não existe mais porque há observação. Eu disse que vemos e reconhecemos algo que antes estava escondido de nós. Por exemplo, quando olhamos para o espelho, nos vemos nele. Mas o que realmente vemos é o nosso reflexo no espelho, não nós mesmos. Agora, a imagem no espelho e nossa pessoa parecem se fundir, mas ainda conseguimos distinguir entre uma e outra. Quando olhamos no espelho, não podemos tirar a imagem do nosso rosto sem desviar de nós mesmos. Isso significa que aquilo que é visto se funde com aquele que vê. Tudo o que estava entre eles desapareceu. Como eu disse, nosso *puruṣa* vê um objeto por intermédio da mente. Se a mente estiver colorida, não podemos ver claramente. Se a mente está muito clara, então é como se ela não existisse. Vemos o objeto exatamente como ele é. Os problemas com os quais temos de lidar na vida surgem pela maneira como as consequências de nossas ações se estabeleceram em nossa mente; ou seja, eles nascem do nosso *saṃskāra*. Não conseguimos distinguir a imagem alterada que existe na mente do objeto real. Por exemplo, eu posso dizer "sim, eu entendo" e, cinco minutos depois, dizer "ah, mas isso não está claro para mim". O mesmo "eu" que pensou ter entendido agora está dizendo que não entendeu. No estado de *samādhi*, o "eu" é quase não existente; a confusão da mente se foi. Mas, para entender isso completamente, temos de experienciar esse estado.

P: Um aluno de yoga que está começando a ter a experiência desses vários estados pode fazer isso sozinho, ou eu deveria pedir a ajuda de um professor?

R: Como em qualquer situação, um pouco de orientação é sempre útil. Teoricamente, tudo parece bem simples, mas na prática há muitas dificuldades. Por exemplo, o que escolher como objeto e por onde começar – como focá-lo? Como cada um de nós tem um ponto de partida diferente, é melhor encontrar alguém que você respeite e com quem se relacione facilmente, e deixar que essa pessoa o guie. Um professor poderá ajudá-lo apenas se ele puder observá-lo. Quando o *Yoga Sūtra* foi escrito, estava implícito que todos os alunos recorreriam a um professor; é por isso que não há referência específica a um professor nos textos. Originalmente, o yoga era transmitido pela palavra oral; apenas muito mais tarde ele foi escrito. Os alunos viviam com os professores até que os conhecessem bem. Penso que é melhor ter alguma orientação pessoal.

P: O estado de *dhyāna* pode ocorrer em *āsanas*? Podemos usar o corpo como objeto e permitir que a comunicação entre a mente e o corpo se desenvolva em direção a *dhyāna*?

R: Sim. Na verdade, o terceiro capítulo do *Yoga Sūtra* trata disso. Se o seu objeto de meditação é a Estrela Polar, você pode compreender os movimentos de todas as estrelas[5] e, se você meditar sobre o *chakra* umbilical, pode alcançar a compreensão sobre o corpo inteiro[6]. Certamente é possível usar o corpo como o seu objeto de meditação. Dessa maneira, você compreenderá mais sobre o corpo. Se você escolher a respiração como objeto de meditação, aumentará a sua compreensão sobre a respiração.

5. Essa afirmação é o tema de 3.28 no *Yoga Sūtra*.

6. *Yoga Sūtra* 3.29.

P: Podemos então alcançar um estado de *samādhi* durante a prática de *āsana*? Isso não interromperia o movimento?

R: Não temos todos os elementos necessários na prática de *āsana* – mente, objeto e relação entre eles? Então, qual é o problema? Apenas que o nosso foco é diferente quando estamos fazendo *āsanas*. Por exemplo, se queremos sentir uma torção, nossa mente tem de focar nisso completamente e, assim, compreendemos o que é uma torção. Há muitos objetos possíveis para *dhyāna* quando estamos fazendo *āsanas*. Pode ser o conceito de *āsana* como um todo, ou pode ser um detalhe – algo particular como uma torção, o fluxo da respiração ou qualquer outra coisa. O que vemos em *dhyāna* depende do objeto que escolhemos. Muitas vezes encontramos sugestões sobre o foco da nossa atenção, dependendo do propósito da meditação. É por isso que temos tantos deuses diferentes na Índia. Olhamos para Vishnu sorridente e experimentamos algo particular. Olhamos para a poderosa deusa Durga e experimentamos outra sensação. A bondosa deusa Śakti nos desperta para algo diferente. O objeto específico de meditação que escolhemos influencia a nossa compreensão.

P: Quando falava sobre *samādhi*, você disse que ele contém três elementos: a pessoa que está vendo, o objeto e a conexão entre os dois. E quando você explicou *dhyāna*, você disse que a pessoa que está observando e o objeto observado fundem-se e a conexão se desenvolve. Se entendi corretamente, você também disse que, em *samādhi*, apenas o objeto permanece; nem a pessoa nem a conexão entre observador e observado são importantes. O que aconteceu com a conexão entre eles, então?

R: Com relação a *dhyāna*, eu disse que o observador e o observado encontram-se e estabelecem uma conexão. O que eu quis dizer a respeito de *samādhi* é que, nesse estado, não há pensamentos. O pensamento está ausente; não há necessidade dele porque estamos extremamente ligados ao nosso objeto. É irrelevante dizer "isso é desse jeito e aquilo é de outro". Nós, os observadores, certamente estamos lá ainda, mas temos uma compreensão tão profunda e intensa do que estamos observando, que não há necessidade de pensar ou analisar. Isso é o que eu quis transmitir ao dizer que a conexão não existe mais.

É claro, há vários estágios e graus de intensidade em *samādhi*. O que eu acabei de descrever é mais desenvolvido do que aqueles em que pensamento e comunicação ainda estão presentes.

P: É verdade que toda vez que aprendemos algo, saboreamos um pouco de *dhāraṇā*, *dhyāna* e *samādhi*?

R: Definitivamente! Não precisa ser um processo tão profundo como o descrito nos livros de yoga, mas ainda assim é o mesmo. Quando compreendemos algo, nossa mente deve estar ativamente envolvida. Isso é *dhāraṇā* ou *dhyāna*.

Também há a questão sobre se os estados de *dhāraṇā*, *dhyāna* e *samādhi* são permanentes. Alguém no estado de *samādhi* está totalmente nesse estado, ou seja, apenas *samādhi* prevalece. É quase como se a pessoa em *samādhi* não conseguisse lembrar de que já teve uma mente confusa e agitada. Mas quando a mesma pessoa está de novo em um estado de agitação ou confusão, há, na melhor das hipóteses, apenas uma memória de *samādhi*.

Normalmente alternamos entre *dhāraṇā*, *dhyāna* e *samādhi* de um lado, e estados de agitação e confusão de outro. Em *samādhi*, não estamos sequer conscientes de que já fomos confusos. Uma pessoa confusa pode vagamente se lembrar do seu estado de *samādhi*, mas isso é tudo. Conforme a pessoa se torna mais envolvida, ela passa mais tempo em *samādhi* e experimenta menos agitação. Pode chegar um momento em que essa pessoa esteja sempre em estado de *samādhi*. Esperamos por isso!

P: Então, o objetivo último do yoga é estar sempre em estado de *samādhi*?

R: O objetivo último do yoga é sempre observar as coisas com precisão e, portanto, nunca agir de maneira que possa, mais tarde, nos trazer arrependimento por nossas ações.

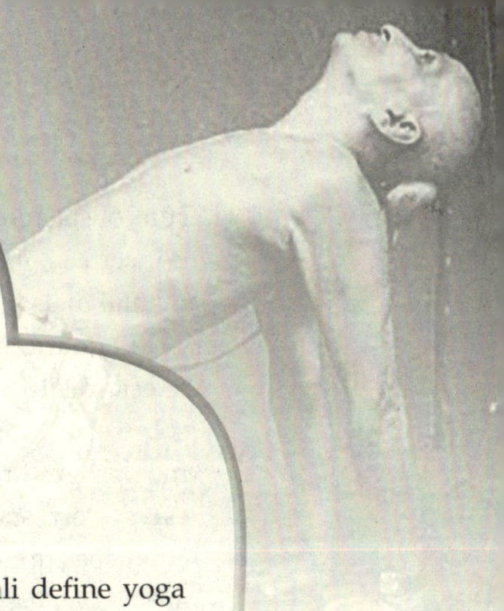

13

As qualidades da mente

No primeiro capítulo do *Yoga Sūtra*, Patañjali define yoga como um determinado estado de atividade mental, que ele chama de *nirodha*[1]. Um nível de funcionamento mental caracterizado por atenção consistentemente focada, *nirodha* é o quinto e mais elevado nível de atividade da mente. Somente atingimos *nirodha* pelo sucessivo reconhecimento e pela conquista das atividades mentais de nível inferior. O nível mais baixo de atividade da mente pode ser comparado ao de um macaco bêbado, balançando de galho em galho: pensamentos, sensações e percepções vão e vem em rápida sucessão. Mal temos consciência deles, e não encontramos nenhum fio condutor que os ligue. Esse nível da atividade da mente é chamado de *kṣipta*.

1. *Yoga Sūtra* 1.2.

O segundo nível da mente é chamado de *mūdha*. Aqui, a mente é como a de um pesado búfalo mergulhado na água, permanecendo por horas sem fim no mesmo lugar. Qualquer inclinação para observar, agir ou reagir praticamente desapareceu. Esse tipo de estado da mente pode surgir por muitas causas. Podemos nos sentir assim pesados depois de comer demais, ou como resultado de dormir de menos. Certos remédios podem causar esse estado mental. Algumas pessoas entram no estado de *mūdha* quando perdem um ente querido. *Mūdha* também pode ser uma reação a uma decepção profunda, quando algo que era muito desejado não pôde ser conquistado. E, às vezes, surge em pessoas que, depois de muitas tentativas em vão de fazer algo na vida, simplesmente desistem e não querem saber de mais nada.

Vikṣipta é a palavra usada para descrever o terceiro nível da mente. Em *vikṣipta*, a mente se movimenta, mas o movimento carece de propósito consistente e de direção. A mente se depara com obstáculos e dúvidas. Ela alterna entre saber o que quer e a incerteza, entre autoconfiança e insegurança. Esse é o estado mental mais comum.

O quarto nível mental é chamado de *ekāgrāta*. Aqui, a mente está relativamente clara; distrações exercem pouca influência sobre ela. Temos uma direção e, mais importante de tudo, podemos progredir nessa direção e manter nossa atenção nela. Esse estado corresponde a *dhāraṇā*. Praticando yoga, podemos criar as condições que gradualmente conduzam a mente do nível *kṣipta* ao de *ekāgrāta*.

Quando *ekāgrāta* está completamente desenvolvido, ele se eleva a *nirodha*. Esse é o quinto e último nível em que a mente pode operar; neste nível, a mente está completa e exclusivamente vinculada ao objeto de sua atenção. Mente e objeto parecem se fundir em uma unidade.

Esse é um conceito difícil de entender, por isso vou dar outro exemplo. Antes de dar uma palestra sobre o conceito de *nirodha*, penso muito sobre os cinco níveis da mente e me dou conta de que surgem muitas ideias relativas ao que estou considerando. Muitas experiências e memórias relacionadas me vêm à mente. No entanto, no momento em que começo a falar para a plateia e a responder suas perguntas, conforme vou ficando mais absorto em explicar *nirodha*, melhor vejo como proceder. Menos perguntas surgem na minha mente. Chego ao estágio em que não me perco em assuntos paralelos e não estou particularmente consciente do meu público. Não me preocupo mais com o que vão pensar dos meus exemplos. O que digo vem muito mais de uma intimidade interior com o tópico que estou discutindo. Nesse processo, minha mente ficou completamente focada em uma coisa: em explicar *nirodha*. É como se minha mente estivesse quase "envelopada" por esse interesse. Nada mais me preocupa, e toda a minha compreensão do conceito está inteiramente comigo. Nada além do tópico que estou explicando existe para mim.

Esse é o estado da mente que corresponde ao significado da palavra *nirodha*, onde quer que ela seja usada no *Yoga Sūtra*. A sílaba *rodha* é derivada da raiz *rudh*, "estar envelopado"; *ni* é um prefixo que indica "grande intensidade interna". *Nirodha* descreve um estado em que a mente foca exclusivamente uma coisa, sem ser perturbada por outros pensamentos ou distrações externas.

A palavra *nirodha* tem também outro significado, que às vezes é traduzido como "limite" ou "restrição". Essa interpretação pode de fato ser justificada, não no sentido de que possamos limitar ou restringir a mente a uma determinada direção, mas o contrário: a mente moveu-se tão forte e intensamente em direção a uma área e, ficou tão absorvida nela, que nada mais pode penetrá-la, e todas as outras atividades mentais cessam. Então, se *nirodha* significa "limite", é porque as restrições e a cessação de todas as outras atividades mentais se dão como uma consequência natural. Nesse sentido, *nirodha* significa "total absorção". Desse modo, Patañjali define yoga como *citta vṛtti nirodha*. O estado em que a mente que tem uma, e somente uma direção, chama-se *citta vṛtti nirodha*.

Algumas pessoas perguntam se yoga não é uma questão de eliminar as atividades da mente. Uma pessoa que chega à conclusão de que nossas muitas faculdades mentais – as de observação, dedução, memória, imaginação, inatividade e hiperatividade, por exemplo – são prejudiciais e precisam ser eliminadas demonstra um conhecimento e uma compreensão insuficientes do *Yoga Sūtra*. O yoga entende que essas faculdades são, de fato, necessárias para a vida. Entretanto, exposta às influências que constantemente a assaltam, a mente desenvolve sua própria forma de funcionar, se for relegada aos seus próprios mecanismos. No fim, ela se torna incapaz de usar as muitas faculdades que possui, pois não consegue mais encontrar estabilidade e clareza. Essa é a razão por que o *Yoga Sūtra* diz que todas as faculdades mentais podem ser tanto positivas quanto negativas.[2]

Em yoga, estamos simplesmente tentando criar condições nas quais a mente se torna tão útil quanto possível para nossas ações. Isso só pode acontecer gradualmente – todo atalho é uma ilusão. É um processo que acontece passo a passo, que inclui um grande número de técnicas, dentre as quais uma deve ser inteligentemente escolhida, de acordo com a necessidade individual. O *Yoga Sūtra* dá muitas sugestões que, juntas, constituem nossa prática de yoga, o yoga *sādhana*. Prática de *āsana*, exercícios respi-

2. *Yoga Sūtra* 1.5. Essa passagem afirma que há cinco atividades da mente, e que elas podem ser usadas para melhor ou para pior. Essas cinco atividades, discutidas nos *sūtras* subsequentes, são a percepção correta, a percepção falsa, a imaginação, o sono sem sonhos e a memória.

ratórios, estudo do *Yoga Sūtra*, entrega a Deus, desapego das próprias ações, visita a uma pessoa santa e a investigação sobre a natureza dos sonhos, tudo isso é parte do processo.

Cada pessoa é diferente e tem um conjunto único de experiências de vida. É por isso que há tantas sugestões para ajudar o aluno no caminho do yoga. De uma maneira ou de outra, você pode induzir sua mente a um estado no qual ela compreenda e possa agir com total envolvimento. E quem não está procurando oportunidades para compreender as coisas mais claramente, para fazer novas descobertas e retificar percepções incorretas? Se é possível dizer algo sobre o que acontece no estado de *nirodha*, é isso: você vê e sabe. Qualquer que seja a preocupação da mente, ela a vê e compreende tão completamente que pouco resta para aprender. Se você vai adiante nesse processo, pode vislumbrar o que está além da observação e da experiência normal. Nisso está a base da sabedoria do yoga. Um *yogi* ou *yogini* não é alguém que viu algo que os outros nunca viram; mais precisamente, é alguém que vê o que os outros ainda não viram.

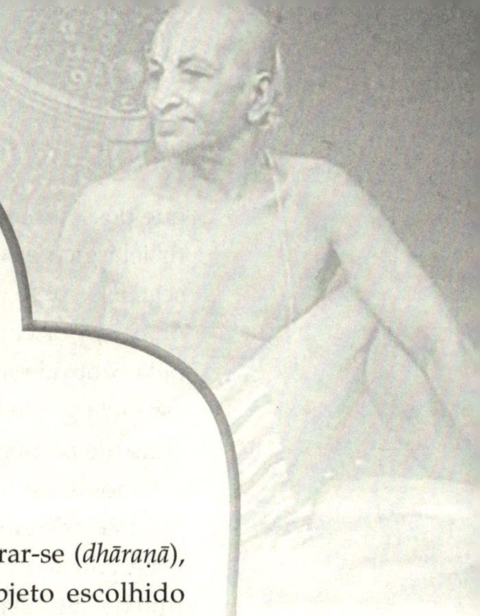

14

Nove obstáculos no caminho do yoga

Discutir o potencial da mente para concentrar-se (*dhāraṇā*), entrar em comunicação contínua com um objeto escolhido (*dhyāna*) e, finalmente, fundir-se completamente com ele (*samādhi*). Esses são estados naturais da mente, que podem surgir espontaneamente, mas há sempre obstáculos aparecendo, que impedem a sua ocorrência. Reconhecer esses obstáculos pode nos ajudar a preparar a mente para atingir um estado de grande clareza. A questão é, portanto, quais os obstáculos e o que pode tirá-los do caminho. Patañjali descreve os obstáculos (*antarāyas*) como pedras no caminho percorrido por alguém que inicia a jornada do yoga. O aluno está constantemente tropeçando nelas, fazendo retrocessos ou estagnando. Vamos considerar esses nove obstáculos, ver como eles aparecem e aprender como podemos nos libertar deles.

Os nove obstáculos listados por Patañjali são doença, letargia, dúvida, pressa ou impaciência, resignação ou fadiga, distração, ignorância ou arrogância, incapacidade de dar um novo passo e perda da confiança. Eles se manifestam em sintomas como autopiedade, pessimismo, problemas físicos e dificuldades respiratórias.[1]

[1] *Yoga Sūtra* 1.30 e 1.31.

Obstáculos

Obviamente é um obstáculo para a minha prática de yoga se me sinto mal ou se estou doente. *Vyādhi*, a doença, perturba tanto a mente, que preciso fazer algo para melhorar minha saúde antes que possa continuar.

Outro obstáculo que afeta diretamente o meu estado mental é a submissão aos meus humores. Às vezes, sinto-me bem e sei que posso lidar com qualquer coisa; outras vezes posso me sentir letárgico e sem energia suficiente para fazer o que quer que seja. Esse peso e letargia, *styāna*, podem ser causados por comer demais, por comer o tipo errado de comida, pelo clima frio ou pela própria natureza da mente. Dos três *guṇas*, *tamas* descreve essa letargia, esse estado mental pesado. Se *tamas* domina, dificilmente conseguimos fazer qualquer coisa, mesmo aquilo a que estamos acostumados. Mal podemos nos mover.

Para algumas pessoas, a dúvida é o maior obstáculo para progredir em yoga. Não estou me referindo aqui a *svādhyāya*, o tipo de autoanálise que nos ajuda a progredir. *Svādhyāya* é parte intrínseca do yoga. A dúvida a que Patañjali se refere é *saṃśaya*, um habitual e persistente sentimento de incerteza, como, por exemplo, quando estamos no meio de uma ação e, de repente, nos perguntamos: "Como vou continuar? Vale a pena mais um dia? Talvez eu deva procurar outro professor. Talvez eu deva tentar outro caminho". Esse tipo de dúvida mina o nosso progresso em yoga.

Às vezes agimos com pressa e sem cuidado, em especial quando queremos alcançar nosso objetivo rapidamente. *Pramāda*, "pressa", pode criar problemas; agindo com pressa, tropeçamos em vez de progredir. Por não dedicarmos tempo suficiente para analisar e refletir sobre o que estamos fazendo, nos desgastamos e estagnamos nossa prática.

Outro obstáculo é o tipo de resignação ou exaustão que chamamos de *ālasya*. Manifesta-se em pensamentos como: "talvez eu não seja a pessoa certa para fazer isso". Há falta de entusiasmo e muito pouca energia. Quando isso acontece, precisamos fazer alguma coisa para recuperar nossa motivação e entusiasmo. Falta de entusiasmo é um sério obstáculo no caminho do yoga.

O próximo obstáculo pode aflorar quando nossos sentidos assumem o controle e começam a se ver como senhores em vez de servos da mente. Algumas vezes, isso acontece sem que sequer notemos, o que quase não surpreende, uma vez que desde o nascimento somos treinados a olhar aqui, ver isso, ouvir aquilo, degustar isso, tocar naquilo. Pode acontecer facilmente de os sentidos assumirem o comando por hábito e, pouco a pouco, imperceptivelmente nos levarem na direção errada. *Avirati*, "distração", é um grande obstáculo.

O maior e mais perigoso de todos os obstáculos ocorre quando achamos que sabemos tudo. Imaginamos que vimos a verdade e alcançamos o zênite, quando na verdade nós simplesmente experimentamos um período de tranquilidade, que nos fez dizer: "isso era o que eu estava procurando! Encontrei, até que enfim! Consegui!". Mas a sensação de ter alcançado o topo da escada é apenas ilusão. Ilusões assim são muito comuns. Elas não são nada além de ignorância e arrogância – *bhrāntidarśana*.

Podemos tropeçar em outro obstáculo justamente quando, ao pensarmos ter feito algum progresso, logo percebemos o quanto ainda nos falta fazer. Neste ponto, pode ser que fiquemos bastante desapontados e com o humor instável. Subitamente perdemos o interesse em tentar de novo, em encontrar outro modo de começar, em dar o próximo passo. Começamos a dizer: "para mim, chega. Pensei que era isso, mas agora sinto-me como um idiota, até mais do que antes. Não quero continuar". Somos incapazes de dar outro passo. Isso é chamado de *alabdhabhūmikatva*.

Como você vê, os obstáculos podem ser um fato comum, como a doença física, ou podem ser sutis, como a ilusão de ser melhor do que se é realmente. Quando você se dá conta da ilusão que esteve alimentando e vê a dura cara da realidade, fica muito fácil, infelizmente, ver-se menor e menos importante do que realmente é. Isso leva à perda da confiança, que é o último obstáculo descrito por Patañjali. Você pode ter alcançado um ponto que nunca atingiu antes, mas perde a força de permanecer lá e cai, perdendo o que ganhou. Patañjali chama isso de *anavasthitatvāni*.

Esses são os obstáculos que podem ser encontrados no caminho do yoga. Não nos deparamos com eles necessariamente na ordem em que os descrevi, e nem todo aluno tem de lidar com todos eles.

Em nenhum estágio no caminho do yoga deveríamos pensar que nos tornamos mestres. Em vez disso, deveríamos saber que o sentimento de que hoje somos um pouco melhores do que ontem existe tanto quanto a esperança de que sejamos um pouco melhores ainda no futuro. Esses sentimentos vêm e vão, até que alcancemos o ponto em que não há nem melhor nem pior.

Superando obstáculos

Assim como o yoga identifica os obstáculos com que podemos nos deparar ao longo do caminho, ele também sugere meios que nos ajudam a superá-los. É uma grande ajuda trabalhar com alguém que possa lhe mostrar como perseverar em uma disciplina que você escolheu. Digamos que você tenha um professor com quem está estudando. Pode acontecer que, no decorrer do seu trabalho com ele, você encontre algo novo e, somente mais tarde, venha a descobrir que aquilo não levava a lugar algum. Como consequência, pode ser que você comece a desejar um professor diferente, "melhor". Quando o mesmo acontece com o novo professor, você procura outro – e o ciclo continua dessa maneira. O *Yoga Sūtra* nos ensina a não fazer isso, mas a manter o relacionamento com o seu professor; agindo assim, você vai alcançar uma compreensão mais profunda e um maior grau de confiança nele. É também provável que o professor, quando perceber a sua confiança, esteja mais capacitado a descobrir o que você precisa aprender com ele. Seguir um professor e uma direção o ajudará a descobrir os caminhos e os meios para evitar e superar os vários obstáculos discutidos anteriormente.[2]

[2] *Yoga Sūtra* 1.32.

Prāṇāyāma é outra técnica muitas vezes recomendada como auxílio para superar obstáculos. Para esse propósito, a expiração é particularmente importante; Patañjali sugere praticar *prāṇāyāma* com uma expiração longa e tranquila, seguida de uma pequena pausa.[3] Técnicas simples como esta podem ser de tremenda ajuda na superação de obstáculos.

[3] *Yoga Sūtra* 1.34.

Outro método para lidar com bloqueios no caminho do yoga é investigar os sentidos, com o objetivo de aquietar a mente.[4] Podemos explorar questões como: "de que maneira a língua funciona? Que gosto tem isso na ponta, no meio ou no início da língua? Como observo as coisas? Como ouço os sons?". Não é o que descobrimos que é importante, mas o fato de acalmarmos a mente e nos conhecermos melhor. Outra possibilidade de aquietar a mente é começar a examinar o conceito de *puruṣa*. As *Upaniṣads* localizam o *puruṣa* em algum lugar na região do coração, em cujas profundezas encontra-se uma minúscula abertura, na forma de um botão de lótus. Se concentrarmos nisso a nossa

[4] *Yoga Sūtra* 1.35.

atenção e investigarmos sobre nosso *puruṣa*, a mente se torna tranquila e pacífica.[5]

Uma técnica mais efetiva, recomendada no *Yoga Sūtra*, é conhecer a vida de pessoas que passaram por muito sofrimento (*duḥkha*) e superaram-no.[6] Ao conversar com essas pessoas ou ler livros escritos por elas, podemos descobrir como solucionaram seus problemas, o que pode nos ajudar a encontrar as soluções para os nossos. Na Índia, há muitos templos, cada um com sua história única e a que tradição segue. Diante do templo, podemos contemplar e investigar o significado das esculturas, os símbolos usados, as pessoas que os fizeram e, enquanto fazemos isso, podemos descobrir histórias muito comoventes. Gradualmente, entendemos o que determinado símbolo representa e qual o real significado que ele pode ter para nós. Quanto mais nos permitimos descobrir tais coisas, mais livre a mente se torna.

Quando estamos em um estado de confusão e agitação, é útil procurar a causa dentro de nós mesmos. Pode ser que aquilo que acontece continuamente, e por isso nos parece muito familiar, seja, na verdade, algo que conhecemos muito pouco. Podemos também nos perguntar de onde vêm os nossos sonhos, qual o seu significado subjacente, ou o que em nós dorme e o que acontece quando acordamos. Muitas pessoas dizem que, no sono profundo e sem sonhos, nós, os filhos, os *puruṣas*, estamos dormindo no colo do pai, Īśvara. Uma investigação sobre o sono profundo, portanto, não apenas nos ajuda a conhecer mais sobre esse estado, mas pode também contribuir para uma sensação de bem-estar e paz. Podemos até mesmo refletir sobre o que torna possível a continuidade da própria vida. Investigar todas essas coisas auxilia a mente a tornar-se mais serena.[7]

Mas suponha que nenhuma das sugestões mencionadas até agora sirva. O que você faz? Você poderia tentar uma forma de meditação que faz uso de um objeto visual. Pode, por exemplo, visualizar algo e depois refletir sobre o que aquilo significa para você. Na Índia, geralmente meditamos assim sobre as imagens dos deuses. Quando visualizamos um certo deus no olho da mente, recitamos o seu nome 108 ou 1.008 vezes, se seguirmos a tradição. Mergulhamos nas ideias e conceitos associados àquela

5. *Yoga Sūtra* 1.36.

6. *Yoga Sūtra* 1.37.

7. *Yoga Sūtra* 1.38.

deidade particular. Lemos os poemas sobre esse deus escritos por nossos grandes poetas; o chamamos por seu nome muitas e muitas vezes. Esse tipo de meditação ajuda a mente a ficar mais calma e clara, e nos prepara para *dhyāna*, a fusão do ego com o objeto de meditação. Não fazemos outra coisa além de focar nossa atenção no deus.

Se você tentar essa técnica, deve ter certeza de que está usando objetos que de fato vão trazer paz à sua mente e ao seu espírito, não os que causam mais distração. Há um verso no *Yoga Sūtra* que diz que podemos meditar sobre tudo de que gostamos.[8] Mas não devemos perder de vista o fato de que, ao escolher o nosso objeto de meditação, devemos escolher um que nos seja agradável e nos acalme.

8. *Yoga Sūtra* 1.39.

Īśvarapraṇidhānā

O mais importante método para remover obstáculos do caminho para uma maior clareza é *īśvarapraṇidhānā*, submissão a Īśvara[9]. O conceito de *īśvarapraṇidhānā* deriva da crença de que há um ser espiritual mais elevado que nós; nós nos entregamos a esse ser superior, acreditando que ele possa nos ajudar. Nós oferecemos todos os frutos dos nossos esforços a esse ser.

9. *Yoga Sūtra* 1.23.

O que é Īśvara? Antes de tudo, é um nome, um conceito que, como eu disse, descreve o mais elevado ser divino. Īśvara não pertence ao mundo material (*prakṛti*) ou àquele em nós que vê (*puruṣa*). Īśvara distingue-se pelas seguintes qualidades: ele vê todas as coisas como são, sua ação é perfeita, ele é onisciente, o primeiro professor, a fonte de ajuda e apoio. De maneira diferente de nós, Īśvara não está sujeito à influência de *avidyā*. Embora saiba da *avidyā*, ele permanece intocado por ela, razão pela qual ele nunca age, nunca agiu e nunca agirá de maneira errada. Diferentemente de nós, ele nunca foi coberto pelo véu de *avidyā* e, por essa razão, pode ver coisas que não podemos ver. É por isso que ele pode nos conduzir.

Īśvara não faz nada que possa ter um resultado negativo ou uma consequência lamentável. Ele está além do ciclo vicioso no qual as ações produzem efeitos ruins, que causam novo condicionamento, que, por sua vez, leva a novas ações com efeitos negativos. Como o nosso *puruṣa*, Īśvara vê – essa é uma de suas maiores qualidades. Por essa razão, o *Yoga Sūtra* o chama também de *puruṣa*, mas um *puruṣa* muito especial: *viśeṣa puruṣa*. A palavra *viśeṣa* significa "extraordinário". Īśvara é extraordinário no sentido de que não está sujeito a *avidyā*, não conhece ações negativas que causem arrependimento e não está suscetível a *duḥkha*, "sofrimento". Por essa razão, ele tem a extraordinária habilidade de conhecer e compreender tudo. Yoga usa a palavra *sarvajña* para descrever essa qualidade especial. *Sarva* significa "tudo" e *jña* se traduz como "conhecer". Īśvara é onisciente – ele sabe de tudo sempre, e em todos os níveis. Essa qualidade, só ele possui; nós, seres humanos, não a temos. É por isso que ele é o grande professor, o mestre honrado como guru. Patañjali chama Īśvara de Primeiro Guru. Ele é o professor que supera todos os outros. A honra concedida a ele repousa no fato de que ele sabe tudo. Qualquer um que o chame diz: "você que sabe tudo, compartilhe seu conhecimento comigo!".

O yoga não descreve Īśvara como possuidor de uma forma particular. Se você quer ter uma relação com esse ser, você usa um símbolo especial que o representa. Esse símbolo é o som *OM*. Você não encontrará nenhuma menção a *OM* no *Yoga Sūtra* de Patañjali. Em vez disso, vai encontrar o termo *praṇava*, que tem o mesmo significado.

É possível ter um relacionamento com Īśvara, entrar em contato com ele, recitando o som *OM*. Quanto mais recitamos *OM*, ao mesmo tempo mantendo na mente que *OM* significa Īśvara, mais conheceremos Īśvara. Ao recitar *OM*, a mente se funde com esse símbolo sonoro e com o conceito de Īśvara. Chegará então um momento em que estaremos mais serenos e daremos outro passo no caminho do yoga.

Qual é o nosso relacionamento com Īśvara? Nós o aceitamos como o grande professor; nós o chamamos para nos ajudar porque sabemos que ele pode. Voltar-se a Īśvara para pedir ajuda é chamado *īśvarapraṇidhānā*. Entregar-se a Īśvara é uma das maneiras que Patañjali sugere para superar os obstáculos que podemos encontrar em nossa jornada.[10]

10. *Yoga Sūtra* 1.23 a 1.29.

Infelizmente, não é possível achar uma palavra em português para Īśvara; talvez seja Deus ou Força Divina. O importante é que se entregar a esse ser superior é uma expressão de fé na existência de algo superior a nós, algo em que podemos depositar nossa confiança. Com fé nesse ser, dedicamos todos os nossos esforços a ele e, assim, progredimos ao longo do caminho. Para muitas pessoas, *īśvarapraṇidhānā* não tem sentido. Para elas, é mais importante encontrar outras formas de superar os obstáculos. O importante, sempre, é não tentarmos impor nada em situações que, à primeira vista, nos pareçam sem saída. Devemos apenas criar espaço para nós mesmos, para a mente. Seja por meio de *īśvarapraṇidhānā* ou com a ajuda de técnicas respiratórias, seja pela busca de um professor ou pela investigação dos nossos sentidos – sempre que houver confusão em nossas mentes, devemos tentar criar espaço. Há muitas maneiras de sair de uma situação difícil. Sempre podemos encontrar formas e meios de superar os obstáculos com que nos deparamos. O yoga está aberto a uma ampla variedade de abordagens.

Īśvara e o som do *OM*

As razões pelas quais o símbolo sonoro *OM* foi escolhido para invocar Īśvara são de fato interessantes. Com o som *OM*, nós dizemos tudo.

Se analisarmos *OM* como ele é escrito em sânscrito, veremos que ele é composto de *A*, *U*, *M* e um símbolo representando ressonância. Assim, *OM* tem quatro aspectos. O primeiro é o A, um som que vem desde o ventre, é formado com a garganta aberta e pronunciado com a boca aberta. Como em muitos alfabetos, o *A* é a primeira letra do alfabeto sânscrito. O segundo aspecto é o *U*, um som que é formado no meio da boca. A boca não fica toda aberta como ao pronunciar o *A*. Com o terceiro som, *M*, a boca se fecha. O som eleva-se para as passagens nasais, de onde vem a ressonância, o quarto aspecto de *OM*.

O som *U* representa continuidade e conexão, e *M* é a última consoante do alfabeto sânscrito. Então, ir de *A* a *M*, passando por *U*, representa tudo o que pode ser expresso em letras e palavras. E a totalidade do que pode ser expresso em palavras é Īśvara. Quando emito o som *A*, devo abrir a boca, o que representa o processo de criação. O *U* simboliza a continuidade da criação, que está constantemente se renovando. O som *M* sim-

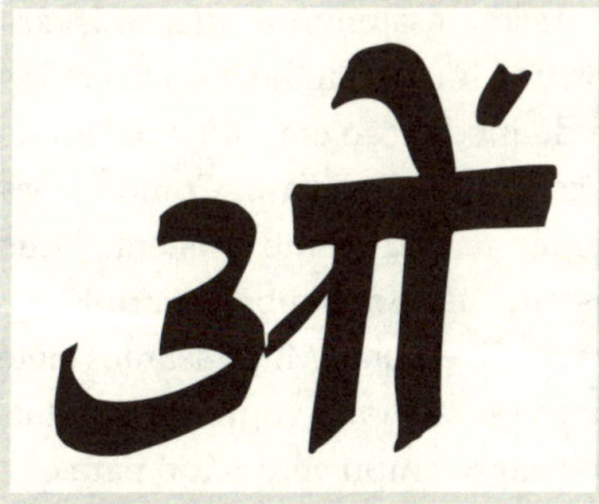

Figura 32:
O símbolo sânscrito para *OM*.

boliza o fim e a dissolução. Após *M*, o som se mantém por um tempo. Esse som não tem um símbolo alfabético que o represente. Podemos assim dizer que Īśvara é não apenas o que pode ser expresso em palavras, mas também aquilo que não pode. Este é o significado completo de *OM*.

As *Upaniṣads* dizem que *A* representa o estado desperto, *U* é o estado de sonho e *M* o estado de sono profundo e sem sonhos. O quarto estado, representado pela ressonância que se segue ao *M*, é *samādhi*. Este paralelo aponta para Aquele que está por trás de todos os quatro estados, o único que está verdadeiramente desperto: Īśvara. Há um Ser que está nesses quatro estados, o único que nunca dorme e nunca sonha, Aquele que está sempre desperto, sempre vigilante, Aquele que conhece tudo e, ainda assim, está além de tudo. Se repito *OM* com essas ideias no fundo da minha mente, gradualmente ficarei imerso em Īśvara e minha mente se tornará tão repleta de Īśvara que ficarei completamente estável e tranquilo. Então, posso prosseguir em meu caminho. Por essa razão, *īśvarapraṇidhānā* é uma das formas mais poderosas de dissipar os obstáculos que encontramos enquanto caminhamos adiante na vida.

Questões adicionais sobre Īśvara

P: Se eu quiser cantar *OM*, devo ter uma ideia do que é Īśvara?

R: Sempre que dizemos *OM*, queremos dizer Īśvara. Īśvara está além de *avidyā*; Īśvara é Aquele que conheceu, conhece e sempre conhecerá tudo. Assim, assumimos que, se Īśvara puder nos guiar, podemos nos tornar melhores. Dizer *OM* é, na verdade, uma forma de meditação em que o objeto de meditação é um conceito com o nome Īśvara. Como Īśvara está além de todas as formas naturalmente existentes que podemos imaginar, precisamos de um símbolo para Ele, e esse símbolo é *OM*. Quando dizemos *OM*, pensamos nele como a representação sonora de Īśvara. Sempre que cantarmos esse som, devemos nos dar o tempo necessário para que a nossa mente considere o que ele realmente significa.

Tanto a repetição do som (*japa*) quanto o seu significado devem estar presentes no *OM*. De outra maneira, há o risco de que a repetição se torne mecânica. Se repetirmos um mantra como papagaios, não ganharemos nada com isso. O significado de *OM* é importante, pois, quanto mais profundamente olharmos para ele, mais nele veremos. E cada nova descoberta nos levará a outra.

P: O *OM* não é um símbolo hindu?

R: Sim, mas o *OM* hindu não é escrito da mesma maneira que o *OM* do yoga. Não devemos confundir os dois. Deixe-me contar uma história. Há alguns anos, fui convidado para um grande congresso internacional sobre yoga. No primeiro dia, um professor de yoga muçulmano mostrou-me o programa da conferência. Na capa havia o símbolo do *OM* hindu. Virei o programa e, na contracapa, lá estava o mesmo símbolo. Abri-o e encontrei o mesmo *OM* em todas as páginas, usado como um logo, para separar os textos das várias atividades e eventos. Um grande número de pessoas estava usando camisetas com um *OM* hindu enorme estampado na frente e outro nas costas. E não sei quantas pessoas mais usavam pingentes com o mesmo símbolo. Havia até um cachorro chamado *OM*!

Devo admitir que senti um enorme constrangimento em relação a esse professor, que conhecia a Índia tão bem e me perguntava o significado dessa exposição massiva do *OM* hindu. Para nós, *OM* não é uma bugiganga ou peça de decoração. Nós o consideramos com a maior seriedade e respeito.

Sugeri ao presidente do congresso que eu desse uma palestra sobre o abuso do símbolo. Expliquei o valor do símbolo para nós, hindus, e falei sobre o grande respeito e cuidado com que fomos ensinados a considerá-lo. Também tentei ajudar as pessoas a entender que esse símbolo não pertence somente ao yoga, dizendo ter havido alguns enganos na maneira como o *OM* estava sendo usado pelos próprios participantes do evento. Fui ingênuo ao acreditar que minha plateia apreciaria aquelas informações; na verdade, alguns dos participantes estavam tão apegados aos seus pingentes e camisetas que ficaram muito irritados com a minha intervenção.

Creio que essa história exemplifica a confusão existente entre hinduísmo e yoga, até mesmo entre professores de yoga. O símbolo *OM* também pertence às tradições budistas e jainistas; não é exclusivo do hinduísmo. Fazer uso indevido dele é agir com desrespeito para com todos esses grupos.

P: Se eu me entregar à condução protetora de Īśvara, o que meu *puruṣa* faz? Como devo entender o que você disse anteriormente sobre o *puruṣa* ser o mestre?

R: Você tem problemas e não consegue superar certos obstáculos – o *puruṣa* certamente não está no comando nesse momento! Por essa razão, você se entrega a outro mestre. Pense, por um momento apenas, em uma situação em que você esteja com dificuldades na sua prática. Você precisa de ajuda. Mas de que tipo? Qualquer que seja a forma de ajuda que você consiga, ela tem apenas um objetivo: restituir sua equanimidade e trazer clareza para a sua mente. Quando a sua mente estiver um pouco mais tranquila, você recomeçará a progredir. Você não precisa de alguém que o empurre. No momento em que você sente que estagnou, pode tentar um pouco de *prāṇāyāma* ou fazer alguns *āsanas*. Isso será suficiente. O yoga oferece muitas possibilidades; destacam-se como as principais a devoção, a fé e a confiança total em Īśvara.

Quando discuto como a filosofia Sāṃkhya e o yoga concebem o relacionamento entre *puruṣa*, corpo e mente, a entidade mais elevada é o *puruṣa*, depois vem a mente, em seguida os sentidos e, por último, o corpo. No curso de nossas vidas, essa ordem gradualmente se inverte, e o *puruṣa* é empurrado para o fundo. O *puruṣa* é regido pela mente, a mente regida pelos sentidos, os sentidos regidos pelo corpo. Esta é a nossa condição rotineira. O objetivo do yoga é inverter esse processo e recolocar o *puruṣa* no lugar que ele realmente deveria ocupar. A verdadeira qualidade do ser humano é a sua capacidade de deixar-se guiar por algo que tem a habilidade de perceber. Esse algo é nosso *puruṣa*. O único problema é que sempre perdemos o contato com nosso *puruṣa*, até esquecermos que ele existe.

As máquinas e o mundo exterior nos controlam completamente. O yoga procura nos devolver à nossa verdadeira natureza, na qual o *puruṣa* é o senhor, a quem a mente, os sentidos e o corpo obedecem. Esses três são subordinados ao *puruṣa* e devem servi-lo.

P: Se isso é verdade – se todas essas coisas são feitas para servir o *puruṣa* – o *puruṣa* foi feito, então, para servir Īśvara?

R: A questão que você coloca não é levantada no yoga. Não há relação senhor-servo entre *puruṣa* e Īśvara. O que estou tentando dizer é isto: alguém que está se esforçando para se tornar melhor e, de repente, não consegue mais progredir, pode se voltar a várias fontes e técnicas para obter ajuda. Dessas, uma das mais importantes é voltar-se para Īśvara em busca de orientação. Fazendo isso, cria-se mais espaço na mente e, quanto mais clara a mente se torna, mais chances há de que nosso *puruṣa* desempenhe o seu verdadeiro papel e nos possibilite entender a situação. *Īśvarapraṇidhānā* pode, então, ser útil para nós, porque somente Īśvara está, esteve e sempre estará além de *avidyā*. É assim que funciona. Saber se nosso *puruṣa* está lá para servir Īśvara é irrelevante.

P: Você pode dizer que a devoção a Īśvara é a melhor maneira de superar obstáculos?

R: Isso varia de uma pessoa para outra. Se alguém vem a mim com dificuldades e eu imediatamente digo: "por que você não reza, simplesmente?", é provável que eu não esteja respondendo apropriadamente àquela pessoa. Muitos refutariam imediatamente uma sugestão como essa. "Não me peça para rezar!", essas pessoas diriam, "Não tenho tempo para Deus". Eu mesmo era assim. Quando estudei o *Yoga Sūtra* com meu pai pela primeira vez, eu disse a ele: "por favor, não pregue sobre Īśvara para mim. Quero saber sobre yoga, não quero aprender a rezar". Hoje em dia, eu não diria isso, mas nem sempre fui como sou agora.

Repito o que disse antes: devemos ensinar a uma pessoa o que ela aceita naquele momento, não o que achamos que seria o melhor para ela. Fazemos bem em respeitar o fato de que, para algumas pessoas, o conceito de Īśvara não significa absolutamente nada. Em todos esses anos, vi muitas pessoas que, quando começaram no yoga, tiveram a mesma atitude que eu tive. Não sei como acontece, mas com o passar do tempo, sua atitude em relação ao conceito de Īśvara quase sempre muda. Desenvolve-se um tipo de respeito e, gradualmente, elas começam a aceitar a existência de algo superior a nós. Elas nunca seriam capazes de aceitar isso no início de sua prática. Isso acontece com pessoas de formações muito diferentes, e a mudança quase sempre ocorre. Não podemos fazer da devoção a Īśvara um pré-requisito para começar nossos estudos de yoga. Estar aberto é essencial em yoga. Tudo é real, mas tudo muda. Somente quando alguém está pronto para falar sobre Īśvara é que eu menciono o conceito.

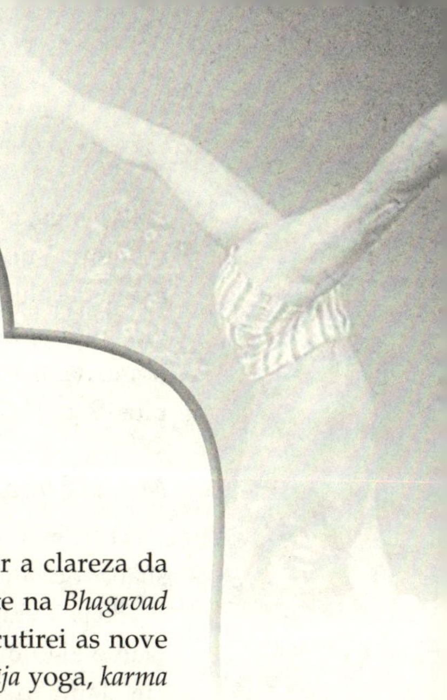

15

Os muitos caminhos do yoga

O yoga oferece vários métodos para alcançar a clareza da mente, cada um com sua própria ênfase. Somente na *Bhagavad Gītā*, dezoito formas de yoga são nomeadas. Discutirei as nove seguintes: *jñāna* yoga, *bhakti* yoga, *mantra* yoga, *rāja* yoga, *karma* yoga, *kriyā* yoga, *tantra* yoga, *kuṇḍalinī* yoga e *haṭha* yoga.

Jñāna yoga

Jñāna significa "conhecimento". *Jñāna* yoga descreve a busca pelo verdadeiro conhecimento. Tradicionalmente, essa busca começa por escutar as palavras de um professor que explica os textos antigos de yoga aos seus alunos. Isso é seguido por reflexão, discussão com os outros e esclarecimento de pontos de dúvida, o que conduz ao reconhecimento gradual da verdade e à fusão com ela.

O pressuposto básico do *jñāna* yoga é o de que todo o conhecimento está oculto em nós – temos apenas de descobri-lo. O *Yoga Sūtra* diz que, no momento em que a mente é libertada dos laços de *avidyā*, *jñāna* ocorre espontaneamente. Ele estava anteriormente trancado em nosso interior, e por isso, indisponível para nós. O estado em que essa compreensão verdadeira ocorre não é outro senão *samādhi*. *Dhyāna* é o caminho para *samādhi*.

Bhakti yoga

O termo *bhakti* vem da raiz *bhaj*, que significa "servir". Não quer dizer servir a uma pessoa, mas servir a uma força maior do que nós mesmos. Essa é a ideia discutida em relação à prática de *īśvarapraṇidhānā*.

Por qualquer que seja o meio, em *bhakti* yoga servimos ao ser divino, que é a fonte última de ajuda e orientação. Seguindo *bhakti* yoga, oferecemos todos os nossos pensamentos e ações a essa força superior. Em tudo o que vemos, e em qualquer ser humano, reconhecemos Deus – a verdade. Agimos a partir da convicção de que estamos servindo a Deus. Sempre levamos o seu nome dentro de nós. Meditamos sobre ele, vamos aos seus templos. Somos completamente devotados a ele. Isso é *bhakti* yoga.

Mantra yoga

Um mantra pode ter uma única sílaba, como "ram", várias sílabas ou um verso completo. Uma das definições mais frequentes da palavra *mantra* é "algo que protege a pessoa que o recebe". Não é algo que possamos encontrar em um livro ou comprar em algum lugar.

Tradicionalmente, um mantra é dado a um aluno pelo seu professor no momento em que o professor sabe exatamente do que o aluno precisa. Esse processo pode levar anos. Um mantra dado de qualquer outra maneira talvez possa trazer, de início, alguns resultados, mas eles não serão duradouros. O mantra recebe seu significado e seu poder especial pela maneira como é dado e pela forma como é estruturado. Muitas vezes, há uma imagem especial, real ou imaginária, vinculada ao mantra e visualizada enquanto as palavras são repetidas. Se estivermos conscientes de seu significado e mantivermos nossa prática por um período de tempo, repetindo o mantra como nos foi ensinado, ele pode ter o mesmo efeito que *jñāna* ou *bhakti* yoga.

Rāja yoga

A tradução da palavra *rāja* é "rei". No contexto de *rāja* yoga, a palavra descreve um rei que está sempre em um estado de iluminação. O rei representa algo em nós que é mais do que aquilo que normalmente consideramos que somos. *Rāja* pode também se referir ao ser divino, ou força, mencionada em relação a *bhakti* yoga.

O caminho para a aceitação da existência de Īśvara é, muitas vezes, descrito como *rāja* yoga. A respeito disso, Deus, ou Īśvara, é o rei a que nos referimos pela palavra *rāja*. Nos *Vedas*, encontramos muitos usos da palavra *rāja* relacionados a Īśvara.

Existem outras definições de *rāja* yoga, para aqueles que não querem vinculá-lo a Īśvara. Você pode dizer que há um rei dentro de cada um de nós; entendemos esse conceito como *puruṣa*. Esse *puruṣa*, ou rei interior, normalmente permanece escondido em nossas ações cotidianas. Ele fica escondido pelas atividades da mente, que é conduzida desta ou daquela maneira pelas impressões sensoriais, memórias e fantasias. É *avidyā*, claro, que oculta nosso *puruṣa* e, assim, muitos não têm consciência de sua existência. Quando esse processo é revertido e a mente se torna senhora dos sentidos, encontramos clareza e paz, e nosso *puruṣa* pode assumir o lugar onde ele certamente deveria estar.

Sendo o rei *puruṣa* (fonte da consciência) ou Īśvara (Deus), *rāja* yoga refere-se ao tipo de yoga no qual o rei toma o seu devido lugar. O *Yoga Sūtra* diz que, quando não há mais inquietação na mente, *puruṣa* se revela e é percebido. Isso é *rāja* yoga.

Karma yoga

Karma é ação. A *Bhagavad Gītā* atribui um lugar central para *karma* yoga, afirmando que, na vida, podemos apenas agir, mas não devemos nos deixar afetar pelos resultados de nossas ações. Se os frutos dos nossos esforços não correspondem às nossas expectativas, não devemos ficar desapontados, pois o esforço em si é, muitas vezes, imperfeito. Nossas ações nunca devem, de fato, ser determinadas por nenhuma expectativa, porque nunca podemos ter certeza dos resultados das nossas ações. Também não devemos levar o crédito quando as coisas dão certo, porque não necessariamente somos individualmente mais responsáveis pelos sucessos do que pelos fracassos. E é bem possível que vejamos as coisas sob uma luz diferente amanhã. Devemos nos envolver na ação, mas deixar o resto para Deus, e não criar expectativas. Esta é a explanação de *karma* yoga dada na *Bhagavad Gītā*, e a definição corresponde àquela de *īśvarapraṇidhānā* no capítulo 2 do *Yoga Sūtra*.[1]

Kriyā yoga

Há muitas ideias diferentes sobre a definição de *kriyā* yoga. O *Yoga Sūtra* o descreve como o espectro total das práticas conhecidas como yoga. Tudo o que podemos de fato praticar é

[1] Somos lembrados do comentário de Vyasa no *sūtra* 2.1, em que ele diz: "*Īśvarapraṇidhānā* é a dedicação de todas as ações a Deus ou a renúncia do desejo pelos frutos de toda ação".

kriyā yoga, e o *Yoga Sūtra* nomeia três aspectos que, juntos, definem *kriyā* yoga: *tapas, svādhāya* e *īśvarapraṇidhānā*.[2]

[2] *Yoga Sūtra* 2.1.

Tapas são práticas como *āsana* e *prāṇāyāma*, que podem nos ajudar a remover obstáculos e tensões, tanto físicos como mentais. *Svādhyāya* significa buscar, questionar, olhar dentro de nós mesmos. E *īśvarapraṇidhānā*, como explicado anteriormente, é ação não motivada por resultado. Quando esses três aspectos estão ligados entre si em nossa prática, estamos no caminho de *kriyā* yoga.

Haṭha, kuṇḍalinī e *tantra* yoga

Se quisermos entender *haṭha, kuṇḍalinī* e *tantra* yoga, devemos examinar mais a fundo um conceito que é central a todos os três, ou seja, o conceito de *kuṇḍalinī*. A ideia fundamental, compartilhada por todos os tipos de yoga sobre *kuṇḍalinī*, é a de que há certos canais (*nāḍīs*) no corpo, pelos quais o *prāṇa* pode entrar e sair. Há muitas *nāḍīs*, mas, no contexto de *kuṇḍalinī*, devemos nos preocupar apenas com as três mais importantes: *iḍā, piṅgalā* e *suṣumṇā*, as três que correm ao longo da espinha dorsal. *Suṣumṇā* move-se diretamente para cima ao longo da coluna, enquanto *iḍā* e *piṅgalā* cruzam a coluna certo número de vezes em seu trajeto pelas costas. *Iḍā nāḍī* passa pela narina esquerda e *piṅgalā nāḍī*, pela narina direita. Ambas têm também os nomes de *ha* e *ṭha*, as duas sílabas que formam a palavra *haṭha*. *Ha* representa *piṅgalā* e a energia quente do sol (*sūrya*); *ṭha* representa *iḍā* e a energia fria da lua (*candra*). As *nāḍīs* se encontram nos seis pontos do corpo reconhecidos como os *cakras* (“*chakras*”, em algumas traduções). A **Figura 33** mostra os lugares dos *cakras* ao longo do eixo central da coluna. Há um entre as sobrancelhas, um na garganta, um na região do coração, um no umbigo, um logo acima da base do tronco e um na base da coluna.

Idealmente, o *prāṇa* flui livremente por todas essas passagens, mas isso só pode acontecer quando elas não estão bloqueadas por impurezas e “lixo”. Normalmente, o *prāṇa* não consegue alcançar *suṣumṇā*, mas flui apenas pelas *nāḍīs piṅgalā* (*ha*) e *iḍā* (*ṭha*); e, muitas vezes, de modo insuficiente. Quando o *prāṇa* consegue entrar na *nāḍī suṣumṇā*, acontece a união (yoga) do *prāṇa* que vinha de *ha* e de *ṭha*, sendo essa a razão pela qual chamamos esse processo de *haṭha* yoga.

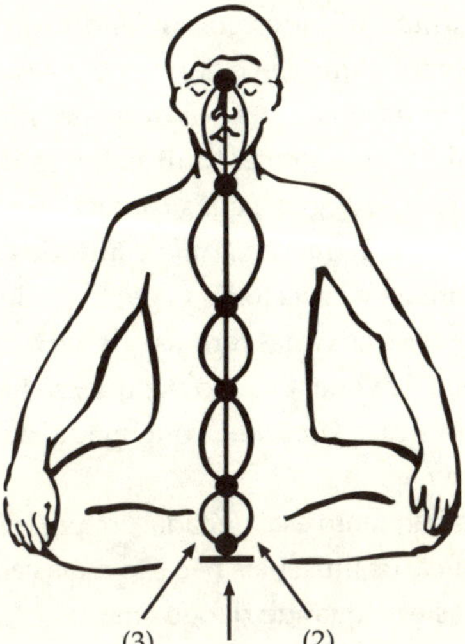

Figura 33:
A posição de *suṣumṇā* (1), *iḍā* (2) e *piṅgalā* (3) *nāḍīs*, e seus seis pontos de convergência, conhecidos como *cakras*.

A *nāḍī* central, ou *suṣumṇā*, é considerada o caminho ideal para o *prāṇa*. Se o *prāṇa* flui através dessa passagem central, ele se concentra no corpo em um nível tão alto que seus efeitos podem se espalhar pelo corpo inteiro de maneira ideal. Nada dele é desperdiçado fora do corpo. Quando descrevi o objetivo e os efeitos do *prāṇāyāma*, disse que o estado em que o *prāṇa* escapa para fora do corpo é aquele em que *avidyā* prevalece. A maneira como o *prāṇa* flui no corpo e o lugar por onde passa, portanto, têm consequências diretas sobre o nosso estado mental: se não conseguirmos manter *prāṇa* suficiente nas *nāḍīs*, se os bloqueios obstruem sua passagem e ele não consegue continuar fluindo na direção correta, o *prāṇa* se dissipa fora do corpo e o resultado é o obscurecimento e a agitação da mente. De modo oposto, a concentração de *prāṇa* no corpo ocasiona paz interior e compreensão verdadeira. O fluxo livre do *prāṇa* pela *suṣumṇā* não é normalmente possível, porque há algo bloqueando a passagem. Esse bloqueio é simbolizado pela cobra enrolada, a *kuṇḍalinī*.

O conceito de *kuṇḍalinī* é confundido por muitas definições imprecisas, e até um texto como o *Haṭha-Yoga Pradīpikā* contém descrições contraditórias a respeito dele. A definição a seguir é derivada do que, em minha opinião, é o melhor, mais claro e mais coerente texto sobre o assunto, o *Yoga Yājñavalkya*. Nele, *kuṇḍalinī* é definida sem ambiguidades como sendo um obstáculo. De acordo com o texto, o que deve entrar pela *suṣumṇā*, em um estágio ou em outro da nossa prática de yoga, não é a *kuṇḍalinī* em si, mas simplesmente *prāṇa*. Muitos livros dizem que é a própria *kuṇḍalinī* que se ergue pela *suṣumṇā*, mas isso não faz sentido se seguirmos o *Yoga Yājñavalkya*, um dos mais antigos textos que lidam com esse aspecto do yoga. Uma de suas noções centrais é a de que *prāṇa* e as várias formas que ele toma no corpo estão ligados à prática de yoga. O texto diz que, se formos bem-sucedidos em nossa prática, a *kuṇḍalinī* é queimada, deixando o caminho livre para o *prāṇa*.[3]

[3] *Yoga Yājñavalkya* 12.11-12, 16.

Uma cobra que é morta enquanto está deitada, em posição enrolada, se desenrola e se estica; os músculos não são mais capazes de mantê-la enrolada. Diz-se que quando o fogo em nosso corpo, *agni*, matou a serpente, *kuṇḍalinī*, ela se desenrola e a passagem fica aberta para o fluxo do *prāṇa*. Isso não acontece de um dia para o outro. Mesmo quando partes da *kuṇḍalinī* são destruídas, ela continua capaz de bloquear a *suṣumṇā* por um longo tempo.

Se você considerar essa imagem de maneira mais aprofundada, fica claro que a *kuṇḍalinī* é um outro modo de retratar o que chamamos de *avidyā*. Da mesma maneira que *avidyā* pode se tornar tão poderosa que nos impede totalmente de ver o *puruṣa*, *kuṇḍalinī* bloqueia o *prāṇa* e o impede de subir pela *suṣumṇā*. O momento em que a *kuṇḍalinī* é queimada é o mesmo em que *avidyā* deixa de existir. Assim, o *prāṇa* pode entrar na *suṣumṇā* e, lentamente, mover-se para cima. Também podemos entender *haṭha* yoga como parte de *rāja* yoga, que é definido como o processo em que o *prāṇa*, o amigo do *puruṣa*, gradualmente se eleva. Quando ele chega ao topo, o *puruṣa* se revela, o rei dentro de nós emerge. Quando a ênfase está antes de tudo no conceito de *kuṇḍalinī*, então se trata da prática de *kuṇḍalinī* yoga. *Haṭha* yoga é assim chamado quando nossa prática se concentra em remover a separação entre *ha* e *ṭha*.

Finalmente, o termo *tantra* yoga pode ser usado para descrever uma prática de yoga baseada na *kuṇḍalinī*. Em *tantra* yoga, a ênfase está em determinadas energias normalmente desperdiçadas, que, se direcionadas de uma certa maneira, podem reduzir os bloqueios que ficam no caminho do *prāṇa*. As práticas de *tantra* yoga são especiais; de fato, a palavra *tantra* significa "técnica" em um sentido positivo, significando habilidade ou arte. Em *tantra* yoga, o foco está no corpo, e uma vasta gama de conexões e relações é feita entre o corpo e outros aspectos do mundo e do cosmos.

Outras questões sobre *kuṇḍalinī*

P: Eu li que, no momento em que a *kuṇḍalinī* é liberada, a sensação é a de um forte choque elétrico percorrendo um cabo. Dizem também que, se o cabo não é forte o suficiente para a corrente, ele queimará. Isso seria perigoso e você deveria estar preparado para isso. O que você acha disso?

R: Parece-me que a *kuṇḍalinī* precisa ser descrita dessa forma porque está cercada de muito mistério e superstição. Ela parece misteriosa porque não podemos simplesmente cortar o corpo, abri-lo e ver essa força. Mas, se relacionarmos essa força ao *prāṇa*, não haverá mais nada de misterioso acerca disso. Essa é a beleza de um texto como o *Yoga Yājñavalkya*. Sobre a experiência da subida do *prāṇa* pela *suṣumṇā*, o *Yoga Yājñavalkya* simplesmente diz: "como eu poderia descrever aquilo de que a pessoa se torna então consciente?". Não existe nenhum choque, tal como o que você descreveu. Quando alguém vê a verdade, o único choque é ter de enxergar aquilo que se era antes. Essa questão de choque de mil volts ou coisa semelhante não existe.

Apesar de isso funcionar como uma boa metáfora para descrever a subida da *kuṇḍalinī*, faz pouco sentido considerá-la literalmente. Se disséssemos que a *kuṇḍalinī* é uma força energética que nos conduz à verdade, então teríamos de aceitar também que há dois tipos de energia diferentes existindo lado a lado: *prāṇa* e *kuṇḍalinī*. Muitas dessas ideias baseiam-se em traduções superficiais e incorretas, ou na incapacidade de explicar passagens obscuras em certos textos. Por essa razão, esses conceitos e técnicas devem ser explicados por alguém que não apenas tenha uma rica experiência prática e um conhecimento bem fundamentado, mas também uma considerável proficiência em sânscrito, a língua em que esses textos foram escritos. Com muita frequência há falta de ambos.

P: Se queimarmos a *kuṇḍalinī* pouco a pouco, mais *prāṇa* entrará gradualmente na *suṣumṇā*?

R: Devemos ser cuidadosos para não ir longe demais ao usar imagens para descrever certas experiências. Não devemos nunca esquecer que são imagens e não a experiência em si. Contudo, podemos imaginar a situação exatamente como você fez. Às vezes, chegamos a um estado mental que poderíamos descrever como *dhyāna* ou *samādhi*; depois voltamos novamente a um estado de distração. Se a mente está sem paz ou clareza, a *kuṇḍalinī* repousa toda enrolada, bloqueando *suṣumṇā*. Se a mente se acalma, ela está menos obstruída pela *kuṇḍalinī*, e talvez possamos experimentar um estado de ser em que a mente opere apenas no nível da capacidade de visão clara e de verdadeira compreensão. Tudo o que realmente importa é que o *prāṇa* está subindo mais alto através da *suṣumṇā* e pode agora fluir livremente pelos lugares que estavam antes bloqueados.

P: De acordo com o *haṭha* yoga, seria o uso dos *bandhas* a única forma de mover a *kuṇḍalinī*?

R: Não. Se você ler o *Haṭha-Yoga Pradīpikā*, por exemplo, descobrirá que nenhuma das técnicas citadas é "a única". Vários métodos são descritos em diferentes capítulos. O mesmo vale para o *Gheraṇḍa Saṃhitā*, o *Śiva Saṃhitā* e outros textos clássicos. Neles, são dadas muitas sugestões diferentes.

P: Então quer dizer que em outros tipos de yoga você tem a mesma experiência física que em *kuṇḍalinī* yoga? O que acontece quando *avidyā* desaparece para alguém que está, por exemplo, seguindo o caminho de *jñāna* yoga e torna-se um *jñāni*?

R: Se a mente estiver agitada, não há *jñāna*, conhecimento. Os termos *ha* e *ṭha* são usados para descrever os estados extremos de uma mente oscilante. O fluxo do *prāṇa* somente em *ha* (*piṅgalā*) e *ṭha* (*iḍā*) mostra uma mente agitada e balançando para lá e para cá, entre extremos. *Prāṇa* na *suṣumṇā*, por outro lado, representa uma mente clara, quieta. Então, um *jñāni* é alguém cujo *prāṇa* flui na *suṣumṇā*. Com as outras pessoas, o fluxo de *prāṇa* é ainda limitado, de um modo muito imperfeito, entre as duas *nāḍīs* opostas, *ha* e *ṭha*. Não devemos nos deixar confundir pela maneira como as diferentes escolas de yoga descrevem o mesmo processo. Muitas dessas coisas são descritas bem clara e explicitamente no *Yoga Sūtra*, mas nem *ha* nem *ṭha* são mencionados nele. O *Yoga Sūtra* considera tais questões a partir de uma posição fundamental, mostrando que há realmente pouca diferença entre esses vários conceitos. Em primeiro lugar, é uma questão de estado da mente. Qualquer coisa que aconteça com a mente e provoque uma mudança afeta a pessoa como um todo, incluindo o corpo e todas as experiências no nível físico. Essa é a base do *Yoga Sūtra*, que é um grande guia se você quiser compreender todas essas coisas mais a fundo.

As pessoas muitas vezes me perguntam se ensino *āsanas* e, quando respondo que sim, elas dizem: "ah, então você é um *haṭha yogi*!". Se estou conversando sobre o *Yoga Sūtra*, elas dizem: "ah, então você é um *rāja yogi*!". E se eu recito os *Vedas*, o comentário é: "ah, então você é um *mantra yogi*!". Se eu digo simplesmente que pratico yoga, elas não sabem como me classificar. Muitas pessoas querem dar um rótulo a tudo e a todos. Infelizmente, essas classificações tornaram-se importantes demais e dão a impressão de que existem diferenças fundamentais entre as várias formas de yoga. Mas, na verdade, todas elas lidam com a mesma coisa, apenas encaram perspectivas diferentes. Se realmente seguirmos *uma* direção no yoga, tão longe quanto pudermos ir, ela nos conduzirá ao longo de *todos* os caminhos do yoga.

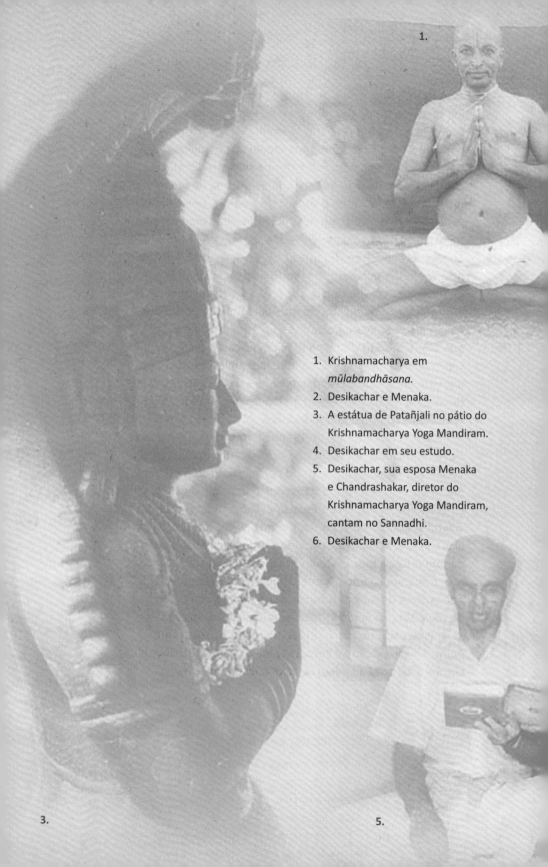

1.

3.

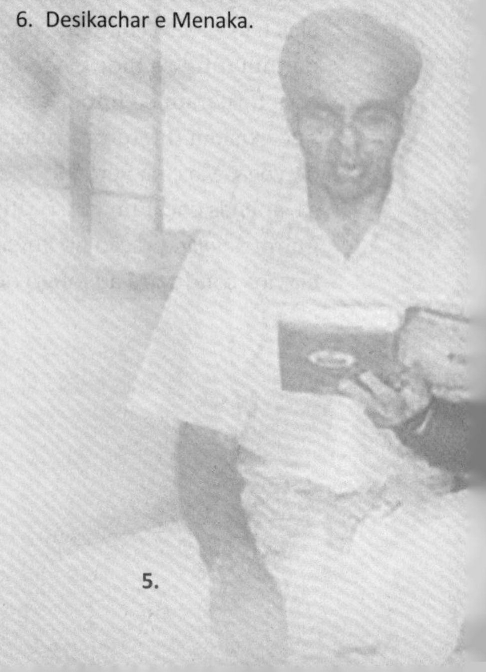

5.

1. Krishnamacharya em *mūlabandhāsana.*
2. Desikachar e Menaka.
3. A estátua de Patañjali no pátio do Krishnamacharya Yoga Mandiram.
4. Desikachar em seu estudo.
5. Desikachar, sua esposa Menaka e Chandrashakar, diretor do Krishnamacharya Yoga Mandiram, cantam no Sannadhi.
6. Desikachar e Menaka.

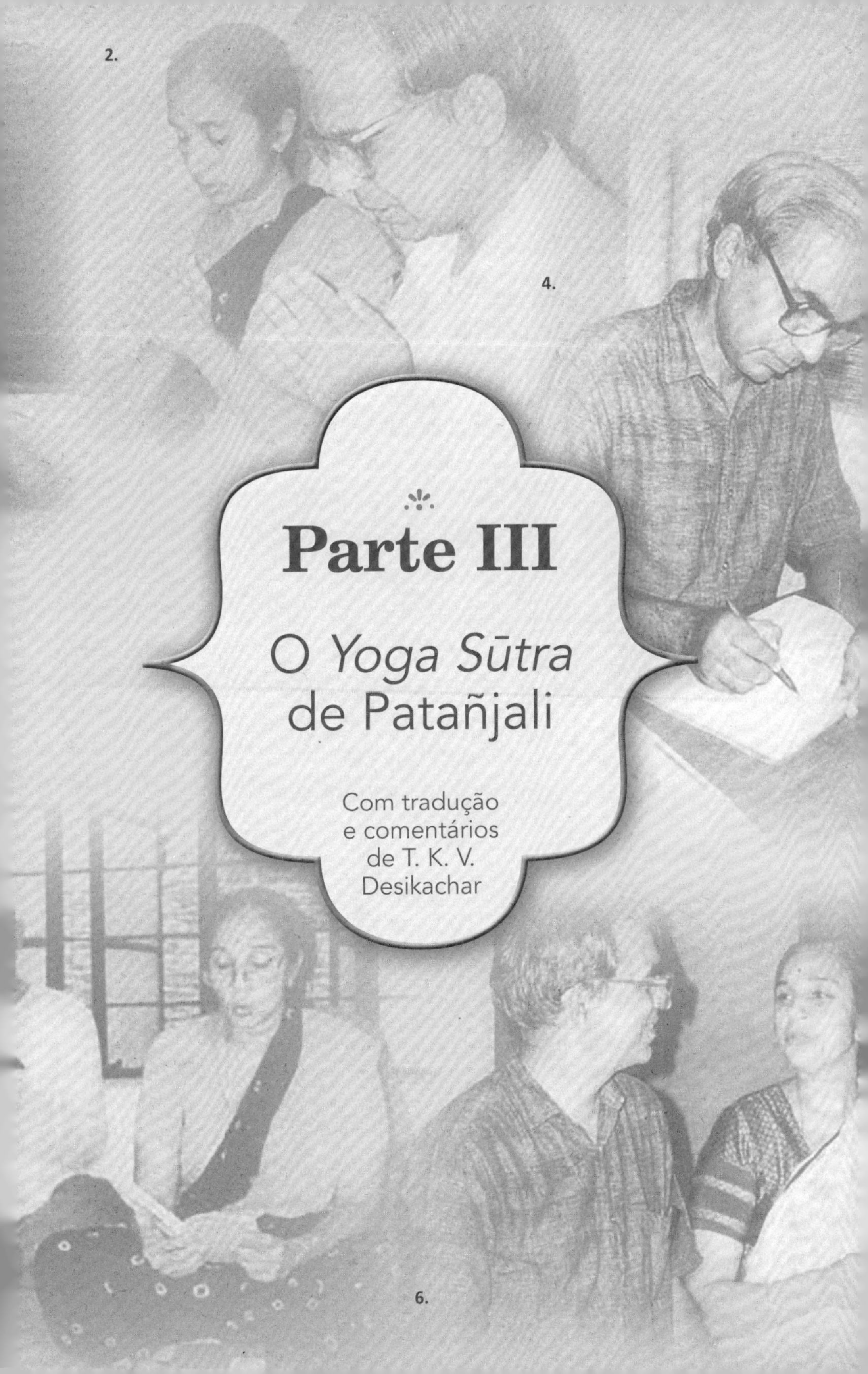

Parte III

O *Yoga Sūtra* de Patañjali

Com tradução e comentários de T. K. V. Desikachar

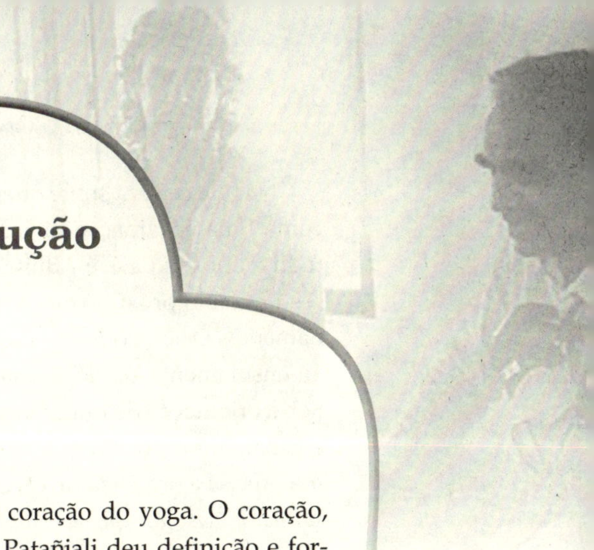

Introdução

O *Yoga Sūtra* de Patañjali é o coração do yoga. O coração, *hṛdaya*, é aquilo que não muda, e Patañjali deu definição e forma permanentes ao yoga em seu *Sūtra*. O coração sem *prāṇa* não vive, e é irrelevante para nós. Desikachar explica que a relação de aprendizado entre professor e aluno é o *prāṇa*, ou a vida do *Yoga Sūtra*; é o professor quem traz o coração à vida. O *Yoga Sūtra* é uma poderosa ferramenta para o professor que é capaz de torná-lo relevante para o aluno e, assim, transmitir o poder transformador do coração.

Desikachar enfatiza que o que apresentamos é uma introdução, porque o *Yoga Sūtra* é vasto em sua extensão. Nas palavras de Krishnamacharya, há um oceano entre *atha* e *iti*, a primeira e a última palavras do *Sūtra*. No estudo do *Sūtra* com um professor, compreensões significativas e poderosas parecem saltar das palavras, às vezes de maneira bem inesperada. É recomendado que toda pessoa estude com um professor que tenha igualmente estudado e praticado com um professor competente, em quem *tapas* (prática), *svādhyāya* (autoconhecimento) e *īśvarapraṇidhānā* (entrega) tenham produzido clareza.

Patañjali apresentou sua obra no estilo conhecido como *sūtra*, que apresenta muito poucas palavras, é livre de ambiguidade, repleto de essência, universal no contexto e afirmativo. O *sūtra* (de que obtemos *sutura*) liga o professor, o ensinamento e o aluno. Conforme o estudo e a prática se desenvolvem, a mensagem do *sūtra* assume uma ressonância mais profunda e se torna mais relevante, mais reveladora. Não pode existir pressa ou esforço exagerado para atingir essa compreensão; deve ser um processo natural.

Não há certeza sobre quem foi Patañjali. Alguns o concebem como uma encarnação divina da serpente Ananta, que sustenta todo o universo. Ele é Adhiśeṣa, "o primeiro servo de Deus", que "estando tão próximo de Deus, é quem melhor conhece os ensinamentos Dele". Podemos presumir que Patañjali não deu origem ao ensinamento do yoga, mas o herdou da vastidão dos *Vedas*. Sob a orientação de um grande professor, ele identificou todos os ensinamentos dos *Vedas* sobre a mente e os apresentou nessa forma precisa e organizada. Os conceitos de yoga como *Īśvara*, *kleśa*, *karma*, *guṇas*, *puruṣa*, *samādhi*, *siddhi* e *kaivalya* estão todos contidos nas antigas *Upaniṣads*, em diferentes formas. Os *Vedas*, contudo, são apresentados sem uma ordem particular, dificultando o seu estudo de um modo mais coerente. É um grande presente, portanto, que Patañjali tenha sistematizado os ensinamentos de yoga dos *Vedas* em um modo de desenvolvimento acessível.

As palavras curtas, precisas e cheias de significado do *sūtra* possibilitaram a transmissão oral da compreensão do yoga, de professor para aluno, ao longo dos séculos. Nos tempos atuais, foi Krishnamacharya quem teve o privilégio de aprender as complexidades dessas palavras em um nível muito prático com o seu professor, Ramamohan Brahmachari. Do mesmo modo, o estudo e a prática de Desikachar com Krishnamacharya resultaram na clareza e na relevância de cada *sūtra* para os dias de hoje. Krishnamacharya e Desikachar não estão interessados em especulação espiritual ou filosófica. Em vez disso, eles trouxeram ao yoga rigor intelectual, definição técnica e prática para determinar os meios pelos quais cada pessoa pode reduzir *duḥkha* (sofrimento).

Em contraste com outros sistemas filosóficos indianos que afirmam que nada é real com exceção de Deus, a posição de Patañjali é a de que tudo na experiência de uma pessoa é *sat*, "verdade" ou "realidade", e não pode ser negada. Até *duḥkha* é *sat*, e não é algo de que se envergonhar ou contra o que reagir. Todas as pessoas têm *duḥkha*. É parte da nossa realidade e, se reconhecido, serve para nos despertar para uma clareza e compreensão mais profundas. Como Krishnamacharya diria: "Graças a Deus há *duḥkha*", o que ele descreveu como o "inevitável motivo para prática". Além disso, Patañjali deixa claro que tudo em nossa experiência é mutável; nada, incluindo *duḥkha*, está em uma condição fixa. Assim, se existe o desejo, podemos fazer mudanças positivas para nós mesmos. Patañjali oferece numerosos meios a nosso alcance, que começam com a realidade atual da nossa experiência. Devemos começar pelo começo, e Desikachar coloca isso de maneira simples: "Se você contar a uma pessoa incapaz de encontrar a sua própria casa que há um pote de ouro em um dos aposentos, ela ficaria mais feliz se não tivesse recebido essa informação. Para que serve o pote de ouro se não pode ser encontrado? Ele apenas causa dor. Primeiro é preciso encontrar a casa e entrar nela. Depois há muitas possibilidades".

Patañjali sintetiza o processo e as ferramentas para o autoconhecimento. Se os meios apropriados forem selecionados e praticados com a ajuda de um professor, nossas mentes turbulentas podem ser trazidas à paz. Extraordinária sabedoria e bem-estar são nossos potenciais.

Essa é a mensagem essencial de Patañjali comunicada por Krishnamacharya e Desikachar.

Mark Whitwell

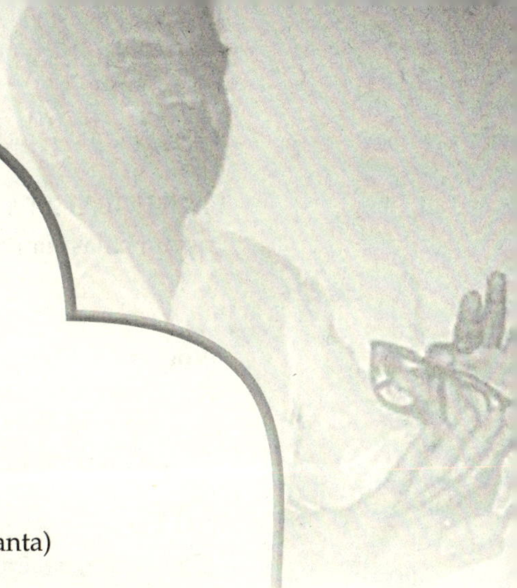

Guia de pronúncia

GUTURAIS (pronunciadas a partir da garganta)

Vogais	*a*	como em c**a**ma
	ā	como em f**á**brica
Consoantes simples	*k*	como em **c**arro
	g	como em **g**ato
Consoantes aspiradas	*kh*	como no inglês *sin**kh**ole*
	gh	como no inglês *le**gh**orn*
	h	como em **r**ede
Nasal	*ṅ*	como em e**n**graçado

PALATAIS (pronunciadas a partir do palato)

Vogais	*i*	como em **i**greja
	ī	como em t**i**a
Consoantes simples	*c*	como no inglês ***ch**ur**ch***
	j	como no inglês ***J**ude*
Consoantes aspiradas	*ch*	como no inglês *coa**chh**orse*
	jh	como no inglês *hed**geh**og*
Semivogais	*y*	como em **i**ate
Consoante sibilante	*ś*	como em **ch**iado

LINGUOPALATAIS OU CEREBRAIS

(pronuncidas com a ponta da língua curvada para cima)

Vogais	*ṛ*	como em só**br**io
	ṝ	como no francês *chag**r**in*
Consoantes simples	*ṭ*	como no inglês *car**t***
	ḍ	como no inglês *ar**d**ent*
Consoantes aspiradas	*ṭh*	como no inglês *car**th**orse*
	ḍh	como no inglês *for**dh**am*
Consoante nasal	*ṇ*	como em a**n**da
Semivogal	*r*	como no inglês ***r**ib*
Consoante sibilante	*ṣ*	como em a**ch**a

LINGUODENTAIS

(pronunciadas com a ponta da língua nos dentes superiores)

Vogais	*ḷ*	como em b**l**oco
Consoantes simples	*t*	como em **t**elha
	d	como em **d**edo
Consoantes aspiradas	*th*	como no inglês *wi**th**eld*
	dh	como no inglês *Fin**dh**orn*
Consoante nasal	*n*	como em ca**n**to
Semivogal	*l*	como em **l**ábio
Consoante sibilante	*s*	como em **s**om

BILABIAIS (pronunciadas com os lábios)

Vogal	*u*	como em ch**u**va
	ū	como em l**u**a
Consoantes simples	*p*	como em **p**ai
	b	como em **b**em
Consoantes aspiradas	*ph*	como no inglês *u**ph**ill*
	bh	como no inglês *a**bh**or*
Consoante nasal	*m*	como em **m**ãe

GUTURAIS E PALATAIS

Vogais	*e*	como em r**e**mo
	ai	como em c**ai**xa

GUTURAIS E BILABIAIS

Vogais	*o*	como em f**o**me
	au	como em gr**au**

DENTAIS E BILABIAIS

Semivogal	*v*	como em **v**ão

NASAL

ṁ (*ṃ*) ou *ṅ* fazem a vogal precedente nasal

ASPIRADA

ḥ faz a vogal precedente aspirada

1

समाधिपाद :

SĀMADHIPĀDAḤ

Os *sūtras* de Patañjali são apresentados em quatro capítulos. O primeiro é chamado de *samādhipāda* (o capítulo sobre *samādhi*). Esse capítulo define o yoga e suas características. Também discute os problemas encontrados para alcançar o estado de yoga e as formas de lidar com esses problemas. Cada *sūtra* é apresentado, na maioria das vezes, na escrita original Devanāgarī, acompanhado da transliteração em sânscrito, uma tradução em itálico e o comentário.

1.1

अथ योगानुशासनम् ।

atha yogānuśāsanam

O primeiro *sūtra* introduz o tema, como requer a tradição oral. Na convenção da antiga literatura sânscrita, a primeira palavra, *atha*, carrega a conotação de uma prece, tanto para um início auspicioso quanto para uma conclusão bem-sucedida do trabalho que se seguirá.

Aqui começa a instrução autorizada sobre yoga.

Patañjali indica que, sendo o tema de origem antiga, e por não ser o seu criador, ele o estudou e o praticou profundamente sob orientação de seu professor e agora está apto a compartilhar sua compreensão com os seus discípulos. Seu estilo de transmissão permitirá que estes, por sua vez, possam também transmitir o ensinamento aos seus discípulos pelos métodos orais tradicionais.

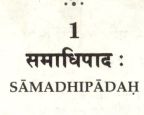

1.2

योगश्चित्तवृत्तिनिरोधः ।

yogaśgcittavṛttinirodhaḥ

O que é yoga? É uma palavra com muitas interpretações e conotações. Patañjali define a sua compreensão sobre a palavra.

Yoga é a habilidade de voltar a mente exclusivamente em direção a um objeto e sustentar essa direção sem quaisquer distrações.

O objeto pode ser concreto, seja externo a nós ou parte de nós mesmos. Pode ser uma área de interesse, um conceito ou algo além do nível dos sentidos, como Deus.

1.3

तदा द्रष्टुः स्वरूपेऽवस्थानम् ।

tadā draṣṭuḥ svarūpe 'vasthānam

Então, a habilidade de compreender o objeto plena e corretamente se manifesta.

No estado de yoga, as diferentes ideias preconcebidas e os produtos da imaginação, que podem impedir ou deturpar a compreensão, são controlados, reduzidos ou eliminados. A tendência a se fechar para uma nova compreensão, e a incapacidade para compreender é superada.

1.4

वृत्तिसारूप्यमितरत्र ।

vṛttisārūpyamitaratra

Na ausência do estado mental chamado yoga:

A habilidade de compreender o objeto é simplesmente substituída pela concepção mental desse objeto ou por uma total falta de compreensão.

Uma mente perturbada raramente pode manter uma única direção. Mesmo que em algum momento consiga, a compreensão do objeto será falha.

1.5

वृत्तयः पञ्चतय्यः क्लिष्टाक्लिष्टाः ।

vṛttayaḥ pañcatayyaḥ kliṣṭākliṣṭāḥ

O que é a mente? Patañjali a define como o conjunto das atividades que a ocupam. Ela não pode ser percebida, exceto a partir dessas atividades.

Há cinco atividades da mente. Cada uma delas pode ser benéfica e cada uma pode causar problemas.

Se as atividades são benéficas ou se criarão problemas, não é possível perceber imediatamente. Só o tempo confirmará seus efeitos.

1.6

प्रमाणविपर्ययविकल्पनिद्रास्मृतयः ।

pramāṇaviparyayavikalpanidrāsmṛtayaḥ

As cinco atividades são: compreensão correta, compreensão errônea, imaginação, sono profundo e memória.

Cada atividade mental tem as suas próprias características e, embora nem sempre se manifestem, elas podem ser individualmente reconhecidas. O predomínio e os efeitos de cada uma delas sobre nosso comportamento e atitudes combinam-se para formar a nossa personalidade.

1.7

प्रत्यक्षानुमानागमाः प्रमाणानि ।

pratyakṣānumānāgamāḥ pramāṇāni

As atividades são definidas individualmente.

A compreensão correta se baseia na observação direta do objeto, na inferência e na referência a fontes confiáveis.

A mente pode registrar um objeto diretamente através dos sentidos. Quando a informação disponível é inadequada ou incompleta para a percepção sensorial, outras faculdades, como lógica e memória, podem possibilitar uma compreensão mais completa do objeto a ser inferido. Quando nenhuma compreensão direta é possível, a referência a fontes fidedignas, como textos escritos ou pessoas de confiança, pode possibilitar a compreensão indiretamente.

Dessa maneira, podemos compreender a respeito de lugares, pessoas ou conceitos fora de nossas experiências diretas. No estado de yoga, a compreensão é diferente da que existe em outros momentos. Está mais próxima da verdadeira natureza do objeto.

1.8

विपर्ययो मिथ्याज्ञानमतद्रूपप्रतिष्ठम् ।

viparyayo mithyājñānamatadrūpapratiṣṭham

A compreensão errônea é aquela compreensão que é tomada por correta até que condições mais favoráveis revelem a verdadeira natureza do objeto.

Essa é considerada a mais frequente atividade da mente. A compreensão errônea pode ocorrer pela observação falha ou por uma má-interpretação daquilo que é visto. Ela se deve à nossa incapacidade de compreender em profundidade o que vemos, muitas vezes por causa de experiências passadas e condicionamentos. O objetivo da prática de yoga é reconhecer e controlar as causas da compreensão errônea (ver capítulo 2 do *Yoga Sūtra*).

1.9

शब्दज्ञानानुपाती वस्तुशून्यो विकल्पः ।

śabdajñānānupātī vastuśūnyo vikalpaḥ

Imaginação é a compreensão de um objeto baseada apenas em palavras e expressões, mesmo que o objeto esteja ausente.

É o que acontece na ausência de toda percepção direta. Tomar como referência o significado, conotações ou implicações de palavras descritivas, guia a imaginação em direção à compreensão. A imaginação pode ser mais viva se as palavras forem usadas poeticamente ou em forma de oratória. Pode também surgir por outros meios, como sonhos, sentimentos e emoções. Experiências passadas, armazenadas na memória, muitas vezes contribuem para essa atividade mental.

1.10

अभावप्रत्ययालम्बना तमोवृत्तिर्निद्रा ।

abhāvapratyayālambanā tamovṛttirnidrā

Há sono profundo quando a mente está tomada pelo torpor e nenhuma outra atividade está presente.

O sono é uma atividade comum e regular para a mente, e há um tempo destinado a ele. Mas a estagnação e o torpor podem ocorrer devido ao desânimo ou à exaustão, resultando em sono. O sono é uma condição normal para todos os seres vivos.

1.11

अनुभूतविषयासंप्रमोषः स्मृतिः ।

anubhūtaviṣayāsaṁpramoṣaḥ smṛtiḥ

Memória é a retenção mental de uma experiência consciente.

Todas as experiências conscientes deixam uma impressão no indivíduo e são armazenadas como memória. Não é possível dizer se uma memória é verdadeira, falsa, incompleta ou imaginária.

Todas e cada uma dessas atividades mentais são a confirmação da existência da mente. Elas são complexas e se correlacionam, de maneira que cada uma, exceto o sono talvez, deveria ser considerada como uma matriz ou uma classe de atividades, em vez de uma entidade distinta com características exclusivas e limitadas. Cada uma pode, em momentos e circunstâncias diferentes, ser tanto benéfica quanto prejudicial. Seus efeitos podem ser diretos e imediatos, ou podem ser indiretos, como uma consequência tardia de sua manifestação.

1.12

अभ्यासवैराग्याभ्यां तन्निरोधः ।

abhyāsavairāgyābhyāṁ tannirodhaḥ

Como chegamos a um estado de yoga? O que devemos e o que não devemos fazer?

A mente pode atingir o estado de yoga por meio da prática e do desapego.

1.13

तत्र स्थितौ यत्नोऽभ्यासः ।

tatra sthitau yatno 'bhyāsaḥ

Quais são os aspectos essenciais dessa prática e desse desapego? Mesmo que as técnicas envolvidas não estejam especificadas aqui, os próximos dois *sūtras* indicam suas qualidades.

Prática é basicamente o esforço correto necessário para avançar em direção ao estado de yoga, alcançar e manter esse estado.

As práticas escolhidas devem ser aprendidas corretamente e guiadas por um professor competente, que entenda o caráter pessoal e social do aluno. Se a prática apropriada para um determinado aluno não for obtida e seguida, há poucas chances de sucesso.

1.14

स तु दीर्घकालनैरन्तर्यसत्कारादरासेवितो दृढभूमिः ।

sa tu dīrghakālanairantaryasatkārādarāsevito dṛḍhabhūmiḥ

Apenas quando a prática correta é seguida por um longo tempo, sem interrupções e com as qualidades de uma atitude positiva e entusiasmo, ela pode ter sucesso.

Sempre haverá uma tendência em iniciar a prática com entusiasmo e energia, um desejo por resultados imediatos. Mas as pressões contínuas do dia a dia e a enorme resistência da mente nos incitam a sucumbir às fraquezas humanas. Tudo isso é compreensível, todos nós temos essa tendência. Esse *sūtra* enfatiza a necessidade de abordarmos a prática prudentemente com uma atitude positiva e autodisciplinada, além de uma visão de longo prazo em direção ao sucesso final.

1.15

दृष्टानुश्रविकविषयवितृष्णस्य वशीकारसंज्ञावैराग्यम् ।

dṛṣṭānuśravikavisayavitṛṣṇasya
vaśīkārasaṁjñāvairāgyam

À medida que desenvolvemos nossa prática por linhas corretas, constatamos que nossa habilidade para nos disciplinarmos e rejeitar influências intrusivas cresce. Finalmente podemos atingir um estado de desapego quando:

No nível mais elevado, há uma ausência de quaisquer desejos, sejam eles por satisfação dos sentidos ou por experiências extraordinárias.

Há benefícios da prática, como o incremento da força física e da destreza, maior consciência e sensibilidade. Também pode haver a tentação de usar nossas novas aptidões para provar nosso estado mais elevado. Mas essas aptidões são benefícios incidentais e tentações que causam distração. Se dermos muita importância a elas, corremos o risco de perder de vista o caminho do yoga.

1.16

तत्परं पुरुषख्यातेर्गुणवैतृष्ण्यम् ।

tatparaṁ puruṣakhyāterguṇavaitṛṣṇyam

Além disso,

Quando alguém alcança a completa compreensão da sua verdadeira natureza, não se vê mais perturbado pelas distrações em seu interior e ao seu redor.

O desapego se desenvolve com o autoconhecimento. Os inevitáveis desejos de diversão não podem ser suprimidos; se forem, eles certamente virão à tona mais tarde.

1.17

वितर्कविचारानन्दास्मितारूपानुगमात्संप्रज्ञातः ।

vitarkavicārānandāsmitārūpānugamātsaṁprajñātaḥ

Assim, o objeto é gradualmente compreendido por completo. Primeiro, em um nível mais superficial. Com o tempo, a compreensão torna-se mais profunda. E, finalmente, ela é total. Há uma alegria pura ao se atingir tal profundidade de compreensão. Pois, nesse momento, o indivíduo estabelece tamanha unidade com o objeto que se esquece do que o cerca.

Tal nível de percepção da natureza do objeto é apenas possível no estado de yoga. Frequentemente, somos capazes de compreender os elementos mais óbvios e superficiais, mas a compreensão permanecerá incompleta até que tenhamos atingido a percepção no nível mais profundo, sem nenhum erro.

1.18

विरामप्रत्ययाभ्यासपूर्वः संस्कारशेषोऽन्यः ।

virāmapratyayābhyāsapūrvaḥ
saṃskāraśeṣo ’nyaḥ

Quando a mente se eleva ao estado de yoga e nele permanece,

As perturbações mentais comuns estão ausentes. Entretanto, as memórias do passado continuam.

Em estado de yoga, a percepção é imediata, não gradual. As memórias permanecem para nos ajudar a viver no mundo cotidiano, mas não para criar distrações.

1.19

भवप्रत्ययो विदेहप्रकृतिलयानाम् ।

bhavapratyayo videhaprakṛtilayānām

Inevitavelmente, por causa dos muitos milhões de seres que dividem o mundo conosco,

Haverá alguns que nasceram em estado de yoga. Esses não precisam de prática ou de disciplina.

Mas essas são pessoas raras, que não podem ser copiadas e não deveriam ser imitadas. De fato, algumas delas podem sucumbir às influências mundanas e perder suas qualidades superiores.

1.20

श्रद्धावीर्यस्मृतिसमाधिप्रज्ञापूर्वक इतरेषाम् ।

śraddhāvīryasmṛtisamādhiprajñāpūrvaka
itareṣām

Mas e o resto de nós? Há realmente alguma chance de atingirmos esse estado de yoga?

Por meio da fé, que proporcionará a energia suficiente para alcançar o sucesso, superando todas as adversidades, a direção será mantida. A realização do objetivo do yoga é uma questão de tempo.

O objetivo é a aptidão de direcionar a mente para um objeto sem nenhuma distração, cujo resultado, com o tempo, é uma compreensão clara e correta desse objeto. Fé é a convicção inabalável de que podemos alcançar nosso objetivo. Não devemos nos deixar acalentar pela complacência no sucesso nem desencorajar pelo fracasso. Devemos trabalhar duro, e ficar firmes contra todas as distrações, quer pareçam boas ou más.

1.21

तीव्रसंवेगानामासन्नः ।

tīvrasaṁvegānāmāsannaḥ

Quanto mais intensos a fé e o esforço, mais póximo está o objetivo.

1.22

मृदुमध्याधिमात्रत्वात्ततोऽपि विशेषः ।

mṛdumadhyādhimātratvāttato 'pi viśeṣaḥ

Nós todos temos ou podemos ter as mesmas chances de atingir o objetivo?

Inevitavelmente, a profundidade da fé varia em diferentes indivíduos e em momentos diferentes no mesmo indivíduo. Os resultados refletirão essas variações.

Tais variações fazem parte da condição humana. Elas são produto da bagagem cultural e da capacidade individual.

1.23

ईश्वरप्रणिधानाद्वा ।

Īśvarapraṇidhānādvā

Patañjali reconhece que as tentativas para mudar nossa mente em direção ao estado de yoga se chocam com obstáculos de força variável. Mas, para aqueles que têm uma fé inata em Deus ou são capazes de desenvolvê-la ao longo dos anos,

Oferecer orações regularmente a Deus com um sentimento de submissão ao seu poder certamente possibilita alcançar o estado de yoga.

No *sūtra* a seguir, Patañjali dá a sua definição de Deus.

1.24

क्लेशकर्मविपाकाशयैरपरामृष्टः पुरुषविशेष ईश्वरः ।

kleśakarmavipākāśayairaparāmṛṣṭaḥ
puruṣaviśeṣa īśvaraḥ

Deus é o Ser Supremo cujas ações nunca se baseiam em compreensão errônea.

1.25

तत्र निरतिशयं सर्वज्ञबीजम् ।

tatra niratiśayaṁ sarvajñabījam

Como Deus pode ser tão extraordinário?

Ele conhece tudo o que há para ser conhecido.

Sua compreensão está além de qualquer comparação humana.

1.26

स एष पूर्वेषामपि गुरुः कालेनानवच्छेदात् ।

sa eṣa pūrveṣāmapi guruḥ
kālenānavacchedāt

Deus é, de acordo com Patañjali, limitado ao tempo ou eterno?

Deus é eterno. De fato, Ele é o professor definitivo. Ele é a fonte de orientação para todos os professores: do passado, do presente e do futuro.

1.27

तस्य वाचकः प्रणवः ।

tasya vācakaḥ praṇavaḥ

Como devemos nos referir a Deus? Como devemos nos dirigir a Ele?

Da maneira mais apropriada às qualidades de Deus.

Em diferentes culturas e religiões, diferentes palavras são usadas para descrever Deus e Suas qualidades. É mais importante dirigir-nos a Deus com o maior respeito e sem nenhum conflito. Nisso, um professor pode ser de grande ajuda.

1.28

तज्जपस्तदर्थभावनम् ।

tajjapastadarthabhāvanam

Como entramos em relação com Deus?

Para se relacionar com Deus, é necessário dirigir-se a Ele regularmente de maneira apropriada e refletir sobre Suas qualidades.

Patañjali sugere que é necessário refletir constantemente sobre as qualidades de Deus. Isso pode ser auxiliado pela recitação repetida do Seu nome, junto com orações e contemplação. Mas repetições e orações mecânicas não têm valor, elas devem ser acompanhadas de reflexão consciente, consideração e profundo respeito.

1.29

ततः प्रत्यक्चेतनाधिगमोऽप्यन्तरायाभावश्च ।

tataḥ pratyakcetanādhigamo 'pyantarāyābhāvaśca

Para aqueles que têm fé em Deus, tais reflexões serão inevitavelmente benéficas.

O indivíduo irá, com o tempo, perceber a sua verdadeira natureza. Ele não será perturbado por nenhum obstáculo que possa surgir em sua jornada rumo ao estado de yoga.

1.30

व्याधिस्त्यानसंशयप्रमादालस्याविरतिभ्रान्तिदर्शनालब्ध-
भूमिकत्वानवस्थितत्वानि चित्तविक्षेपास्तेऽन्तरायाः ।

vyādhistyānasaṁśayapramādālasyāvirati-
bhrāntidaśsanālabdhabhūmikatvāna-
vasthitatvāni cittavikṣepāste 'ntarāyāḥ

Quais são os possíveis obstáculos?

Há nove tipos de obstáculos ao desenvolvimento da clareza mental: doença, estagnação mental, dúvida, falta de prudência, fadiga, excesso de complacência, ilusões sobre o seu próprio estado mental, falta de perseverança e retrocesso. Eles são obstáculos porque criam perturbações mentais e estimulam a distração.

Quanto mais vulneráveis estamos a esses obstáculos, mais difícil é atingir o estado de yoga.

1.31

दुःखदौर्मनस्याङ्गमेजयत्वश्वासप्रश्वासा
विक्षेपसहभुवः ।

duḥkhadaurmanasyāṅgamejayatvaśvāsapraśvāsā
vikṣepasahabhuvaḥ

Podemos saber quando esses obstáculos estão produzindo efeito e criando raízes?

Todos esses obstáculos produzem um ou mais dos sintomas a seguir: desconforto mental, pensamento negativo, incapacidade de sentir-se confortável em diferentes posturas do corpo e dificuldade de controlar a própria respiração.

Cada um desses sintomas pode ter outras consequências. Os próximos oito *sūtras* dão algumas sugestões para controlar esses obstáculos e seus sintomas. Essas sugestões são úteis tanto para aqueles com grande fé em Deus quanto para os que não têm fé.

1.32

तत्प्रतिषेधार्थमेकतत्त्वाभ्यासः ।

tatpratiṣedhārthamekatattvābhyāsaḥ

Se alguém pode escolher um meio apropriado para estabilizar a mente e praticá-lo, quaisquer que sejam as provocações, os obstáculos não conseguem criar raízes.

1.33

मैत्रीकरुणामुदितोपेक्षाणां सुखदुः
खपुण्यापुण्यविषयाणां भावनातश्चित्तप्रसादनम् ।

maitrīkaruṇāmuditopekṣāṇāṁ
sukhaduhkhapūṇyāpuṇyaviṣayāṇāṁ
bhāvanātaścittaprasādanam

Na vida diária, vemos pessoas ao nosso redor que são mais felizes do que nós e outras que são menos felizes. Alguns, talvez, estejam fazendo coisas louváveis e outros causando problemas. Qualquer que seja a nossa atitude habitual em relação a essas pessoas e suas ações, se pudermos sentir satisfação pelos que são mais felizes do que nós, compaixão pelos que estão infelizes, alegria pelos que fazem coisas louváveis e, se os erros dos demais não nos afligem, nossa mente será muito tranquila.

1.34

प्रच्छर्दनविधारणाभ्यां वा प्राणस्य ।

pracchardanavidhāraṇābhyaṁ vā prāṇasya

Quando encontramos obstáculos ou sintomas de obstáculos,

A prática de exercícios respiratórios envolvendo exalações prolongadas pode ser útil.

As técnicas, entretanto, devem ser corretamente ensinadas e orientadas.

1.35

विषयवती वा प्रवृत्तिरुत्पन्ना मनसः
स्थितिनिबन्धिनी ।

viṣayavatī vā pravṛttirutpannā
manasaḥ sthitinibandhinī

O papel dos sentidos, como a visão e a audição, em prover informações à mente, tem grandes repercussões. Eles são as portas da percepção e, muitas vezes, somos seus escravos. Mas será que não podemos examinar o que em nós é até mais poderoso do que os nossos sentidos? Não podemos torná-los mais aguçados e colocá-los à nossa disposição?

Questionando o papel dos sentidos regularmente, podemos reduzir distorções mentais.

1.36

विशोका वा ज्योतिष्मती ।

viśokā vā jyotiṣmatī

Um dos grandes mistérios da vida é a vida em si.

Quando questionamos o que é a vida e o que nos mantém vivos, podemos encontrar algum conforto para as nossas distrações mentais.

Considerações sobre coisas maiores do que a nossa individualidade ajudam a nos colocar em perspectiva.

1.37

वीतरागविषयं वा चित्तम् ।

vītarāgaviṣayaṁ vā cittam

Quando nos confrontamos com problemas, o conselho de alguém que superou problemas similares pode ser de grande ajuda.

Tal conselho pode vir diretamente de uma pessoa viva ou do estudo sobre alguém vivo ou já falecido.

1.38

स्वप्ननिद्राज्ञानालम्बनं वा ।

svapnanidrājñānālambanaṁ vā

Quando acreditamos que sabemos muito, podemos nos tornar arrogantes em nosso conhecimento. As consequências podem ser perturbadoras. Na verdade, até as ocorrências mais ordinárias e corriqueiras não são sempre claras para nós.

Refletir sobre os sonhos, o sono e nossas experiências durante ou próximas a esses estados pode ajudar a esclarecer alguns dos nossos problemas.

Que restauradora é a sensação de acordar depois de uma boa noite de sono! Que perturbador pode ser um pesadelo!

1.39

यथाभिमतध्यानाद्वा ।

yathābhimatadhyānādvā

Toda a reflexão digna de interesse pode acalmar a mente.

Às vezes os mais simples objetos de observação, como o primeiro choro de um bebê, podem aliviar perturbações mentais. Outras vezes, questionamentos complexos, como sobre hipóteses matemáticas, ajudarão. Mas tais questionamentos não devem substituir a meta principal, que continua sendo modificar nosso estado mental, gradualmente, da distração ao direcionamento.

1.40

परमाणुपरममहत्त्वान्तोऽस्य वशीकारः ।

paramāṇuparamamahattvānto 'sya vaśīkāraḥ

Quais são as consequências de desenvolver esse estado de yoga?

Quando alguém atinge esse estado, nada está além da compreensão. A mente pode acompanhar e ajudar a compreender o simples e o complexo, o infinito e o infinitesimal, o perceptível e o imperceptível.

O verdadeiro processo dessa compreensão é explicado a seguir.

1.41

क्षीणवृत्तेरभिजातस्येव मणेर्ग्रहीतृग्रहणग्राह्येषु
तत्स्थतदञ्जनता समापत्तिः ।

kṣīṇavṛtterabhijātasyeva
maṇergrahītṛgrahaṇagrāhyeṣu
tatsthatadañjanatā samāpattiḥ

Quando a mente está livre de distrações, todos os processos mentais podem se envolver com o objeto de reflexão. À medida que alguém permanece nesse estado, gradualmente se torna totalmente imerso no objeto. A mente, então, como um diamante perfeito, reflete apenas as características do objeto e nada mais.

No início, todas as atividades mentais, exceto o sono, estão envolvidas na compreensão de um objeto. Mas, gradualmente, permanecem apenas as que forem necessárias para uma compreensão correta, sem erro.

1.42

तत्र शब्दार्थज्ञानविकल्पैः संकीर्णा सवितर्का
समापत्तिः ।

tatra śabdārthajñānavikalpaiḥ saṅkīrṇā savitarkā
samāpattiḥ

Entretanto, isso não acontece espontaneamente. É gradual.

Inicialmente, por causa das nossas próprias ideias e experiências passadas, nossa compreensão do objeto é distorcida. Tudo o que foi ouvido, lido ou sentido pode interferir em nossa percepção.

Algumas dessas influências podem não ser válidas. Outras podem agora ser redundantes.

1.43

स्मृतिपरिशुद्धौ स्वरूपशून्येवार्थमात्रनिर्भासा
निर्वितर्का ।

smṛtipariśuddhau svarūpaśūnyevārthamātranirbhāsā
nirvitarkā

Quando o direcionamento da mente para o objeto é sustentado, as ideias e memórias do passado perdem terreno gradualmente. A mente torna-se transparente como cristal e une-se ao objeto. Nesse momento, não há sensação de si mesmo. Isso é a percepção pura.

1.44

एतयैव सविचारा निर्विचारा च सूक्ष्मविषया
व्याख्याता ।

etayaiva savicārā nirvicārā ca
sūkṣmaviṣayā vyākhyātā

Mas esse fenômeno nao é limitado em seu alcance.

Esse processo é possível com qualquer tipo de objeto, em qualquer nível de percepção, seja ela superficial e geral ou profunda e específica.

1.45

सूक्ष्मविषयत्वं चालिङ्गपर्यवसानम् ।

sūkṣmaviṣayatvaṁ cāliṅgaparyavasānam

Com a exceção de que a mente não pode compreender a própria fonte da percepção que existe dentro de nós, seus objetos de percepção podem ser ilimitados.

1.46

ता एव सबीजः समाधिः ।

tā eva sabījaḥ samādhiḥ

A mente pode chegar ao estado de yoga unilateralmente?

Todos esses processos de direcionar a mente envolvem um objeto de reflexão.

Eles também envolvem preparação, progressão gradual e um interesse sustentado. Porque sem esse interesse, haverá distração. Sem preparação, não pode haver base. E sem progressão gradual, o organismo pode reagir e se rebelar.

1.47

निर्विचारवैशारद्येऽध्यात्मप्रसादः ।

nirvicāravaiśāradye 'dhyātmaprasādaḥ

Quais são as consequências do desenvolvimento da capacidade de direcionar a mente?

Então, a pessoa começa a conhecer-se verdadeiramente.

Conforme a compreensão correta do objeto começa a nos enriquecer, também começamos a compreender nosso próprio ser.

1.48

ऋतंभरा तत्र प्रज्ञा ।

ṛtaṁbharā tatra prajñā

Então, o que a pessoa vê e compartilha com os outros é livre de erro.

1.49

श्रुतानुमानप्रज्ञाभ्यामन्यविषया विशेषार्थत्वात् ।

śrutānumānaprajñābhyāmanyaviṣayā
viśeṣārthatvāt

Seu conhecimento já não se baseia em memória ou inferência. É espontâneo, direto e de um nível e intensidade que ultrapassam o comum.

Em tais circunstâncias, nossa mente reflete simplesmente o objeto de nossa indagação, como um espelho polido e perfeito.

1.50

तज्जः संस्कारोऽन्यसंस्कारप्रतिबन्धी ।

tajjaḥ saṁskāro 'nyasaṁskārapratibandhī

Conforme essa qualidade recém-adquirida da mente gradualmente se fortalece, ela domina as outras tendências mentais que estão baseadas em compreensões errôneas.

1.51

तस्यापि निरोधे सर्वनिरोधान्निर्बीजः समाधिः ।

tasyāpi nirodhe sarvanirodhānnirbījaḥ samādhiḥ

Finalmente, se assim for,

A mente atinge um estado em que não há impressões de nenhum tipo. Está aberta, clara, simplesmente transparente.

Tal compreensão não é fruto de uma busca. Ela vem inevitavelmente, e nada pode detê-la.

Esse é o mais elevado estado de yoga, mas não pode ser descrito em palavras. Apenas os que o atingiram são capazes de compreender a sua natureza.

2

साधनपादः

SĀDHANAPĀDAḤ

O segundo capítulo é chamado *sādhanapāda*. Ele descreve as qualidades necessárias para mudar a mente, efetiva e gradualmente, de um estado de distração para um estado de atenção. Também explica por que essas qualidades são importantes e o que a sua prática envolve.

2.1

तपःस्वाध्यायेश्वरप्रणिधानानि क्रियायोगः ।

tapaḥsvādhyāyeśvarapraṇidhānāni kriyāyogaḥ

A prática de yoga deve reduzir as impurezas mentais e físicas. Deve desenvolver nossa capacidade de examinarmos a nós mesmos e nos ajudar a compreender que, em última análise, não somos os senhores de tudo o que fazemos.

Se a prática de Yoga não nos ajuda a remover os sintomas e as causas dos nossos problemas físicos e mentais, ela não pode nos levar nem a descobrir nosso ser interior nem a compreender a qualidade e a natureza de nossas ações. Em tais circunstâncias, as práticas terão validade duvidosa. Quanto mais nos refinamos por meio do yoga, mais percebemos que todas as nossas ações precisam ser reexaminadas sistematicamente e que não devemos tomar por certos os frutos de nossos atos.

2.2

समाधिभावनार्थः क्लेशतनूकरणार्थश्च ।

samādhibhāvanārthaḥ kleśatanūkaranārthaśca

Então, é certo que tais práticas removerão os obstáculos que impedem a percepção clara.

Todos nós somos inerentemente capazes de uma percepção clara. Mas uma coisa ou outra frequentemente parecem bloquear esse caminho. Que tipo de coisas são essas?

2.3

अविद्यास्मितारागद्वेषाभिनिवेशाः क्लेशाः ।

avidyāsmitārāgadveṣābhiniveśāḥ kleśāḥ

Os obstáculos são as compreensões errôneas, a falsa identidade, os apegos excessivos, as aversões sem razão e a insegurança.

2.4

अविद्या क्षेत्रमुत्तरेषां
प्रसुप्ततनुविच्छिन्नोदाराणाम् ।

avidyā kṣetramuttareṣāṁ
prasuptatanuvicchinnodārāṇām

O *sūtra* a seguir explica as correlações entre os obstáculos previamente citados:

A compreensão errônea é a fonte de todos os demais obstáculos. Eles não precisam aparecer simultaneamente, e seu impacto varia. Às vezes, são obscuros e quase invisíveis; outras vezes, estão expostos e dominantes.

É somente quando os obstáculos estão completamente visíveis que os seus efeitos são evidentes para as outras pessoas, mas não necessariamente para o indivíduo que deles padece.

2.5

अनित्याशुचिदुःखानात्मसु नित्यशुचिसुखात्मख्या-
तिरविद्या ।

anityāśuciduḥkhānātmasu
nityaśucisukhātmakhyātiravidyā

Os próximos *sūtras* descrevem os cinco obstáculos que acabamos de mencionar:

A compreensão errônea conduz a erros de compreensão do caráter, da origem e dos efeitos dos objetos percebidos.

O que em um determinado momento pode parecer de grande ajuda, mais tarde se transforma em um problema. O que buscamos como fonte de prazer pode vir a ter o efeito oposto. O ouro de tolo é tomado por ouro verdadeiro. Coisas destinadas a mudar, como a beleza da juventude, podem ser consideradas eternas. O que se considera como conhecimento fundamental pode, com o tempo, revelar-se inútil.

2.6

दृग्दर्शनशक्त्योरेकात्मतेवास्मिता ।

dṛgdarśanaśaktyorekātmatevāsmitā

A falsa identidade se estabelece quando consideramos a atividade mental como a verdadeira fonte da percepção.

As atitudes e atividades mentais mudam. Elas se modificam de acordo com influências tais como humores, hábitos e o ambiente em volta. Ainda assim, por alguma razão, nós muitas vezes as consideramos uma fonte de percepção constante e imutável (ver *sūtra* 2.20).

2.7

सुखानुशयी रागः ।

sukhānuśayī rāgaḥ

O apego excessivo está baseado na suposição de que o objeto contribuirá para a felicidade eterna.

Quando um objeto satisfaz um desejo, ele proporciona um momento de felicidade. Por causa dessa experiência, a posse dos objetos pode se tornar muito importante, até indispensável, a qualquer custo. O resultado pode ser a perda de aspectos essenciais da vida e a futura infelicidade.

2.8

दुःखानुशयी द्वेषः ।

duḥkhānuśayī dveṣaḥ

Aversões sem razão são normalmente o resultado de experiências dolorosas sofridas no passado, ligadas a determinados objetos e situações.

Essas aversões persistem, mesmo após as circunstâncias que causaram essas experiências desagradáveis terem mudado ou desaparecido.

2.9

स्वरसवाही विदुषोऽपि समारूढोऽभिनिवेशः ।

svarasavāhī viduṣo 'pi samārūḍho 'bhiniveśaḥ

A insegurança é o sentimento inato de ansiedade pelo que está por vir. Ela afeta tanto o ignorante quanto o sábio.

Essa síndrome pode ter uma base razoável em experiências passadas. Pode ser também completamente irracional. Não desaparece nem quando sabemos que a morte é iminente. É, talvez, o obstáculo mais difícil de superar.

2.10

ते प्रतिप्रसवहेयाः सूक्ष्माः ।

te pratiprasavaheyāḥ sūkṣmāḥ

Tendo descrito os obstáculos que impedem a percepção clara, Patañjali indica qual deveria ser a atitude de quem aspira reduzi-los.

Quando os obstáculos parecem não estar presentes, é importante ficar vigilante.

Um estado de clareza temporário não deve ser confundido com um estado permanente. Supor, então, que tudo estará desimpedido de agora em diante pode ser muito perigoso. Nesse momento é até mais importante ser prudente. A queda da clareza para a confusão é mais perturbadora do que um estado sem nenhuma clareza.

2.11

ध्यानहेयास्तद्वृत्तयः ।

dhyānaheyāstadvṛttayaḥ

Porém, quando há evidência de que os obstáculos estão reaparecendo, devemos imediatamente

Avançar em direção a um estado de reflexão, para reduzir o seu impacto e impedir que eles assumam o comando.

Qualquer meio que ajude a nos libertar das consequências desses obstáculos é aceitável. Pode ser uma oração, uma conversa com um professor ou uma diversão. Patañjali sugeriu vários meios no primeiro capítulo (*sūtra* 1.23 e 1.30 a 1.39) e seguem outros.

2.12

क्लेशमूलः कर्माशयो दृष्टादृष्टजन्मवेदनीयः ।

kleśamūlaḥ karmāśayo dṛṣṭādṛṣṭajanmavedanīyaḥ

Por que devemos ficar tão preocupados com esses obstáculos?

Os obstáculos influenciam nossas ações e suas consequências. Essas consequências podem estar evidentes ou não no momento da ação.

Esses obstáculos estão estabelecidos na mente e no corpo também, de onde partem todas as nossas ações. As ações empreendidas quando os obstáculos são dominantes certamente produzirão resultados indesejáveis, porque os obstáculos estão fundamentados em uma compreensão errônea. Quando nos enganamos com o que vemos, as conclusões daí tiradas serão incorretas. O próximo *sūtra* dá continuidade a esse tema.

2.13

सति मूले तद्विपाको जात्यायुर्भोगाः।

sati mūle tadvipāko jātyāyurbhogāḥ

Enquanto os obstáculos prevalecerem, todos os aspectos da ação serão afetados: sua execução, sua duração e suas consequências.

Os obstáculos podem levar à execução incorreta das nossas ações. Eles podem influenciar nossa atitude mental durante a ação e, talvez, reduzir ou prolongar o seu tempo de duração. Finalmente, os frutos das ações podem contribuir para manter problemas existentes ou criar novos.

2.14

ते ह्लादपरितापफलाः पुण्यापुण्यहेतुत्वात्।

te hlādaparitāpaphalāḥ puṇyāpuṇyāhetutvāt

Isso significa que todas as nossas ações poderiam engendrar problemas de algum tipo?

As consequências de uma ação serão dolorosas ou benéficas dependendo se os obstáculos estavam presentes ou não na idealização ou na execução da ação.

Se os obstáculos estão adormecidos ao empreender e executar uma ação, há clareza suficiente para perceber a atitude correta e os meios de atuação, e assim evitar enganos. Entretanto, se estiverem ativos, não pode haver clareza suficiente, e as consequências podem ser indesejáveis ou dolorosas.

2.15

परिणामतापसंस्कारदुःखैर्गुणवृत्तिविरोधाच्च
दुःखमेव सर्वं विवेकिनः ।

pariṇāmatāpasaṁskāraduḥkhairguṇavṛttivirodhācca
duḥkhameva sarvaṁ vivekinaḥ

Qual é a causa dos efeitos desagradáveis ou dolorosos?

Os efeitos dolorosos de qualquer objeto ou situação podem ser o resultado de um ou mais dos seguintes fatores: mudanças no objeto percebido, desejo de repetir experiências agradáveis e o poderoso efeito do condicionamento vindo do passado. Além disso, mudanças do próprio indivíduo podem ser fatores contribuintes.

Há constante mudança em nós mesmos e nos objetos de nossos sentidos. Essas mudanças podem não ser reconhecidas. Por isso, podemos desejar conseguir mais de uma mesma coisa quando já não há mais possibilidade disso. Os efeitos do condicionamento passado podem criar fortes reações, se aquilo a que estamos acostumados não estiver disponível. Acrescentemos a isso a complexidade dos nossos próprios padrões e do mundo à nossa volta. Assim, qualquer objeto ou situação pode contribuir para efeitos dolorosos e desagradáveis.

2.16

हेयं दुःखमनागतम् ।

heyaṁ duḥkhamanāgatam

Efeitos dolorosos que provavelmente ocorrerão devem ser prevenidos e evitados.

Qualquer coisa que ajude a prevenir ou reduzir os efeitos dolorosos deve ser feita. Patañjali continua a apresentar as causas dos efeitos dolorosos e explica o que podemos fazer para desenvolver em nós a capacidade de prever, impedir, reduzir ou aceitar tais efeitos. Resumindo, a prática de yoga tem como propósito a redução dos efeitos que são dolorosos para nós, por intermédio do desenvolvimento de nossa clareza. Isso significa que devemos aprender a conter e a controlar os obstáculos listados no *sūtra* 2.3.

2.17

द्रष्टृदृश्ययोः संयोगो हेयहेतुः ।

draṣṭṛdṛśyayoḥ saṁyogo heyahetuḥ

A causa primordial das ações que produzem efeitos dolorosos é, agora, apresentada.

A causa das ações que produzem efeitos dolorosos é a incapacidade de distinguir aquilo que é percebido daquilo que percebe.

Em cada um de nós existe uma entidade que percebe. Ela é claramente distinta daquilo que é percebido, como a mente, o corpo, os sentidos e os objetos. Mas, muitas vezes, não fazemos essa distinção. O que é percebido está sujeito a mudanças, porém não as reconhecemos. Essa falta de compreensão clara pode produzir efeitos dolorosos, sem que sejamos capazes de reconhecê-los.

2.18

प्रकाशक्रियास्थितिशीलं भूतेन्द्रियात्मकं
भोगापवर्गार्थं दृश्यम् ।

prakāśakriyāsthitiśīlaṁ bhūtendriyātmakaṁ
bhogāpavargārthaṁ dṛśyam

O que distingue os objetos de percepção daquele que percebe? O próximo *sūtra* explica:

Tudo o que é percebido inclui não apenas os objetos externos, mas também a mente e os sentidos. Eles compartilham três qualidades:

inércia, atividade e clareza. E têm dois tipos de efeitos: expor "aquele que percebe" às suas influências ou poporcionar os meios para fazer a distinção entre eles e "aquele que percebe".

Tudo o que é percebido pode apresentar as três qualidades mencionadas, mas elas variam em intensidade e grau. A natureza de seus efeitos sobre nós é explorada mais profundamente nos próximos *sūtras*.

2.19

विशेषाविशेषलिङ्गमात्रालिङ्गानि गुणपर्वाणि ।

viśeṣāviśeṣaliṅgamātrāliṅgāni guṇaparvāṇi

Tudo o que é percebido está relacionado porque compartilha as três qualidades.

Além disso, eles afetam um ao outro. Por exemplo, o que comemos influencia o estado da nossa mente. Nosso estado mental afeta a nossa atitude para com nossos corpos e nosso ambiente.

2.20

द्रष्टा दृशिमात्रः शुद्धोऽपि प्रत्ययानुपश्यः ।

draṣṭā dṛśimātraḥ śuddho 'pi pratyayānupaśyaḥ

O que é esse que percebe?

Aquele que percebe não está sujeito a quaisquer variações. Mas percebe sempre por meio da mente.

Consequentemente, a qualidade da percepção é afetada pelo estado da mente, que é o instrumento da percepção. Se há percepção ou não, se ela é correta ou incorreta, isso depende do estado da mente. Da mesma maneira, a cor de um objeto é afetada pela cor do vidro através do qual ele é visto.

2.21

तदर्थ एव दृश्यस्यात्मा ।

tadartha eva dṛśyasyātmā

Tudo o que é perceptível tem um único propósito: ser percebido.

Assim, os objetos estão a serviço "daquele que percebe", mas não têm individualidade própria. Sua finalidade consiste em serem percebidos por um "percebedor". Assim como a comida está na mesa para ser servida ao convidado, e não por si mesma.

2.22

कृतार्थं प्रति नष्टमप्यनष्टं तदन्यसाधारणत्वात् ।

kṛtārthaṁ prati naṣṭamapyanaṣṭam
tadanyasādhāraṇatvāt

Isso significa que sem um "percebedor" os objetos da percepção não existem?

A existência de todos os objetos de percepção e o seu surgimento são independentes das necessidades da pessoa que percebe. Eles existem sem uma referência pessoal, para poder atender às diferentes necessidades dos diferentes indivíduos.

As necessidades de um indivíduo só podem ser definidas em um determinado momento. Algumas necessidades são periódicas ou intermitentes. E as necessidades de um indivíduo não podem ser consideradas mais importantes, em termos de qualidade e justificativa, do que as de outro. Um carro pode ser inútil para seu proprietário, mas útil para sua esposa. A comida pode não ser necessária agora, mas daqui a algumas horas pode ser essencial. A comida desaparece da mesa se o convidado não chega?

2.23

स्वस्वामिशक्त्योः स्वरूपोपलब्धिहेतुः संयोगः ।

svasvāmiśaktyoḥ
svarūpopalabdhihetuḥ saṁyogaḥ

Além disso,

Tudo o que é percebido, seja o que for e qual for seu efeito sobre determinado indivíduo, tem uma única finalidade: clarificar a distinção entre o externo que é visto e o interno que vê.

Ainda que alguma coisa possa parecer poderosa ou perturbadora, é a nossa reação a ela que determina os seus efeitos. Portanto, ao distinguirmos o que percebe do que é percebido, o que vê do que é visto, podemos colocar o objeto em sua perspectiva correta e assegurarmo-nos de que somos nós que determinamos seu efeito e sua influência sobre nós.

2.24

तस्य हेतुरविद्या ।

tasya heturavidyā

Por que a clareza não existe em certas ocasiões?

A ausência de clareza em distinguir entre o que percebe e o que é percebido se deve ao acúmulo de compreensões errôneas.

2.25

तदभावात्संयोगाभावो हानं तद्दृशेः
कैवल्यम् ।

tadabhāvātsaṁyogābhāvo hānaṁ
taddṛśeḥ kaivalyam

Conforme a compreensão errônea é reduzida, há um correspondente aumento de clareza. Esse é o caminho para a liberdade.

Sim, esse é o objetivo último da prática de yoga. Liberdade é a ausência das consequências dos obstáculos e a supressão das ações cujos efeitos nos perturbam ou nos distraem.

2.26

विवेकख्यातिरविप्लवा हानोपायः ।

vivekakhyātiraviplavā hānopāyaḥ

Como alcançar essa liberdade? É realmente possível?

Essencialmente, os meios devem ser direcionados para o desenvolvimento da clareza, de maneira que se torne evidente a diferença entre as qualidades mutáveis daquilo que é percebido e as qualidades imutáveis daquele que percebe.

Isso exige esforço constante. Esse esforço deve reduzir a persistente irrupção dos obstáculos enumerados no *sūtra* 2.3 e, por fim, eliminar completamente os seus efeitos. Uma vez iniciada essa prática, o alicerce do yoga estará estabelecido.

2.27

तस्य सप्तधा प्रान्तभूमिः प्रज्ञा ।

tasya saptadhā prāntabhūmiḥ prajñā

A obtenção de clareza é um processo gradual.

O primeiro passo é reconhecer que certas tendências da nossa mente produzem efeitos dolorosos. Se essas tendências não forem reduzidas, podemos chegar a uma situação irreversível.

2.28

योगाङ्गानुष्ठानादशुद्धिक्षये
ज्ञानदीप्तिराविवेकख्यातेः ।

yogāṅgānuṣṭhānādaśuddhikṣaye
jñānadīptirāvivekakhyāteḥ

Pode-se fazer alguma coisa para reconhecer e corrigir essas tendências? Patañjali propõe meios definitivos para reduzir o acúmulo de obstáculos, como a compreensão errônea. Pois somente a redução desses obstáculos poderá reverter nossas tendências, responsáveis por produzir efeitos indesejáveis.

A prática e a reflexão sobre os diferentes aspectos do yoga gradualmente reduzem os obstáculos, como a compreensão errônea [sūtra 2.3]. *Então, a chama da percepção brilha e a distinção entre aquele que percebe e aquilo que é percebido torna-se mais e mais evidente. Agora, tudo pode ser compreendido sem erro.*

Se a mente está livre dos obstáculos que nublam a percepção verdadeira, já não pode haver erro ou falha na percepção. As ações ficam livres de consequências lastimáveis.

Patañjali apresenta os componentes do yoga:

2.29

यमनियमासनप्राणायामप्रत्याहारधारणाध्यानसमाध-
योऽष्टावङ्गानि ।

yamaniyamāsanaprāṇāyāmapratyāhāra-
dhāraṇādhyānasamādhayo 'ṣṭāvaṅgāni

Existem oito componentes do yoga. São eles:

1. yama *ou atitudes para com nosso ambiente.*
2. niyama *ou atitudes para conosco.*
3. āsana, *a prática de exercícios físicos.*
4. prāṇāyāma, *a prática de exercícios respiratórios.*
5. pratyāhāra, *a restrição dos nossos sentidos.*
6. dhāraṇā, *a habilidade de direcionar nossa mente.*
7. dhyāna, *a habilidade de desenvolver interações com o que buscamos compreender.*
8. samādhi, *a integração completa com o objeto a ser compreendido.*

A ordem da apresentação vai do relacionamento com o exterior a um estado de instrospecção muito intenso e refinado. Essa ordem, no entanto, não é necessariamente a sequência da prática. Não há regras estabelecidas ou rotas definitivas. O praticante deve adotar a rota a que ele melhor se adapte, para atingir o estado descrito no *sūtra* 1.2. Todos os componentes desenvolvem-se simultaneamente, à medida que o indivíduo progride.

2.30

अहिंसासत्यास्तेयब्रह्मचर्यापरिग्रहा यमाः ।

ahiṁsāsatyāsteyabrahmacaryāparigrahā yamāḥ

Os oito componentes do yoga são examinados nos *sūtras* a seguir.

Yama *compreende:*

1. *Consideração para com todos os seres vivos, especialmente os que são inocentes, os que estão em dificuldade ou em situação pior do que a nossa.*
2. *Comunicação correta por meio da fala, da escrita, de gestos e ações.*
3. *Ausência de cobiça, ou a capacidade de resistir a um desejo por algo que não nos pertence.*
4. *Moderação em todas as nossas ações.*
5. *Ausência de ganância, ou a habilidade de aceitar apenas o que é apropriado.*

Como manifestamos essas qualidades e como nos esforçamos para obtê-las depende, inevitavelmente, de nossa base social e cultural, de nossas crenças religiosas e de nosso caráter e potencial individual. Mas a sua manifestação em um indivíduo é reflexo do grau de atividade dos obstáculos mentais nele. O modo como nos comportamos com os outros e com nosso ambiente revela nossas personalidades e nosso estado mental. A maneira de bater na porta revela o caráter do visitante!

2.31

जातिदेशकालसमयानवच्छिन्नाः सार्वभौमा महाव्रतम् ।

jātideśakālasamayānavacchinnāḥ sārvabhaumā mahāvratam

Quando a adoção dessas atitudes em nosso ambiente já não é uma mera obrigação, independentemente da nossa situação social, cultural, intelectual ou individual, ela se aproxima da irreversibilidade.

Não podemos começar com tais atitudes. Se as adotamos abruptamente, não conseguimos sustentá-las. Sempre encontramos desculpas para não mantê-las. Mas, se buscarmos identificar as razões pelas quais mantemos visões contrárias a elas e isolarmos os obstáculos que permitem tais visões, nossas atitudes gradualmente mudarão. Os obstáculos cederão e nosso comportamento em relação aos outros e ao nosso ambiente mudará para melhor.

2.32

शौचसंतोषतपःस्वाध्यायेश्वरप्रणिधानानि
नियमाः ।

śaucasaṅtoṣatapaḥsvādhyāyeśvara-
praṇidhānāni niyamāḥ

Niyama *compreende:*

1. *Limpeza, ou seja, manter limpo e asseado nosso corpo e o ambiente ao nosso redor.*
2. *Contentamento ou a faculdade de estarmos confortáveis com o que temos e com o que não temos.*
3. *A remoção de impurezas em nosso corpo e mente por meio da manutenção de hábitos corretos de sono, exercício, nutrição, trabalho e relaxamento.*
4. *Estudo e necessidade de rever e avaliar nosso progresso.*
5. *Reverência a uma inteligência superior ou a aceitação de nossas limitações diante de Deus, Aquele que tudo sabe.*

Como no caso das nossas atitudes para com os outros e o ambiente, essas prioridades se estabelecem por si próprias; as atitudes corretas se desenvolvem concomitantemente à correção dos nossos erros e atos que causam problemas.

2.33

वितर्कबाधने प्रतिपक्षभावनम् ।

vitarkabādhane pratipakṣabhāvanam

Como podemos examinar e reexaminar nossas atitudes para com os outros?

Quando essas atitudes são questionadas, pode ser útil a reflexão sobre as possíveis consequências de atitudes alternativas.

Isso significa que devemos encontrar meios de examinar intelectualmente as consequências de diferentes atitudes possíveis em dado momento ou em certas circunstâncias: olhar antes de saltar!

2.34

वितर्का हिंसादयः कृतकारितानुमोदिता
लोभक्रोध- मोहपूर्वका मृदुमध्याधिमात्रा
दुःखाज्ञानानन्तफला इति प्रतिपक्षभावनम् ।

vitarkā himsādayaḥ kṛtakāritānumoditā
lobhakrodhamohapūrvakā mṛdumadhyādhimātrā
duḥkhājñānantaphalā iti pratipakṣabhāvanam

Patañjali explica melhor este ponto:

Por exemplo, um desejo repentino de agir com rudeza, de encorajar ou aprovar ações indelicadas, pode ser contido pela reflexão sobre as consequências prejudiciais disso. Muitas vezes, atos como esses são resultado de instintos inferiores como raiva, possessividade ou um julgamento incorreto. Sejam essas ações de menor ou maior relevância, a reflexão em uma atmosfera favorável pode conter nosso desejo de agir assim.

Muitas vezes, algumas das nossas atitudes para com pessoas, situações e ideias não são muito claras. Nesse ponto, um passo precipitado pode fazer-nos cair em situações indesejadas. Em tais circunstâncias, qualquer oportunidade de pensar melhor é digna de consideração. Prevenir vale mais do que curar.

2.35

अहिंसाप्रतिष्ठायां तत्संनिधौ वैरत्यागः ।

ahimsāpratiṣṭhāyāṁ tatsaṅnidhau vairatyāgaḥ

Devemos lembrar que há variações individuais. Alguns de nós podem se sentir bem confortáveis ao examinar seus motivos e atitudes. Outros podem achar muito difícil refletir sobre si mesmos. Patañjali agora indica sinais de progresso em cada uma das dez atitudes enumeradas nos *sūtras* 2.30 e 2.32.

Quanto mais atenciosa uma pessoa é, mais ela estimula sentimentos bons entre todos aqueles que estão em sua presença.

Até aqueles que não são amistosos em outros momentos e com outras pessoas podem mostrar um outro lado e ser amáveis na presença de pessoas assim.

2.36

सत्यप्रतिष्ठायां क्रियाफलाश्रयत्वम् ।

satyapratiṣṭhāyām kriyāphalāśrayatvam

Uma pessoa que demonstra um alto grau de sinceridade na comunicação não falhará em suas ações.

A capacidade de ser honesto na comunicação, de comunicar com sensibilidade, sem machucar os outros, sem mentir e com a necessária reflexão, requer um estado muito refinado. Pessoas assim não erram em suas ações.

2.37

अस्तेयप्रतिष्ठायां सर्वरत्नोपस्थानम् ।

asteyapratiṣṭhāyām sarvaratnopasthānam

Uma pessoa que é digna de confiança, porque não cobiça o que pertence a outros, naturalmente tem a confiança de todos e tudo é compartilhado com ela, por mais precioso que possa ser aquilo a compartilhar.

2.38

ब्रह्मचर्यप्रतिष्ठायां वीर्यलाभः ।

brahmacaryapratiṣṭhāyām vīryalābhaḥ

Na sua melhor forma, a moderação produz o mais alto nível de vitalidade individual.

Nada desperdiçamos se buscamos desenvolver moderação em todas as coisas. Qualquer coisa em excesso traz problemas. Muito pouco pode ser igualmente inadequado.

2.39

अपरिग्रहस्थैर्ये जन्मकथंतासंबोधः ।

aparigrahasthairye janmakathaṁtāsaṁbodhaḥ

Quem não é ganancioso, é seguro. Tem tempo para pensar profundamente. Sua compreensão de si mesmo é completa.

Quanto mais coisas possuímos, mais nos ocupamos tomando conta delas. O tempo e a energia gastos em adquirir e proteger novos bens e na preocupação com eles não podem ser dedicados às questões essenciais da vida. Qual é o limite do que devemos possuir? Com que propósito, para quem e por quanto tempo? A morte chega antes que tenhamos tempo para começar a considerar essas questões.

2.40

शौचात्स्वाङ्गजुगुप्सा परैरसंसर्गः ।

śaucātsvāṅgajugupsā parairasaṁsargaḥ

Quando a limpeza é desenvolvida, ela revela o que precisa ser constantemente mantido e o que é eternamente limpo. O que decai é externo. O que não decai está profundamente dentro de nós.

Nossa preocupação excessiva e o apego a coisas externas, ambos momentâneos e superficiais, reduzem-se.

2.41

**सत्त्वशुद्धिसौमनस्यैकाग्र्येन्द्रियजयात्मद-
र्शनयोग्यत्वानि च ।**

sattvaśuddhisaumanasyaikāgryendriya-
jayātmadarśanayogyatvāni ca

Além do mais, a pessoa se torna capaz de refletir sobre a natureza mais profunda de sua própria individualidade, incluindo a fonte da percepção, sem ser distraída pelos sentidos e livre da compreensão errônea acumulada no passado.

Tomar as coisas externas como sendo as mais valiosas e protegê-las a todo custo não é a parte mais importante da vida. Há muito mais para examinarmos. Roupas sujas podem fazer uma pessoa parecer feia, mas podem ser mudadas. Porém, se há sujeira dentro de nós, isso não pode ser mudado tão facilmente.

2.42

संतोषादनुत्तमः सुखलाभः ।

saṁtoṣādanuttamaḥ sukhalābhaḥ

O resultado do contentamento é a felicidade total.

A felicidade que obtemos ao adquirir posses é apenas temporária. Nós precisamos encontrar outras novas e também adquiri-las para manter esse tipo de felicidade. Não há fim para isso. Mas o contentamento verdadeiro, que conduz à felicidade total e ao júbilo, se diferencia claramente.

2.43

कायेन्द्रियसिद्धिरशुद्धिक्षयात्तपसः ।

kāyendriyasiddhiraśuddhikṣayāttapasaḥ

A remoção das impurezas permite um funcionamento mais eficaz do corpo.

As doenças e as incapacidades físicas e mentais são contidas.

2.44

स्वाध्यायादिष्टदेवतासंप्रयोगः ।

svādhyāyādiṣṭadevatāsaṁprayogaḥ

O estudo, quando é desenvolvido no seu mais alto grau, aproxima o indivíduo de forças mais elevadas, que promovem a compreensão daquilo que é mais complexo.

Quanto mais efetivo o nosso estudo, melhor compreendemos nossas fraquezas e nossos pontos fortes. Aprendemos a anular nossas fraquezas e a usar nossas forças ao máximo. Assim, não há limite para a nossa compreensão.

2.45

समाधिसिद्धिरीश्वरप्रणिधानात् ।

samādhisiddhirīśvarapraṇidhānāt

A reverência a Deus desenvolve a capacidade de compreendermos plenamente qualquer objeto que se escolha.

Conquistamos um sentimento de confiança a partir dessa reverência à inteligência suprema. Então, direcionar a mente para qualquer objeto, de qualquer complexidade, não é um problema.

2.46

स्थिरसुखमासनम् ।

sthirasukhamāsanam

Āsana e *prāṇāyāma*, os próximos dois aspectos do yoga (ver *sūtra* 2.29), são apresentados agora, porque nos ajudam a compreender e a usar correta e apropriadamante nosso corpo e nossa respiração. É mais fácil começar por eles do que pela mudança de nossas atitudes, por exemplo. Com eles, é possível para a maioria de nós começar a reduzir os obstáculos ao estado de yoga. As instruções dadas aqui são sucintas porque essas práticas devem ser aprendidas diretamente de um professor competente.

Āsana *deve ter a dupla qualidade de atenção e relaxamento.*

A prática de *āsana* se refere a exercícios corporais. Quando são adequadamente praticados, deve haver atenção sem tensão e relaxamento sem embotamento ou torpor.

2.47

प्रयत्नशैथिल्यानन्तसमापत्तिभ्याम् ।

prayatnaśaithilyānantasamāpattibhyām

Essas qualidades podem ser obtidas pelo reconhecimento e pela observação das reações do corpo e da respiração às várias posturas que constituem a prática de āsana. *Uma vez conhecidas, essas reações podem ser controladas passo a passo.*

2.48

ततो द्वंद्वानभिघातः ।

tato dvaṅdvānabhighātaḥ

Se esses princípios forem seguidos corretamente, a prática de āsana *ajudará a pessoa a suportar e até a minimizar as influências externas sobre o corpo, como a idade, o clima, a dieta e o trabalho.*

Esse é o começo da redução do efeito de obstáculos como a compreensão errônea; porque o corpo expressa o que está na mente. Práticas como a de *āsana* começam a corrigir as consequências prejudiciais dos obstáculos no nível do corpo. O bem-estar assim desenvolvido nos abre para a possibilidade de uma maior compreensão sobre nós mesmos. Se temos uma dor nas costas, a necessidade de alívio dessa dor domina nossos pensamentos. Se, por meio dos nossos esforços na prática de *āsana*, reduzimos essa dor nas costas, podemos então começar a explorar as causas da dor.

2.49

तस्मिन्सतिश्वासप्रश्वासयोर्गतिविच्छेदः
प्राणायामः ।

tasminsatiśvāsapraśvāsayorgativicchedaḥ
prāṇāyāmaḥ

Por meio de práticas de *āsana* podemos também compreender como a respiração se comporta. Os padrões de respiração são muito pessoais. Eles podem variar em consequência do nosso estado mental ou de mudanças corporais, derivadas da ação de forças tanto externas quanto internas. Esse conhecimento da respiração, adquirido por meio da prática de *āsana*, é a base para começar a prática de *prāṇāyāma*.

Prāṇāyāma *é o controle consciente e deliberado da respiração, substituindo padrões inconscientes. É possível somente após um domínio razoável da prática de* āsana.

Essa prática se realiza normalmente em uma posição sentada, confortável, mas com a coluna ereta.

2.50

बाह्याभ्यन्तरस्तम्भवृत्तिर्देशकालसंख्याभिः
परिदृष्टो दीर्घसूक्ष्मः ।

bāḥyābhyantarastambhavṛttirdeśakāla-
saṁkhyabhiḥ paridṛṣṭo dīrghasūkṣmaḥ

Quais são os componentes do *prāṇāyāma*?

Ele envolve o controle da exalação, da inalação e da suspensão da respiração. O controle desses três processos é alcançado modulando sua duração e sustentando essa modulação por um período de tempo. A mente deve direcionar-se a esse processo. Esses componentes da respiração devem ser longos e uniformes.

Muitas combinações são possíveis na prática de *prāṇāyāma*. Há muitas técnicas disponíveis, mas detalhes sobre elas estão além do escopo deste texto.

2.51

बाह्याभ्यन्तरविषयाक्षेपी चतुर्थः ।

bāhyābhyantaraviṣayākṣepī caturthaḥ

Um estado respiratório totalmente diferente aparece no estado de yoga.

Então a respiração transcende o nível da consciência.

Não é possível ser mais específico.

2.52

तत: क्षीयते प्रकाशावरणम् ।

tataḥ kṣīyate prakāśāvaraṇam

Os resultados da prática de *prāṇāyāma* são indicados:

A prática regular de prāṇāyāma reduz os obstáculos que inibem a percepção clara.

2.53

धारणासु च योग्यता मनस: ।

dhāraṇāsu ca yogyatā manasaḥ

E a mente está agora preparada para o processo de direcionar-se a uma meta escolhida.

2.54

स्वविषयासंप्रयोगे चित्तस्य स्वरूपानुकार

इवेन्द्रियाणां प्रत्याहार: ।

svaviṣayāsaṁprayoge cittasya svarūpānukāra

ivendriyāṇāṁ pratyāhāraḥ

A restrição dos sentidos, *pratyāhāra*, que é o quinto aspecto do yoga (ver *sūtra* 2.29), é agora definida:

A restrição dos sentidos ocorre quando a mente é capaz de permanecer na direção escolhida, e os sentidos, desconsiderando os diferentes objetos à sua volta, seguem fielmente a direção da mente.

2.55

तत: परमा वश्यतेन्द्रियाणाम् ।

tataḥ paramā vaśyatendriyāṇām

Então, os sentidos estão dominados.

Eles cooperam na reflexão escolhida, em vez de serem uma causa de distração. A restrição dos sentidos não pode ser uma disciplina rigorosa. Ela se desenvolve à medida que são purificados, dentro de nós, os obstáculos à percepção.

3

विभूतिपादः

VIBHŪTIPĀDAḤ

Neste capítulo, *vibhūtipāda*, Patañjali descreve a capacidade da mente de alcançar um estado livre de distrações, por meio das várias práticas descritas nos dois capítulos anteriores. Uma mente assim pode explorar objetos e conceitos profundamente; suas possibilidades são realmente inumeráveis. Nasce no indivíduo um conhecimento dos objetos que é de uma dimensão até então desconhecida. Tal conhecimento, entretanto, pode ele mesmo ser uma fonte de distração e impedir que a pessoa alcance o mais elevado estado de ser. Esse estado superior é a liberação de toda perturbação, de qualquer tipo e em todo momento. Os próximos três *sūtras* descrevem o sexto, o sétimo e o oitavo componentes do yoga, já mencionados no *sūtra* 2.29. Os primeiros cinco componentes já foram descritos no capítulo 2.

3.1

देशबन्धश्चित्तस्य धारणा ।

deśabandhaścittasya dhāraṇā

*A mente atingiu a habilidade de ser direcionada (*dhāraṇā*) quando o direcionamento a um objeto escolhido se torna possível, apesar dos numerosos objetos potencialmente ao alcance do indivíduo.*

A pessoa escolhe o objeto sem levar em conta a atração exercida por outras possibilidades. O objeto escolhido pode ser de ordem sensorial ou conceitual, simples ou complexo, tangível ou intangível, em condições de fácil alcance ou praticamente inacessível. A habilidade de manter o foco dessa maneira não é possível se nossas mentes estiverem imersas em distrações, ou fortemente afetadas por obstáculos tais como a compreensão errônea (ver *sūtra* 2.3).

3.2

तत्र प्रत्ययैकतानता ध्यानम् ।

tatra pratyayaikatānatā dhyānam

Uma vez fixada a direção, cria-se um vínculo entre as atividades da mente e o objeto escolhido.

Então, as atividades mentais formam um fluxo ininterrupto, em relação exclusiva com esse objeto.

Inicialmente, nossa compreensão é influenciada pela compreensão errônea, por nossas imaginações e nossas memórias. Mas, conforme o processo de compreensão se intensifica, ele renova e aprofunda nosso conhecimento do objeto.

3.3

तदेवार्थमात्रनिर्भासं स्वरूपशून्यमिव समाधिः ।

tadevārthamātranirbhāsaṁ
svarūpaśūnyamiva samādhiḥ

*Logo a pessoa está tão envolvida no objeto, que nada, exceto a compreensão do objeto, é evidente. É como se a pessoa tivesse perdido a sua própria identidade. Essa é a completa integração com o objeto de compreensão (*samādhi*).*

Quando alcançamos esse estado, tudo o que é evidente é o objeto em si. Não estamos nem conscientes de que somos seres distintos, separados do objeto. Nossas atividades mentais estão integradas com o objeto e nada mais.

3.4

त्रयमेकत्र संयमः ।

trayamekatra saṁyamaḥ

Os três processos descritos nos *sūtras* 3.1 a 3.3 podem ser aplicados a diferentes objetos em momentos diferentes, ou podem ser todos direcionados a um mesmo objeto por um período de tempo indefinido.

Quando esses processos são contínua e exclusivamente aplicados ao mesmo objeto, essa prática é chamada de saṁyama.

3.5

तज्जयात्प्रज्ञालोकः ।

tajjayātprajñālokaḥ

Quais são os resultados dessa prática contínua e exclusiva de *saṁyama*?

Saṁyama *sobre um objeto escolhido leva a um conhecimento completo desse objeto, em todos os seus aspectos.*

3.6

तस्य भूमिषु विनियोगः ।

tasya bhūmiṣu viniyogaḥ

Qualquer objeto pode ser selecionado para direcionar a mente no processo de *saṁyama*? Em que devemos basear a nossa escolha?

Saṁyama *deve ser desenvolvido gradualmente.*

O objeto de *saṁyama* deve ser escolhido com a devida apreciação do nosso potencial para tal reflexão. Devemos começar pelos objetos menos complicados e por aqueles que podem ser analisados de diversas maneiras. Assim, as chances de um desenvolvimento bem-sucedido são maiores. Fica implícito que um professor que nos conheça bem pode nos ajudar muito na escolha dos objetos.

3.7

त्रयमन्तरङ्गं पूर्वेभ्यः ।

trayamantaraṅgaṁ pūrvebhyaḥ

Quando se trata da prática de *saṁyama*, ou de outra qualquer, não é possível especificar o que é fácil para determinada pessoa. Patañjali introduz a ideia de relatividade. Tudo é relativo.

Comparados com os cinco primeiros componentes do yoga [sūtra *2.29],* *os próximos três* [sūtras *3.1 a 3.3] são mais complexos.*

Os cinco primeiros componentes se referem às nossas atitudes em relação ao ambiente, em relação a nós mesmos, à prática de exercícios físicos (*āsana*), de exercícios respiratórios (*prāṇāyāma*) e à restrição dos sentidos (*pratyāhāra*). Eles são mais fáceis de compreender e de alcançar do que os próximos três aspectos. Estes se referem à habilidade de direcionar nossa mente (*dhāraṇā*), de desenvolver uma interação perfeita com aquilo que buscamos compreender (*dhyāna*), assim como uma completa integração com o objeto de nossa compreensão (*samādhi*).

3.8

तदपि बहिरङ्गं निर्बीजस्य ।

tadapi bahiraṅgaṁ nirbījasya

Ao desenvolver nossas capacidades, podemos, por meio de disciplina contínua, refinar e adaptar suficientemente nossa mente para facilitar o processo de direcioná-las sem dificuldade.

*O estado em que a mente está isenta de impressões de qualquer tipo e em que nada fica fora do seu alcance (*nirbījah samādhi*) é mais complexo do que o estado em que se direciona a mente para um objeto (*samādhi*).*

O *sūtra* 1.51 o define como o mais elevado estado de yoga. A mente nesse estado é simplesmente transparente, isenta de qualquer resistência à reflexão e livre de impressões do passado de qualquer tipo.

A mensagem dos *sūtras* 3.7 e 3.8 é de que *saṁyama* só é possível em nosso próprio nível individual. Não pode haver gradação universal para a escolha do foco da reflexão. Ele não pode estar no mesmo nível para todos, em todo momento. Esse é o aspecto relativo de *saṁyama*, já que ele se baseia em capacidades e necessidades individuais. Alguns podem ter desenvolvido, por outros meios, capacidades que lhes permitam começar a prática de *saṁyama* em um nível mais elevado que outros. Um especialista em anatomia humana não precisa estudar muito para compreender a coluna vertebral do cavalo. Mas um especialista em finanças deve começar pelo estudo da anatomia básica.

3.9

व्युत्थाननिरोधसंस्कारयोरभिभवप्रादुर्भावौ
निरोधक्षणचित्तान्वयो निरोधपरिणामः ।

vyutthānanirodhasaṁskārayorabhibhavaprādur-
bhāvau nirodhakṣaṇacittānvayo nirodhapariṇāmaḥ

Como podem ser modificadas as nossas mentes, acostumadas a um certo modo de funcionar? Patañjali trata essa questão mostrando que tudo o que percebemos está sujeito à modificação. Mais do que isso, tudo pode ser modificado da maneira escolhida.

> *A mente é capaz de dois estados, baseados em duas tendências distintas: a distração e a atenção. No entanto, em um dado momento, apenas um estado prevalece, e esse estado influencia o comportamento, as atitudes e as formas de expressão da pessoa.*

Quando prevalece o estado de atenção, nossa postura é serena, nossa respiração é calma e nossa concentração no objeto escolhido é tal que ficamos completamente absorvidos nele, esquecidos do que nos cerca. Mas, quando nosso estado é de distração, nossa postura está longe de ser tranquila, a respiração é irregular e nossas atitudes dão pouca indicação de qualquer capacidade de atenção.

3.10

तस्य प्रशान्तवाहिता संस्कारात् ।

tasya praśāntavāhitā saṁskārāt

É possível desenvolver o estado de atenção?

Pela prática constante e ininterrupta, a mente pode permanecer no estado de atenção por longo tempo.

Mas, se não nos esforçarmos para sustentar esse estado, o estado de distração dominará.

3.11

सर्वार्थतैकाग्रतयोः क्षयोदयौ चित्तस्य समाधिपरिणामः ।

sarvārthataikāgratạyoḥ kṣayodayau cittasya samādhipariṇāmaḥ

Até a qualidade da distração pode variar e ser modificada. A mente pode ser caótica, ou tão pesada que nada possa perturbá-la. Ou pode ser muito suscetível à perturbação. Essas variações dependem de nossas tendências passadas e de como respondemos a elas. Há um outro estado de ser que é intermediário.

A mente alterna entre a possibilidade de concentração intensa e um estado em que outros objetos podem atrair sua atenção.

A diferença entre a situação anterior e esta é que, na primeira, nossa mente oscila entre dois estados muito diferentes, opostos, enquanto, na segunda, a diferença entre os dois estados que se alternam é muito menor. Há, neste último caso, uma grande chance de retorno à direção escolhida para a indagação, sem grande perda de tempo e sem os efeitos duradouros do estado mental de distração.

3.12

तत: पुन: शान्तोदितौ तुल्यप्रत्ययौ
चित्तस्यैकाग्रता-परिणाम: ।

tataḥ punaḥ śāntoditau tulyapratyayau
cittasyaikāgratāpariṇāmaḥ

Com mais refinamento,

A mente alcança um estado em que o vínculo com o objeto é consistente e contínuo. As distrações deixam de aparecer.

Nosso relacionamento com o objeto já não é mais interrompido pelas outras tendências da mente. A compreensão completa do objeto é definitiva.

3.13

एतेन भूतेन्द्रियेषु धर्मलक्षणावस्थापरिणामा
व्याख्याता: ।

etena bhūtendriyeṣu dharmalakṣaṇāva-
sthāpariṇāmā vyākhyātāḥ

Assim sendo, é evidente que nossas mentes podem ter diferentes características. Essas características também estão sujeitas à mudança. A mente, os sentidos e os objetos dos sentidos compartilham três características básicas: inércia, atividade e clareza. De certo modo, a maioria das mudanças em nossa mente é possível porque essas três qualidades estão em estado de fluxo constante. Como e quando elas mudam? Que combinações produzem as diferentes características da mente? Esse é um assunto complexo. Entretanto,

Assim como foi estabelecido que a mente tem diferentes estados (que originam no indivíduo diferentes atitudes, possibilidades e padrões de comportamento), também pode-se dizer que tais mudanças podem ocorrer em todos os objetos de percepção e nos sentidos. Essas mudanças podem se manifestar em diferentes níveis e ser influenciadas por forças exteriores, como o tempo ou a nossa inteligência.

O tempo pode transformar uma flor viçosa em algumas pétalas secas. Um ourives pode fazer de uma pepita de ouro um delicado pingente. Um metalúrgico, por sua vez, pode convertê-lo em um composto capaz de armazenar líquidos muito corrosivos. Essas características, que se manifestam em um determinado momento, não constituem a história completa do objeto. Mas, se todo o potencial do ouro é conhecido, por exemplo, muitos produtos podem ser fabricados, e eles podem ter propriedades muito diferentes. O mesmo é válido para o corpo e os sentidos. As habilidades manuais de um artista são bem diferentes das de um mecânico de automóveis; o raciocínio de um filósofo é diferente do de um homem de negócios.

3.14

शान्तोदिताव्यपदेश्यधर्मानुपाती धर्मी ।

śāntoditāvyapadeśyadharmānupātī dharmī

Todas essas diferentes características devem estar alojadas em algum lugar, sob uma forma ou outra.

Uma substância contém todas as suas características e, dependendo da forma particular que adota, as características correspondentes a essa forma se manifestarão. Mas qualquer que seja a forma, quaisquer que sejam as características exibidas, existe uma base que abarca todas as características. Algumas delas apareceram no passado, outras estão aparentes no agora e outras ainda podem se revelar no futuro.

Os *sūtras* 3.9 a 3.14 significam que tudo o que percebemos é fato e não ficção. Mas os fatos estão sujeitos à mudança. Essas duas regras de Patañjali, conhecidas como *satvāda* e *pariṇāmavāda*, são a base de seu ensinamento.

3.15

क्रमान्यत्वं परिणामान्यत्वे हेतुः ।

kramānyatvaṁ pariṇāmanyatve hetuḥ

Essas mudanças nas características das substâncias podem ser influenciadas?

Ao mudar a ordem ou a sequência da mudança, características de determinado padrão podem ser modificadas para um padrão diferente.

A mudança tem uma sequência, mas essa sequência pode ser alterada. Um rio que segue por um vale pode ser desviado por um túnel. A inteligência que capta essa possibilidade é o que produz os diferentes padrões de mudança.

3.16

परिणामत्रयसंयमादतीतानागतज्ञानम् ।

pariṇāmatrayasaṁyamādatītānāgatajñānam

De certa maneira, *saṁyama* é o processo de mudar nosso potencial mental, passando da compreensão incompleta e errônea de um objeto (ou da ausência completa de compreensão) para a total compreensão. Quando esse potencial é desenvolvido, a pessoa pode escolher qualquer objeto sobre o qual queira desenvolver um conhecimento profundo. Esses objetos podem ser externos, dentro dos limites da percepção sensorial, ou conceitos, como o da mudança, do tempo ou da comunicação. Nos próximos *sūtras* são dados exemplos desse conhecimento, resultante de diferentes *saṁyamas*. É uma questão de escolha pessoal se vamos fazer uso de nossas mentes altamente desenvolvidas para adquirir um conhecimento profundo de natureza específica ou se vamos nos interessar mais pela verdadeira liberdade.

Liberdade verdadeira é mais do que uma habilidade especial, é um estado no qual todas as nossas ações são tais que não trazem nem arrependimento nem pesar. Patañjali adverte sobre o uso indevido de *saṁyama* mais adiante.

O primeiro exemplo de direcionamento da mente por meio de *saṁyama* é este:

> Saṁyama *no processo de mudança – como ele pode ser afetado pelo tempo e por outros fatores – desenvolve o conhecimento do passado e do futuro.*

Nos *sūtras* 3.9 a 3.14, foram explicadas as mudanças que ocorrem nos objetos, nos sentidos e também na mente. Se aprofundarmos essa ideia, seremos capazes de antecipar o que pode acontecer em uma determinada situação e de saber o que aconteceu no passado. A Astronomia é o exemplo clássico disso.

3.17

शब्दार्थप्रत्ययानामितरेतराध्यासात्संकरस्तत्प्रवि-
भागसंयमात्सर्वभूतरुतज्ञानम् ।

śabdārthapratyayānāmitaretarādhyāsāts-
aṅkarastatpravibhāgasaṁyam-
atsarvabhūtarutajñānam

Patañjali continua com *saṁyama* sobre o processo de comunicação. Diferentes símbolos e linguagens existem para que nos relacionemos com as outras pessoas. Esses símbolos e linguagens sofrem a influência do uso, do abuso e das interpretações errôneas. As línguas servem para explicar algo que foi vivido, está sendo vivido ou poderá sê-lo. Um objeto é em si mesmo uma entidade. Nossa capacidade de ver um objeto se baseia em nossos interesses e em nosso potencial. Nossas memórias e imaginação podem influenciar nossa compreensão. Portanto, não são poucas as chances de nos comunicarmos inapropriadamente, apesar de todos os nossos esforços em contrário.

Saṁyama *sobre as interações entre linguagem, ideias e objetos consiste em examinar os aspectos individuais dos objetos, os meios de descrevê-los e as ideias e suas influências culturais sobre as mentes de quem os descreve. Por meio disso, pode-se encontrar a maneira mais precisa e eficaz de comunicação, independentemente de barreiras linguísticas, culturais ou de outro tipo.*

3.18

संस्कारसाक्षात्करणात्पूर्वजातिज्ञानम् ।

saṁskārasākṣātkaraṇātpūrvajātijñānam

A possibilidade de desenvolver hábitos e tendências individuais existe em todos os setores da atividade humana. Alguns hábitos e tendências serão mais óbvios do que outros.

Saṁyama *sobre tendências e hábitos de uma pessoa a levará às suas origens. Consequentemente, ela adquire um conhecimento profundo do seu próprio passado.*

Averiguamos como se desenvolveram nosso comportamento e nossas características pessoais, quais fatos passados influenciaram nossas atitudes, nossos gostos e aversões. Averiguamos em que grau eles estão relacionados à nossa hereditariedade, tradição, exigências sociais, e assim por diante. Quando essas raízes são conhecidas, podemos reexaminar nosso estilo de vida, buscando melhorá-lo.

3.19

प्रत्ययस्य परचित्तज्ञानम् ।

pratyayasya paracittajñānam

Cada atividade mental produz efeitos físicos particulares. Por exemplo, nosso aspecto físico, postura e respiração são diferentes quando estamos dormindo e quando estamos bravos.

Saṁyama *sobre as mudanças que surgem na mente de uma pessoa e suas consequências desenvolveu nela a habilidade de observar agudamente o estado mental dos demais.*

Podemos então ver como os estados mentais de outras pessoas se desenvolvem. As expressões físicas, o ritmo respiratório e outros indicadores revelarão agitação, confusão, dúvida, medo e assim por diante.

3.20

न च तत्सालम्बनं तस्याविषयीभूतत्वात् ।

na ca tatsālambanaṁ tasyāviṣayībhūtatvāt

Mas, graças a essa faculdade, podemos descobrir a origem do estado mental?

Não. A causa do estado mental de uma pessoa está além do campo de observação de outra.

Isso acontece porque objetos diferentes produzem reações diferentes em cada indivíduo. Nosso campo de observação se limita aos sintomas e não pode ser estendido às causas.

3.21

कायरूपसंयमात्तद्ग्राह्यशक्तिस्तम्भे चक्षुःप्रकाशा-
संप्रयोगेऽन्तर्धानम् ।

kāyarūpasaṁyamāttadgrāhyaśaktistambhe
cakṣuḥprakāśāsaṁprayoge 'ntardhānam

As características físicas de um indivíduo podem ser distinguidas por causa da sua diferença em relação ao que as cerca. Da mesma maneira, um remendo branco é óbvio em uma parede preta, mas um remendo preto não.

Saṁyama *sobre a relação que existe entre as características físicas e o que as influencia pode dar a alguém o meio de fundir-se de tal maneira com o ambiente à sua volta, que sua forma se torna indistinguível.*

Isso se compara aos princípios de camuflagem empregados por camaleões e outros animais selvagens. Assim, um espião experiente pode fundir sua forma humana com o que estiver ao seu redor, por mais exposto que esteja, por ter desenvolvido uma aguda percepção daquilo que o diferencia do ambiente à sua volta, e por poder minimizar esse efeito mediante cuidadosa colocação, movimentação e modelagem da sua forma humana.

3.22

सोपक्रमं निरुपक्रमं च कर्म
तत्संयमादपरान्तज्ञान-मरिष्टेभ्यो वा ।

sopakramaṁ nirupakramaṁ ca karma
tatsaṁyamadaparāntajñānamariṣṭebhyo vā

Nossas ações são influenciadas pelo propósito com que são feitas, pelo estado mental daquele que age, por seu grau de clareza e pelas circunstâncias.

Os resultados das ações podem ser imediatos ou retardados. Saṁyama *sobre isso pode dar a alguém a habilidade de prever o curso de ações futuras e inclusive sua própria morte.*

3.23

मैत्र्यादिषु बलानि ।

maitryādiṣu balāni

Diferentes qualidades, como amizade, compaixão e contentamento, podem ser investigadas por saṁyama. *Desse modo, pode-se aprender a fortalecer uma qualidade escolhida.*

Da mesma maneira, habilidades físicas e mentais específicas podem ser obtidas.

3.24

बलेषु हस्तिबलादीनि ।

baleṣu hastibalādīni

Por exemplo,

Saṁyama *sobre a força física de um elefante pode dar-nos a sua força.*

Isso não significa, é claro, que podemos adquirir a mesma força de um elefante, mas podemos adquirir força comparável, proporcional aos limites da forma humana.

3.25

प्रवृत्त्यालोकन्यासात्सूक्ष्मव्यवहितविप्रकृष्टज्ञानम् ।

pravṛttyālokanyāsātsūkṣmavyavahita-
viprakṛṣṭajñānam

Direcionar a mente para a força vital em si e manter esse foco por meio de saṁyama *resulta na habilidade de observar finas sutilezas e de compreender o que impede uma observação profunda.*

Na ausência de tais habilidades sutis, nossa observação é claramente limitada.

3.26

भुवनज्ञानं सूर्ये संयमात् ।

bhuvanajñānaṁ sūrye saṁyamāt

Saṁyama pode ser direcionado ao cosmos. Seguem alguns exemplos:

Saṁyama *sobre o Sol dá um vasto conhecimento do sistema planetário e das regiões cósmicas.*

3.27

चन्द्रे ताराव्यूहज्ञानम् ।

candre tārāvyūhajñānam

Saṁyama *sobre a Lua proporciona conhecimento completo da posição das estrelas em diferentes momentos.*

A observação das diferentes fases da Lua, seus eclipses e sua trajetória nos leva por todo o céu, incluindo todas as estrelas visíveis e suas constelações.

3.28

ध्रुवे तद्गतिज्ञानम् ।

dhruve tadgatijñānam

Para nós, na Terra, tudo parece girar em torno da Estrela Polar; desse modo,

Saṁyama *sobre a Estrela Polar dá o conhecimento sobre os movimentos relativos das estrelas.*

3.29

नाभिचक्रे कायव्यूहज्ञानम् ।

nābhicakre kāyavyūhajñānam

Mesmo as diferentes partes do corpo podem ser objeto de *saṁyama.*

Saṁyama *sobre o umbigo dá conhecimento sobre os diferentes órgãos do corpo e sua disposição.*

Situado no centro do ventre, onde se encontram tantos órgãos vitais, e tendo sido o canal pelo qual o corpo recebeu os suprimentos vitais quando ainda estávamos no útero, o umbigo é considerado a sede de algumas forças físicas.

3.30

कण्ठकूपे क्षुत्पिपासानिवृत्तिः ।

kaṇṭhakūpe kṣutpipāsānivṛttiḥ

Ter a garganta como foco de reflexão em saṁyama *dá compreensão sobre a sede e a fome. Isso capacita o indivíduo a controlar sintomas de sede e fome extremas.*

Como o umbigo, a garganta é uma área vital. Nosso apetite por certos alimentos, a fome e a sede são todos sentidos nessa região.

3.31

कूर्मनाड्यां स्थैर्यम् ।

kūrmanāḍyāṁ sthairyam

Saṁyama *sobre a área do peito e reflexão sobre as sensações experimentadas ali, em diferentes estados físicos e mentais, proporciona os meios para permanecer estável e tranquilo até mesmo em situações de grande tensão.*

Muitos dos sintomas de estresse e ansiedade são sentidos na área do peito. Posturas físicas podem ser afetadas por estados mentais; por exemplo, uma permanente curvatura para a frente pode ser resultado de falta de autoconfiança.

3.32

मूर्धज्योतिषि सिद्धदर्शनम् ।

mūrdhajyotiṣi siddhadarśanam

Saṁyama *sobre a fonte da inteligência superior em uma pessoa desenvolve capacidades acima do normal.*

Isso pode nos valer o apoio de forças divinas e uma visão mais ampla. Por conseguinte,

3.33

प्रातिभाद्वा सर्वम् ।

prātibhādvā sarvam

Tudo pode ser compreendido. Uma compreensão nova e espontânea surge a cada passo.

3.34

हृदये चित्तसंवित् ।

hṛdaye cittasaṁvit

O coração é considerado a sede da mente.

Saṁyama *sobre o coração revelará, sem dúvida alguma, as qualidades da mente.*

É somente quando estamos quietos e tranquilos que isso é possível. Não podemos ver a cor da água de um lago se ele está turbulento.

3.35

सत्त्वपुरुषयोरत्यन्तासंकीर्णयोः प्रत्ययाविशेषो
भोगः परार्थत्वात्स्वार्थसंयमात्पुरुषज्ञानम् ।

sattvapuruṣayoratyantāsaṅkīrṇayoḥ
pratyayāviśeṣobhogaḥ
parārthatvātsvārthasaṁyamātpuruṣajñānam

A mente, que é sujeita à mudança, e o Percebedor, que não é, estão próximos, mas são de caráter distinto. Quando a mente está direcionada para o exterior e interage mecanicamente com os objetos, há prazer ou dor. Entretanto, quando, no momento apropriado, uma pessoa passa a questionar a própria natureza do vínculo entre o Percebedor e a percepção, a mente se desconecta dos objetos externos e nela surge a compreensão do Percebedor como tal.

Sob a influência dos estímulos externos, a mente é um instrumento mecânico. Os resultados disso podem ser desagradáveis. Isso acontece a despeito da força do Percebedor. Por mais que o olho esteja bom, se a lente estiver embaçada, o objeto não ficará nítido. Pela investigação por meio de *saṁyama* e pela prática de yoga com base no *sūtra* 2.1, podemos explorar a mecânica da atividade mental. Nossas mentes gradualmente se elevam a um nível em que podem estar desconectadas dos objetivos externos. Nesse momento de silêncio, a compreensão da mesma fonte da percepção se faz evidente.

3.36

ततः प्रातिभश्रावणवेदनादर्शास्वादवार्ता जायन्ते ।

tataḥ prātibhaśrāvaṇavedanādarśāsvādavārtā jāyante

Quais são as consequências de um momento como esse?

A pessoa começa a adquirir capacidades de percepção extraordinárias.

3.37

ते समाधावुपसर्गा व्युत्थाने सिद्धयः ।

te samādhāvupasargā vyutthāne siddhayaḥ

Mas a mente é como uma faca de dois gumes. Essas faculdades especiais, adquiridas por meio de *saṁyama*, podem produzir uma ilusão de liberdade, em oposição ao estado mais elevado, livre de erro.

Para uma pessoa que pode retornar a um estado de distração, esse conhecimento extraordinário e as capacidades adquiridas por meio de saṁyama *podem ser válidas. Mas, para aquele que busca nada menos do que um estado de yoga contínuo, os resultados de* saṁyama *são, em si mesmos, obstáculos.*

Benefícios eventuais ao longo do caminho não devem ser confundidos com a meta final. Por mais prazerosas que sejam nossas experiências quando empreendemos uma jornada, elas não podem substituir nossa destinação escolhida. Seria como se, no caminho para as montanhas de picos nevados, nos estabelecêssemos às margens de um lago para observar os belos cisnes e nos esquecêssemos do nosso destino original.

Tendo alertado sobre as limitações de *saṁyama*, Patañjali evoca outras possibilidades dessa prática.

3.38

बन्धकारणशैथिल्यात्प्रचारसंवेदनाच्च चित्तस्य
परशरीरावेशः ।

bandhakāranaśaithilyātpracārasaṁvedanācca
cittasya paraśarīrāveśaḥ

A mente é um repositório de experiências, embora distintas para cada pessoa. Além disso, sua função está limitada ao indivíduo a quem pertence. Desse modo, a mente se torna uma fortaleza isolada e resistente a qualquer entrada.

Analisando a causa dessa condição rígida que amarra a mente ao indivíduo, e examinando os meios para relaxar essa rigidez, há grandes chances de um indivíduo ir além dos confins de si mesmo.

A mente deve ser capaz de ver os resultados das ações passadas que impedem uma clara percepção. Por meio da prática sistemática do *prāṇāyāma* e de outras disciplinas, o alcance das atividades mentais pode ser ampliado para influenciar os outros. Um professor que busca transformar um aluno confuso ou ignorante deve ter essa capacidade.

3.39

उदानजयाज्जलपङ्ककण्टकादिष्वसङ्ग
उत्क्रान्तिश्च ।

udānajayājjalapaṅkakaṇṭakādiṣvasaṅga
utkrāntiśca

A dor física está intimamente ligada à mente. Uma criança completamente absorta na brincadeira pode esquecer sua fome.

Mas, mais tarde, ela pode chorar intensamente pedindo comida. Manifestações físicas de sensações como dor estão vinculadas à mente por meio de forças vitais que percorrem o corpo. Essas forças podem ser dirigidas por meio de certas práticas, como *prāṇāyāma*, e diferentes efeitos podem ser produzidos por modificações específicas.

Ao dominar as forças que transmitem as sensações do corpo para a mente, é possível dominar os estímulos externos. Por exemplo, alguém pode tolerar qualquer temperatura da água ou os efeitos de espinhos, ou pode caminhar em superfícies instáveis e, mesmo assim, sentir-se leve como um balão.

Frio, calor, espinhos pontudos, tudo isso tem efeitos relativos. Um verão no Ártico pode ser bem invernal para alguém acostumado com os trópicos, e alguém acostumado ao Ártico pode achar um inverno tropical insuportavelmente quente. Um camponês na Índia pode achar que caminhar sobre o campo é tão agradável quanto caminhar sobre ruas pavimentadas o é para um nova-iorquino.

3.40

समानजयाज्ज्वलनम् ।

samānajayājjvalanam

As forças vitais, *prāṇa*, têm papéis diferentes e diferentes áreas de atuação. Por exemplo, *samāna* é responsável pela digestão. Sua base está na região do umbigo.

Ao dominar samāna, *a pessoa pode experimentar sensações de calor excessivo.*

A digestão ocorre quando os sucos gástricos processam o alimento que entra no estômago. Se *samāna* for estimulado, a sensação de calor aumenta. Para isso, é sugerida a técnica de *prāṇāyāma*, que acentua a retenção da respiração depois da inalação. Outras técnicas podem ser consideradas.

3.41

श्रोत्राकाशयोः संबन्धसंयमाद्दिव्यं श्रोत्रम् ।

śrotrākāśayoḥ
saṁbandhasaṁyamāddivyaṁ śrotram

Nós sabemos que o som viaja através do espaço.

Saṁyama *sobre a relação entre a audição e o espaço desenvolve um extraordinário sentido de audição.*

3.42

कायाकाशयोः संबन्धसंयमाल्लघुतूलसमापत्तेश्चा-
काशगमनम् ।

kāyākāśayoḥ saṁbandhasaṁyamāllaghu-
tūlasamāpatteścākāśagamanam

O homem há muito se interessa pela relação entre objetos físicos e espaço. Por que os pássaros conseguem voar, mas uma pedra cai?

Por meio de saṁyama *sobre a relação entre o corpo e o espaço, e ao examinar as propriedades de objetos que podem flutuar como flocos de algodão, o conhecimento sobre mover-se no espaço pode ser adquirido.*

Novamente, isso não significa que podemos aprender a flutuar fisicamente, mas podemos adquirir a compreensão do que é flutuar. Da mesma maneira, as propriedades de uma semente de algodão a impedem de voar, mas quando a mesma semente se transforma em floco de algodão, ela voa facilmente.

3.43

बहिरकल्पिता वृत्तिर्महाविदेहा ततः
प्रकाशावरणक्षयः ।

bahirakalpitā vṛttirmahāvidehā
tataḥ prakāśāvaraṇakṣayaḥ

A mente influencia nossa percepção por meio da memória, da imaginação e de outras características, como o torpor. Mas a mesma mente pode ser alterada para um estado em que ela não colore a percepção de um objeto. Quando isso acontece, nossa percepção do objeto está correta. Em um nível mais profundo, é possível impedir completamente que a mente perceba um objeto, não importa o quão atraente e tentador ele possa ser.

Pela análise desses fenômenos e pelo desenvolvimento de condições nas quais a mente não confunde a percepção, surge uma faculdade extraordinária, que permite sondar outras mentes. Além disso, as nuvens que obscurecem a percepção correta são minimizadas.

Esses desenvolvimentos só são possíveis em estágios avançados. As nuvens que obscurecem são os obstáculos descritos no *sūtra* 2.3.

3.44

स्थूलस्वरूपसूक्ष्मान्वयार्थवत्त्वसंयमाद्भूतजयः ।

sthūlasvarūpasūkṣmānvayārtha-
vattvasaṁyamādbhūtajayaḥ

Saṁyama *sobre a origem da matéria em todas as suas formas, aparências e usos pode resultar no domínio dos elementos.*

A matéria é constituída de elementos em formas diferentes, mas mutuamente relacionados. Cada elemento tem uma existência distinta. Eles abrangem o corpo e também as coisas fora do corpo, e suas características mudam. Eles formam a própria base dos objetos que percebemos e, se ignorarmos a sua natureza, teremos problemas.

3.45

ततोऽणिमादिप्रादुर्भावः
कायसंपत्तद्धर्मानभिघातश्च ।

tato 'ṇimādiprādurbhāvaḥ
kāyasaṁpattaddharmānabhighātaśca

Desse modo,

Quando os elementos são dominados, já não se é mais perturbado por eles. O corpo atinge a perfeição, e capacidades extraordinárias tornam-se possíveis.

Essas capacidades incluem a habilidade de tornar o nosso corpo extremamente pesado, extremamente leve e assim por diante.

3.46

रूपलावण्यबलवज्रसंहननत्वानि कायसंपत् ।

rūpalāvaṇyabalavajrasaṁhananatvāni kāyasaṁpat

Perfeição no corpo se traduz em belos traços, encanto aos olhos dos demais, em firmeza e força física incomum.

3.47

ग्रहणस्वरूपास्मितान्वयार्थवत्त्वसंयमादिन्द्रियजयः ।

grahaṇasvarūpāsmitānvayārtha-
vattvasaṁyamādindriyajayaḥ

O domínio sobre os sentidos é alcançado pela prática de saṁyama *sobre a faculdade que os sentidos têm de observar seus respectivos objetos, sobre a maneira como tais objetos são compreendidos e em que a pessoa se identifica com o objeto; o modo como o objeto, os sentidos, a mente e o Percebedor estão inter-relacionados e sobre o que resulta essa percepção.*

Os sentidos, o objeto e a mente devem estar interligados para que uma observação se materialize. Isto é possível devido ao poder do Percebedor e também ao poder da mente e dos sentidos de registrar o objeto. Além disso, as três características comuns que a mente, os sentidos e o objeto possuem em diferentes combinações (ou seja: inércia, atividade e clareza) tanto ajudam quanto afetam a percepção.

3.48

ततो मनोजवित्वं विकरणभावः प्रधानजयश्च ।

tato manojavitvaṁ
vikaraṇabhāvaḥ pradhānajayaśca

Então, a resposta dos sentidos será tão veloz quanto a da mente. Eles perceberão penetrantemente, e a pessoa será capaz de influenciar as características dos elementos.

Por meio desse tipo de *saṁyama*, as mudanças que os elementos sofrem podem ser controladas à vontade. Além disso, adquirimos o conhecimento necessário para determinar tais mudanças, do mesmo modo que um químico pode decompor a água do mar nos elementos químicos que a constituem.

3.49

सत्त्वपुरुषान्यताख्यातिमात्रस्य
सर्वभावाधिष्ठातृत्वं सर्वज्ञातृत्वं च ।

sattvapuruṣānyatākhyātimātrasya
sarvabhāvādhiṣṭhātṛtvam sarvajñātṛtvaṁ ca

Quando há uma compreensão clara da diferença entre o Percebedor e a mente, todos os vários estados mentais e aquilo que os afeta se tornam conhecidos. Assim, a mente torna-se um instrumento perfeito para a percepção infalível de tudo o que deve ser conhecido.

3.50

तद्वैराग्यादपि दोषबीजक्षये कैवल्यम् ।

tadvairāgyādapi doṣabījakṣaye kaivalyam

Essas capacidades extraordinárias que podem ser obtidas por meio de *saṁyama* não devem ser o objetivo final. De fato,

A liberdade, o fim último do yoga, só é alcançada quando se rejeita o desejo de adquirir conhecimento extraordinário e se controla completamente a fonte de obstáculos.

3.51

स्थान्युपनिमन्त्रणे सङ्गस्मयाकरणं
पुनरनिष्टप्रसङ्गात् ।

sthānyupanimantraṇe saṅgasmayākaraṇaṁ
punaraniṣṭaprasaṅgāt

A tentação de aceitar um status *respeitoso, consequência do conhecimento adquirido por* saṁyama, *deve ser contida. De outra maneira, a pessoa enfrenta as mesmas consequências desagradáveis que surgem de todos os obstáculos ao yoga.*

Esses obstáculos incluem confusão de valores. Quando o respeito que o elevado conhecimento proporciona é mais valorizado do que a libertação perene das consequências dolorosas da nossa ação, a queda é certa.

3.52

क्षणतत्क्रमयोः संयमाद्विवेकजं ज्ञानम् ।

kṣaṇatatkramayoḥ saṁyamādvivekajaṁ jñānam

Saṁyama *sobre o tempo e sua sequência faz nascer a clareza absoluta.*

Clareza é a habilidade de distinguir um objeto de outro, e de ver cada um deles em sua totalidade, sem obstáculos. O tempo é relativo, existe pela comparação de um momento com outro. Uma unidade de tempo é, na verdade, uma representação da mudança. Mudança é a substituição de uma característica por outra. O vínculo entre o tempo e a mudança é o que se deve examinar nesse *saṁyama*.

3.53

जातिलक्षणदेशैरन्यतानवच्छेदात्तुल्ययोस्ततः
प्रतिपत्तिः ।

jātilakṣaṇadeśairanyatānavacchedāttulyayostataḥ
pratipattiḥ

Essa clareza permite distinguir objetos mesmo quando a diferença não está aparentemente clara. Uma semelhança aparente não deveria nos desviar da percepção diferenciada de um objeto escolhido.

3.54

तारकं सर्वविषयं सर्वथाविषयमक्रमं
चेति विवेकजं ज्ञानम् ।

tārakaṁ sarvaviṣayaṁ sarvathāviṣayamakramaṁ
ceti vivekajaṁ jñānam

Além disso,

Uma clareza tal não exclui nenhum objeto, nenhuma situação particular, nenhum momento. Ela não é resultado de uma lógica sequencial. É imediata, espontânea e total.

3.55

सत्त्वपुरुषयोः शुद्धिसाम्ये कैवल्यम् ।

sattvapuruṣayoḥ śuddisāmye kaivalyam

O que é a liberdade?

Liberdade é a situação em que a mente tem completa identidade com o Percebedor.

E nada menos. Então, a mente não tem nem cor nem aspectos próprios.

4

कैवल्यपादः

KAIVALYAPĀDAḤ

Aqui, no capítulo final do *Yoga Sūtra, kaivalyapāda,* Patañjali apresenta as possibilidades que se oferecem a uma pessoa que tenha adquirido uma mente altamente refinada. A mente é basicamente um servo e não um senhor. Ao permitir que a mente desempenhe o papel de senhor, quaisquer que sejam as conquistas da pessoa, elas estão destinadas a gerar problemas, e a serenidade ficará fora do seu alcance.

4.1

जन्मौषधिमन्त्रतपःसमाधिजाः सिद्धयः ।

janmauṣadhimantratapaḥsamādhijāḥ siddhayaḥ

Capacidades mentais extraordinárias podem ser adquiridas por: herança genética, uso de ervas como prescrito nos Vedas, *recitação de encantamentos, prática de austeridades rigorosas e pelo estado mental que permanece com seu objeto sem distrações (*samādhi*).*

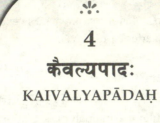

Algumas pessoas nascem com capacidades extraordinárias. Os *Vedas* descrevem vários rituais em que a ingestão de preparados de ervas da maneira prescrita pode mudar a personalidade de um indivíduo. Diferentes tipos de encantamentos, aprendidos apropriadamente, com iniciação por professores competentes, podem trazer mudanças positivas. As escrituras antigas registram as grandes realizações daqueles que passaram por austeridades severas. Finalmente, citemos as possibilidades que se oferecem para os que gradualmente conseguem mudar suas mentes de um estado de distração para um estado de direção sustentada. Essas foram mencionadas em abundância no terceiro capítulo e em outros. Nos *sūtras* 4.6 a 4.8 se examinará se alguma dessas possibilidades é preferível.

4.2

जात्यन्तरपरिणामः प्रकृत्यापूरात् ।

jātyantarapariṇāmaḥ prakṛtyāpūrāt

Como acontece a mudança que resulta na manifestação de capacidades excepcionais e extraordinárias?

A mudança que vai de um conjunto de características a outro é essencialmente um ajuste das qualidades básicas da matéria.

Tudo o que percebemos, inclusive a mente, tem três qualidades básicas: clareza, atividade e inércia. Características diferentes surgem em momentos diferentes como resultado de diferentes combinações dessas qualidades. Toda característica possível é uma combinação dessas três qualidades. É uma dessas mudanças nas características da mente que resulta nas capacidades extraordinárias que Patañjali explica no *sūtra* 4.1.

4.3

निमित्तमप्रयोजकं प्रकृतीनां वरणभेदस्तु ततः
क्षेत्रिकवत् ।

nimittamaprayojakaṁ
prakṛtīnāṁ varaṇabhedastu tataḥ kṣetrikavat

Como se pode conquistar a mudança nas características da matéria ou da mente? Pela profunda inteligência.

Mas tal inteligência pode apenas remover os obstáculos que obstruem certas mudanças. Seu papel não é mais do que o de um agricultor que abre um canal para deixar a água fluir pelo campo onde ela é necessária.

Essa inteligência profunda é a habilidade de perceber o papel das qualidades básicas na produção das diferentes características.

Por exemplo, o agricultor que conhece seu campo e as necessidades de sua colheita ajustará o fluxo de água para obter o melhor rendimento. Por outro lado, um novato, sem conhecimento, que está começando no ramo da agricultura, fracassará apesar de ter solo, água, clima e equipamentos potencialmente bons.

4.4

निर्माणचित्तान्यस्मितामात्रात् ।

nirmāṇacittānyasmitāmātrāt

Quais são as possibilidades para alguém com capacidades extraordinárias?

Com faculdades mentais extraordinárias, uma pessoa pode influenciar o estado mental de outros seres.

4.5

प्रवृत्तिभेदे प्रयोजकं चित्तमेकमनेकेषाम् ।

pravṛttibhede prayojakaṁ cittamekamanekeṣām

Essas influências são uniformes ou variáveis?

Essa influência também depende do estado de quem a recebe.

Quão receptiva é a pessoa? Que capacidades ela tem? Que deficiências? Tudo isso determina o efeito da influência que uma pessoa pode ter sobre outra. A mesma chuva pode aliviar um agricultor abatido pela seca, preocupar uma mãe que não tem abrigo adequado para o filho e não ter efeito algum no meio do oceano.

4.6

तत्र ध्यानजमनाशयम् ।

tatra dhyānajamanāśayam

É apenas o estado do receptor que decide o resultado final do efeito que uma pessoa pode ter?

A influência sobre alguém cuja mente está em estado de dhyāna *nunca pode aumentar a ansiedade ou outros obstáculos. Na verdade, eles são reduzidos.*

Aqueles que atingiram o estado de *dhyāna* por meio da eliminação gradual de obstáculos (ver *sūtra* 2.3) não estão alheios às condições do sofrimento humano. Eles sabem "onde o sapato aperta".

4.7

कर्माशुक्लाकृष्णं योगिनस्त्रिविधमितरेषाम् ।

karmāśuklākṛṣṇaṁ yoginastrividhamitareṣām

E essas pessoas atuam sem motivação alguma, enquanto outros que também têm capacidades excepcionais agem por um ou outro motivo.

No *sūtra* 4.1, Patañjali enumera os diferentes meios de alcançar um estado mental excepcional ou extraordinário. De todos eles, apenas os que alcançaram um estado de yoga de forma correta, e por meio dele chegaram ao mais elevado estado de clareza e desapego, podem estar além de toda motivação. Eles têm um interesse natural e sem ambiguidade. Por isso, podem ajudar outras pessoas a seguir seus exemplos de vida. Outros podem parecer estar em estado de yoga, mas sua clareza e seu grau de desapego não é tão completo e duradouro. Além disso, eles podem não estar conscientes das limitações das pessoas em seguir seus conselhos.

4.8

ततस्तद्विपाकानुगुणानामेवाभिव्यक्तिर्वासनानाम् ।

tatastadvipākānuguṇānāmevābhivyaktirvāsanānām

Como podem existir essas diferenças?

Por não ter sido apagada a tendência da mente de agir com base nos cinco obstáculos, tais como a compreensão errônea, eles virão à tona no futuro para produzir suas consequências desagradáveis.

Apenas as práticas descritas nos capítulos anteriores para reduzir e neutralizar os cinco obstáculos podem garantir o fim dessas tendências. Herança genética, uso de ervas e outros meios não podem ser tão eficazes.

4.9

जातिदेशकालव्यवहितानामप्यानन्तर्यं
स्मृतिसंस्कारयोरेकरूपत्वात् ।

jātideśakālavyavahitānāmapyānantaryaṁ
smṛtisaṁskārayorekarūpatvāt

Além disso,

A memória e as impressões latentes estão fortemente conectadas. Essa ligação permanece mesmo quando há uma distância no tempo, lugar ou contexto entre ações similares.

Essa ligação entre impressões e memória desempenha um papel importante na maioria das nossas ações e em suas consequências.

4.10

तासामनादित्वं चाशिषो नित्यत्वात् ।

tāsāmanāditvaṁ cāśiṣo nityatvāt

Qual é a origem dessas impressões que influenciam nossas ações de forma desagradável?

Há um forte desejo de imortalidade em todos os homens, em todas as épocas. Assim, essas impressões não podem ser atribuídas a uma época específica.

Uma das coisas mais estranhas, mas sempre presente em todos os seres, é o desejo de viver para sempre. Até aqueles que estão prestes a morrer têm esse impulso ilógico. Isso é o que inspira o instinto de autopreservação em todos nós.

4.11

हेतुफलाश्रयालम्बनैः संगृहीतत्वादेषामभावे तदभावः ।

hetuphalāśrayālambanaiḥ
saṅgrhītatvādeṣāmabhāve tadabhāvaḥ

Não há absolutamente nenhuma esperança de acabar com o efeito dessas impressões indesejáveis?

Essas tendências são mantidas e protegidas por compreensões errôneas, pelos estímulos externos, pelo apego aos frutos das ações e pela qualidade da mente que promove a hiperatividade. Sua redução torna automaticamente ineficazes as impressões indesejáveis.

Vários modos de reduzir e eliminar esses obstáculos, por práticas controladas e progressivas, já foram indicados. Há muitas maneiras, incluindo a ajuda de Deus. Para aqueles que não acreditam em Deus, há muitos outros meios, descritos nos três primeiros capítulos. Por outro lado, também se pode dizer que impressões livres dos cinco obstáculos são, por sua vez, mantidas e protegidas por uma mente capaz de discriminar.

4.12

अतीतानागतं स्वरूपतोऽस्त्यध्वभेदाद्धर्माणाम् ।

atītānāgataṁ svarūpato
'styadhvabhedāddharmāṇām

O que se manifestará no futuro ou o que se manifestou no passado está, essencialmente, em estado latente. O que é passado não desapareceu para sempre.

A substância daquilo que desapareceu, assim como a do que pode aparecer, existe sempre. Se são evidentes ou não, depende do rumo da mudança.

Patañjali mais uma vez enfatiza que nada pode ser aniquilado. O que é substituído no processo de mudança permanece em estado latente.

4.13

ते व्यक्तसूक्ष्मा गुणात्मानः ।

te vyaktasūkṣmā guṇātmānaḥ

Se determinadas características aparecerão ou não, dependerá das mutações das três qualidades.

Essas qualidades são inércia, atividade e clareza. Todas as características manifestas são simplesmente combinações diferentes dessas três qualidades básicas, que constituem todas as coisas (ver *sūtra* 2.18).

4.14

परिणामैकत्वाद्वस्तुतत्त्वम् ।

pariṇāmaikatvādvastutattvam

As características de uma substância em um determinado momento representam, na verdade, uma só mudança nessas qualidades.

A mudança em si é um processo contínuo baseado em muitos fatores (*sūtras* 3.9 a 3.12). A mudança necessária em objetos e na mente pode ser alcançada ao se conhecerem as possíveis combinações dessas três qualidades e o que pode influenciá-las. Há muitos exemplos possíveis, como os que foram dados no *sūtra* 4.3. O alimento e o nosso ambiente oferecem outros exemplos.

4.15

वस्तुसाम्ये चित्तभेदात्तयोर्विभक्तः पन्थाः ।

vastusāmye cittabhedāttayorvibhaktaḥ panthāḥ

Mas as características que se mostram a um observador são as características reais?

As características de um objeto aparecem diferentemente, dependendo dos diferentes estados mentais do observador.

Isso se aplica a um observador com vários estados mentais em momentos diferentes, assim como a vários observadores com diferentes estados mentais observando o objeto ao mesmo tempo. Assim, um templo hindu é um lugar de adoração para um devoto com fé, um monumento artístico para um turista, um local de pedir esmolas para um mendigo e até um lugar de escárnio para um ateu.

4.16

न चैकचित्ततन्त्रं चेद्वस्तु तदप्रमाणकं तदा किं स्यात् ।

na caikacittatantraṁ cedvastu tadapramāṇakaṁ
tadā kiṁ syāt

Isso não cria dúvidas sobre a realidade ordinária do objeto? Um objeto pode simplesmente estar na imaginação de uma pessoa sem ter uma realidade independente?

Se o objeto fosse de fato criação da mente de um determinado indivíduo, então, na ausência de sua percepção, o objeto existiria?

Patañjali faz uma pergunta retórica. A resposta é óbvia. A existência de um objeto não pode depender somente da observação de uma única pessoa. O rio não pára de correr porque ninguém está olhando para ele.

4.17

तदुपरागापेक्षित्वाच्चित्तस्य वस्तु ज्ञाताज्ञातम् ।

taduparāgāpekṣitvāccittasya vastu jñātājñātam

Do que depende a percepção de um objeto?

Se um objeto é percebido ou não, isso depende de sua acessibilidade e também da motivação da pessoa.

O objeto deve existir. Deve ser perceptível e deve motivar o observador e estimular o desejo de vê-lo.

4.18

सदा ज्ञाताश्चित्तवृत्तयस्तत्प्रभोः
पुरुषस्यापरिणामित्वात् ।

sadā jñātāścittavṛttayastatprabhoḥ
puruṣasyāpariṇāmitvāt

O que é aquilo que vê? É a mente?

As atividades mentais são sempre conhecidas pelo Percebedor, que não muda e é o senhor da mente.

A mente não pode funcionar sem o poder do Percebedor. A mente muda, o Percebedor não. A mente tem a qualidade de inércia, mas o Percebedor não. Todas as atividades mentais são, desse modo, observadas pelo Percebedor.

4.19

न तत्स्वाभासं दृश्यत्वात् ।

na tatsvābhāsaṁ dṛśyatvāt

Além disso, a mente faz parte daquilo que é percebido e não tem poder próprio para perceber.

A mente é vista por suas atividades, do mesmo modo que os objetos externos, o corpo e os sentidos são vistos. Sua própria existência depende do Percebedor.

4.20

एकसमये चोभयानवधारणम् ।

ekasamaye cobhayānavadhāraṇam

Vamos supor que a própria mente pudesse desempenhar dois papéis, o de produtor do que se observa e o de observador.

A premissa de que a mente pode desempenhar dois papéis é insustentável, porque ela não pode simultaneamente fabricar e ver o que é fabricado.

Um objeto que existe independentemente de um observador pode ser percebido. Entretanto, é impossível sustentar o conceito de uma mente que, ao mesmo tempo, cria um objeto e o observa. Outro agente, independente da mente, e com a faculdade de perceber, é essencial.

4.21

चित्तान्तरदृश्ये बुद्धिबुद्धेरतिप्रसङ्गः
स्मृतिसंकरश्च ।

cittāntaradṛśye buddhibuddheratiprasaṅgaḥ
smṛtisaṅkaraśca

Se, então, defendêssemos o conceito de uma sucessão de mentes que existissem momentaneamente para, a seu turno, criar imagens e, depois, reconhecê-las e observá-las,

Em um indivíduo com essa sucessão de mentes de existência momentânea, haveria desordem e dificuldade de manter a consistência da memória.

O que é sugerido nos *sūtras* 4.20 e 4.21 é que deve haver uma fonte de percepção independente. A mente pode, é claro, influenciar a percepção de um objeto. Esse objeto tem uma existência independente, separada da fonte de percepção. Se insistirmos no conceito de a mente ser sempre a fonte, o instrumento e o objeto de percepção, teremos problemas para compreender a possibilidade de uma pessoa lembrar do que viu no passado, compartilhar o que viu e admitir o fato de que um objeto visto por uma pessoa não é necessariamente visto por outra pessoa, nem necessariamente visto do mesmo modo.

4.22

चितेरप्रतिसंक्रमायास्तदाकारापत्तौ
स्वबुद्धिसंवेदनम् ।

citerapratisaṅkramāyāstadākārāpattau
svabuddhisaṁvedanam

O papel da mente está limitado a ajudar na visão dos objetos externos?

Quando a mente não está em relação com os objetos externos e não está apresentando uma forma externa para o Percebedor, ela toma a forma do próprio Percebedor.

Na ausência de estímulos externos e de outros interesses, não há impressões na mente relacionadas a eles. Nesse caso, a mente está em total contato com o Percebedor e é idêntica a ele. Então é possível a cognição do Percebedor. Essa cognição não se realiza pela mente. Isso está relacionado ao conceito de liberdade no *sūtra* 3.55. Supõe-se que a estagnação causadora do sono não esteja em operação.

4.23

द्रष्टृदृश्योपरक्तं चित्तं सर्वार्थम् ।

draṣṭṛdṛśyoparaktaṁ cittaṁ sarvārtham

Assim, a mente serve a um propósito duplo. Ela serve ao Percebedor, ao apresentar a ele o que lhe é exterior. E também reflete ou apresenta o Percebedor a ele mesmo, para a sua própria iluminação.

4.24

तदसंख्येयवासनाभिश्चित्रमपि परार्थं
संहत्यकारित्वात् ।

tadasaṅkhyeyavāsanābhiścitramapi parārthaṁ
saṁhatyakāritvāt

O papel da mente de servir ao Percebedor de todas as maneiras é novamente reiterado:

Mesmo que a mente tenha acumulado várias impressões de diferentes tipos, ela está sempre à disposição do Percebedor. Isso porque a mente não pode funcionar sem o poder do Percebedor.

A mente não tem um propósito em si mesma. Ela não pode agir por si própria (ver *sūtra* 2.21).

4.25

विशेषदर्शिन आत्मभावभावनानिवृत्तिः ।

viśeṣadarśina ātmabhāvabhāvanānivṛttiḥ

Patañjali agora sugere as qualidades de alguém que alcançou o mais elevado estado de clareza:

Uma pessoa que possui uma clareza extraordinária é alguém livre do desejo de conhecer a natureza do Percebedor.

A pessoa já não tem curiosidade de especular sobre o Percebedor, sobre a qualidade da mente ou sobre "De onde eu vim? Para onde vou?", porque ela percebeu sua verdadeira natureza. Tais pessoas alcançaram o nível que é livre de obstáculos (*sūtra* 2.3), porque um dos produtos dos obstáculos é precisamente a pergunta "Quem sou eu?".

4.26

तदा विवेकनिम्नं कैवल्यप्राग्भारं चित्तम् ।

tadā vivekanimnaṁ kaivalyaprāgbhāraṁ cittam

E sua clareza a leva ao seu único interesse; alcançar e permanecer em um estado de liberdade.

4.27

तच्छिद्रेषु प्रत्ययान्तराणि संस्कारेभ्यः ।

tacchidreṣu pratyayāntarāṇi saṁskārebhyaḥ

Tal pessoa não regride mais?

Na improvável possibilidade de que ela se desvie do seu objetivo, as impressões perturbadoras do passado podem vir à tona.

Uma vez que nossas ações são influenciadas por tais impressões, o retrocesso, por mais improvável que seja, ainda é possível.

4.28

हानमेषां क्लेशवदुक्तम् ।

hānameṇām kleśavaduktam

Uma pessoa jamais deveria admitir sequer pequenos erros, porque eles são tão nocivos quanto os cinco obstáculos.

Mesmo em um estado tão refinado, a ajuda de um professor, que possa nos auxiliar, é essencial. No primeiro capítulo (ver *sūtra* 1.30), o retrocesso é considerado um dos obstáculos ao progresso tão sério quanto a doença ou a dúvida.

4.29

प्रसंख्यानेऽप्यकुसीदस्य
सर्वथा विवेकख्यातेर्धर्ममेघः समाधिः ।

prasaṅkhyāne ’pyakusīdasya sarvathā
vivekakhyāterdharmameghaḥ samādhiḥ

Quando cruzamos a última barreira,

Surge um estado mental cheio de clareza com relação a todas as coisas a todo momento. É como uma chuva de pura clareza.

A vida é cheia de contentamento. A visão jamais é turva. As capacidades extraordinárias nunca são usadas indevidamente.

4.30

ततः क्लेशकर्मनिवृत्तिः ।

tataḥ kleśakarmanivṛttiḥ

Este é, verdadeiramente, o estado livre de ações baseadas nos cinco obstáculos.

Mas não é uma vida sem ação. É uma vida destituída de erros ou interesses egoístas.

4.31

तदा सर्वावरणमलापेतस्य
ज्ञानस्यानन्त्याज्ज्ञेयमल्पम् ।

tadā sarvāvaraṇamalāpetasya
jñānasyānantyājjñeyamalpam

Quando a mente se libertou das nuvens que impedem a percepção, tudo é conhecido, não há nada mais a ser conhecido.

O sol brilha. Tudo é evidente. Não há necessidade de luz artificial.

4.32

ततः कृतार्थानां परिणामक्रमसमाप्तिर्गुणानाम् ।

tataḥ kṛtārthānāṁ
pariṇāmakramasamāptirguṇānām

Com esse potencial mais elevado à nossa disposição,

As três qualidades básicas deixam de seguir a contínua alternância entre dor e prazer.

Com uma inteligência elevada ao nosso dispor, os objetos de percepção estão sob nosso controle. Suas mutações por meio da combinação das três qualidades já não existem mais. Somos capazes de influenciá-los para satisfazer nossas necessidades imediatas, sem jamais produzir ou provocar ações que tragam arrependimento. Mudanças na mente, nos sentidos e no corpo já não criam problemas.

4.33

क्षणप्रतियोगी परिणामापरान्तनिर्ग्राह्यः क्रमः ।

kṣaṇapratiyogī
pariṇāmāparāntanirgrāhyaḥ kramaḥ

O que é uma sucessão?

Uma sucessão é a substituição de uma característica por outra que a segue. Está ligada ao momento. A substituição de certas características por outras é também a base do momento.

O momento, que é a unidade básica do tempo, e a sucessão se relacionam. Eles têm por base comum a mudança nas características de um objeto. A sucessão é afetada pelas mudanças. Portanto, o tempo é essencialmente relativo, pelo fato de que ele é a essência da mudança. A ordem da mudança é a variação das características que se sucedem uma após a outra (ver *sūtras* 3.15 e 3.52).

No contexto do *sūtra* 4.32, as mudanças que agora aparecem nos objetos de percepção seguem uma ordem de sucessão diferente daquela do passado, quando essa ordem era imprevisível e capaz de provocar arrependimentos. Agora, a pessoa pode comandar as mudanças.

4.34

पुरुषार्थशून्यानां गुणानां प्रतिप्रसवः कैवल्यं
स्वरूपप्रतिष्ठा वा चितिशक्तिरिति ।

puruṣārthaśunyānāṁ guṇānāṁ pratiprasavaḥ
kaivalyaṁ svarūpapratiṣṭhā vā citiśaktiriti

Qual é o estado final de yoga?

Quando o propósito mais elevado da vida é alcançado, as três qualidades básicas não provocam reações na mente. Isso é liberdade. Em outras palavras, o Percebedor não é mais colorido pela mente.

É serenidade na ação e na ausência de ação. Não há sentido de obrigação, de assumir responsabilidade ou rejeitá-la. As três qualidades não podem mais se combinar para corromper o indivíduo. Ele é totalmente consciente de seu próprio estado de pura clareza, e esta permanece no mais elevado nível por toda a sua vida. A mente torna-se uma fiel serva do seu senhor, o Percebedor.

1.

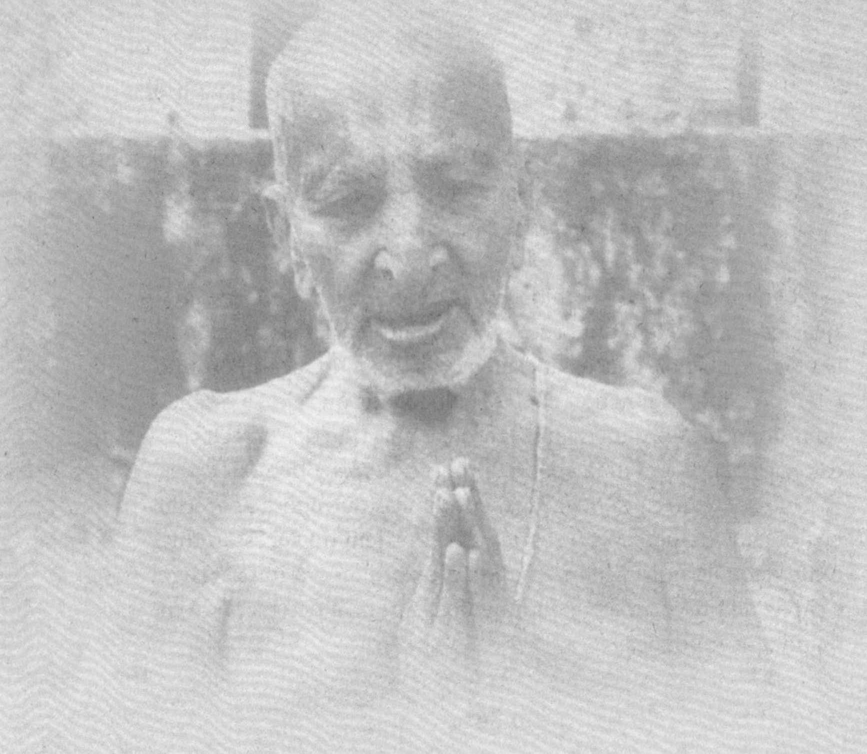

1. Krishnamacharya aos 100 anos.
2. Desikachar e Sua Santidade, o Dalai Lama.
3. U. G. Krishnamurti (*à direita*) com Desikachar e amigos no Sannadhi ("a presença"), um pequeno templo na residência de Desikachar onde Krishnamacharya é lembrado.
4. Krishnamacharya, Desikachar e Indra Devi na cerimônia de celebração do centenário de Krishnamacharya, em 1988.
5. Krishnamacharya aos 79 anos.

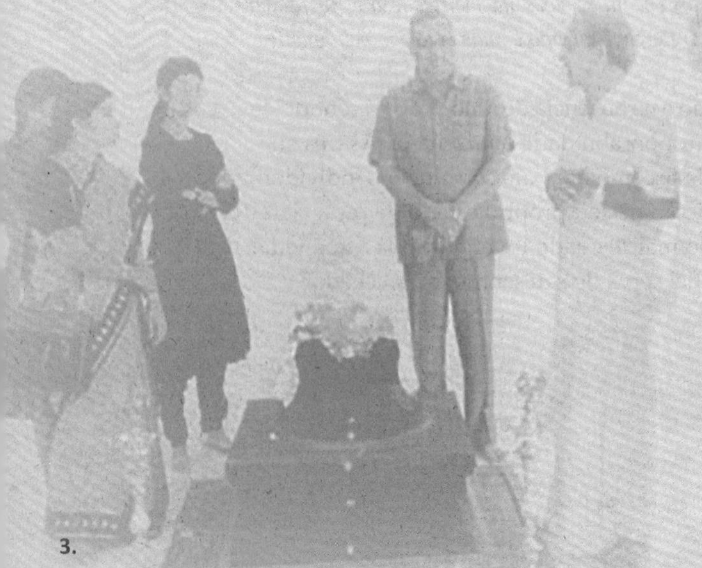

3.

4.

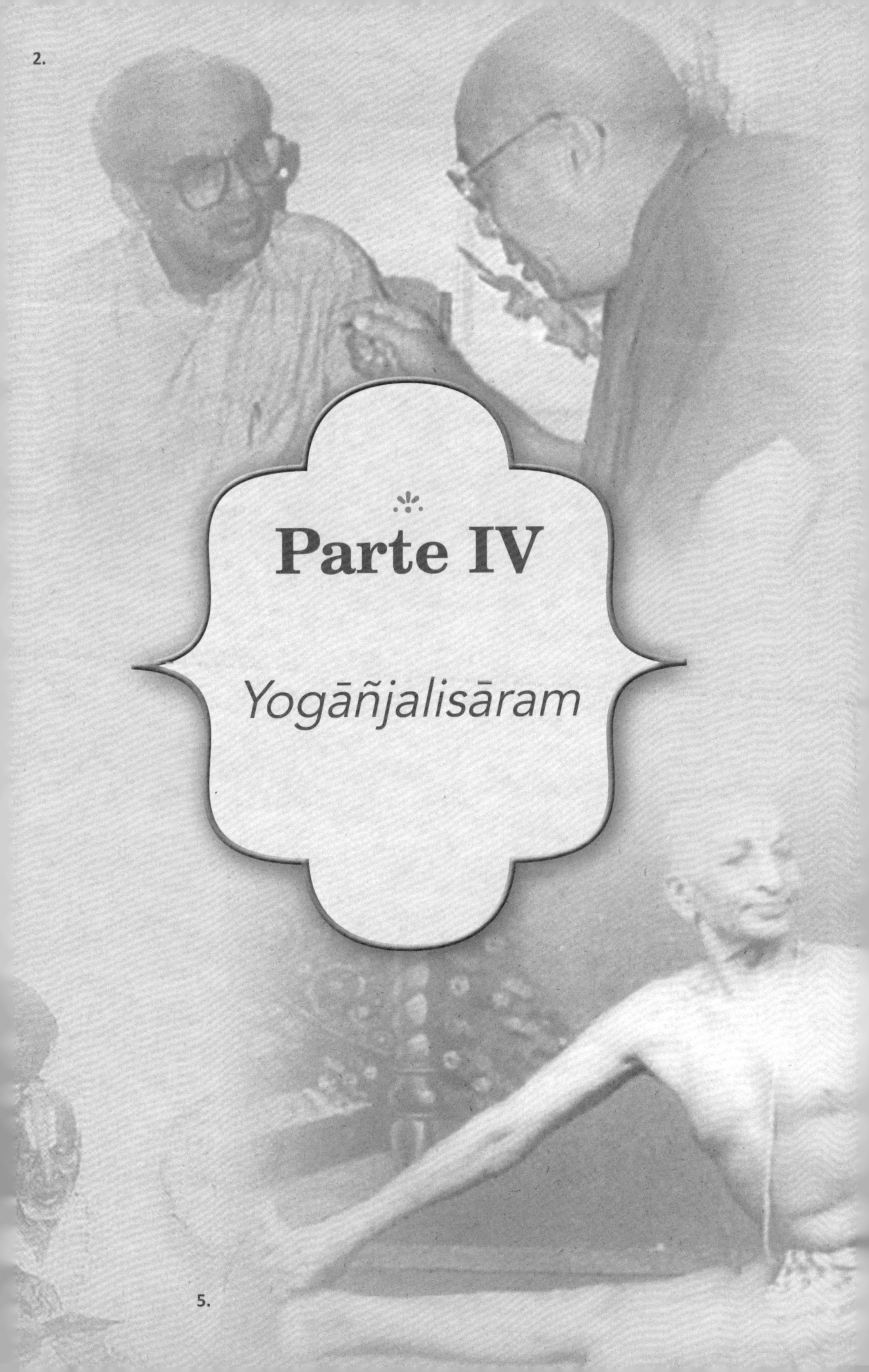

Parte IV

Yogāñjalisāram

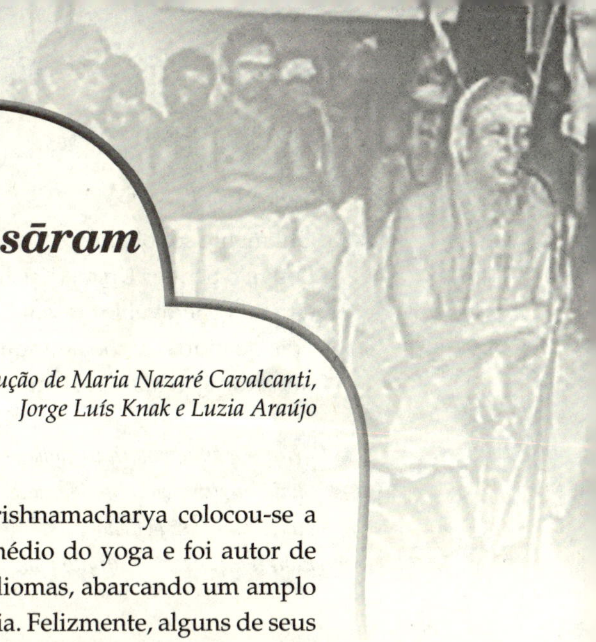

Yogāñjalisāram

com tradução de Maria Nazaré Cavalcanti,
Jorge Luís Knak e Luzia Araújo

Em sua vida de cem anos, Krishnamacharya colocou-se a serviço da humanidade por intermédio do yoga e foi autor de numerosos trabalhos, em muitos idiomas, abarcando um amplo espectro da herança cultural da Índia. Felizmente, alguns de seus manuscritos ainda existem hoje.

O *Yogāñjalisāram* é um desses valiosos originais. A essência dos ensinamentos de yoga é apresentada de maneira muito bonita em seus *ślokas*, ou "versos". Neles encontramos uma ideia compacta dos ensinamentos holísticos de Krishnamacharya. Para ele, o yoga não se limitava a meras posturas, mas abrangia todos os aspectos da vida humana. Era o meio para resolver problemas físicos, mentais e espirituais e o caminho que conduzia, em última instância, à compreensão de Deus. Krishnamacharya acreditava que, quando o corpo e o espírito enfraquecem, nada auxilia, exceto uma força superior. É com essa atitude que ele inicia esses versos, demonstrando seu respeito e oferecendo seu reconhecimento a essa força superior.

T. K. V. Desikachar

Śloka 1

Oh! mente sonolenta,
Louva o Senhor Kṛṣna (Krishna), o Deus do Conhecimento.
Ora ao venerável Professor,
pois quando o corpo enfraquece e decai,
tua educação não te salvará.

gṛṇu gopālam smara turagāsyam
bhaja guruvaryam mandamate
śuṣke rakte kṣīṇe dehe
nahi nahi rakṣati Kaliyuga śikṣā

Śloka 2

Reflete constantemente sobre a mensagem de *Yogāñjalisāram*,
repousa no eterno, enquanto praticas teu *āsana* –
regulando tua respiração pelo *prāṇāyāma*,
medita no eternamente compassivo que habita o Coração.

piba yogāñjalisāram nityam
viśa yogāsanamamṛtam geham
sthāpaya vāyum prāṇāyāmāt
hṛdaye sudṛḍham sadayam satatam

Śloka 3

Cuida de teus olhos e ouvidos,
e então de tuas narinas e língua,
do coração, do estômago, do umbigo, do útero –
e assim de cada parte do teu corpo.

rakṣa prathamam cakṣuḥ śrotram
nāsām jihvām tadanu tvān ca
hṛdayam tundam nābhim yonim
tatastu rakṣet sakalam gātram

Śloka 4

Não durmas durante o dia,
não te envolvas com o mal,
pensa no Senhor dos olhos de lótus,
canta em louvor do Sol dourado.

māsvapa māsvapa kalye samaye
mā kuru lāpam piśunaih puruṣaiḥ
samsmara nityam harimabjākṣam
stuhi savitāram suvarṇavarṇam

Śloka 5

Conhecendo todos os objetos como impermanentes,
não permite que o contato com eles te aprisione.
Decide de novo e de novo estar consciente
Do Si Mesmo que é permanente.

drṣṭvā smṛtvā spṛṣṭvā viṣayam
moham mā kuru manasi manuṣya
jñātvā sarvam bāhyamanityam
niścinu nityam pṛthagātmānam

Śloka 6

Entrega-te ao yoga, pois
onde está o conflito quando se conhece a verdade?
onde está a doença quando a mente é clara?
onde está a morte quando a respiração é controlada?

jñāte tatve kaste mohaḥ
citte śuddhe kvabhavedrogaḥ
baddhe prāṇe kvavāsti maraṇam
tasmādyogaḥ śaraṇam bharaṇam

Śloka 7

Elevando-se de onde as *nāḍīs* se encontram,
crescendo nos *kośas** e os músculos
dançando nas diferentes articulações –
as doenças são removidas por yoga.

* *Kosha*: corpo, camada, invólucro. (N.T.)

nāḍīgranthiṣu jananam labdhvā
māmse kośe vṛddhim gatvā
sandhiṣu līlānaṭanam kṛtvā
rogo yogānnaśyati hā hā

Śloka 8

Vendo a beleza do Senhor em seu Coração,
cuja consorte é a deusa Lakṣmī [Lakshmi],
o Senhor que sustenta o Universo,
o *yogi* dança de alegria e se deleita em sua visão.

nṛtyati yogī hṛdaye dhṛtvā
sundaravapuṣam lakṣmīkāntam
jagadādhāram paramātmānam
nandati nandati nandatyeva

Śloka 9

Aqueles que não cantam os *Vedas*
nem oferecem devoção ao Sol
põem em risco essa Terra sagrada
porque desrespeitam o *dharma*.

yenā, dhītā śrautī vāṇī
naivakadācit sukṛtāsandhyā
sa tu vasudhā jīvanabhāgyam
dharmam nindati nindatyeva

Śloka 10

O homem deseja objetos quando ainda em tenra idade,
aprecia-os quando é jovem,
busca o yoga na meia-idade,
e desenvolve o desapego quando está velho.

rāgo bhogo yogastyāgaḥ
cātvārste puruṣārthā hi
bālastaruṇo vṛddho jīrṇaḥ
catvārastān bahumanyante

Śloka 11

Eis a prática do yoga
de corpo, mente e *ātman* –
sempre frutífera, dando a cada um,
através da prática, aquilo que busca.

ātmika daihika mānasa bhedāt
trividham vihitam yogābhyasanam
sakalam yacchati vāñchita suphalam
nahi nahi yogābhyasanam viphalam

Śloka 12

Segue os ensinamentos do guru,
medita sobre os pés do Senhor,
pratica fielmente o *aṣṭānga* yoga,
realiza a alegria ou *mukti** conforme escolheres.

*. *Mukti*: liberação, realização. (N.T.)

aṣṭāṅgākhyam yogābhyasanam
muktim bhuktim pradadātyanaghām
yadi guru padavīmanugatamathavā
cittam bhagavatpadayorlagnam

Śloka 13

Teu Senhor ou o meu, não importa.
O que importa é: medita com humildade.
O Senhor, satisfeito, te concederá o que buscas
e de bom grado te dará mais.

tava vā mama vā sadānusaraṇāt
namanānmananāt prasanna cittaḥ
bhagavān vāñchitamakhilam datvā
kinte bhūyaḥ priyamiti hasati

Śloka 14

Reconhece que o mundo é instável.
Quando o corpo está fraco e a riqueza se foi –
não há irmão ou amigo, nem esposa ou filho –
estranho é o mundo, não?

kaste bhrātā kā vā bhāryā
kaste mitraḥ ko'yam putraḥ
vitte naṣṭe jīrṇe gatre
dravanti sarve vidiśo dhikdhik

Śloka 15

A riqueza atrai amigos, generosidade, nome e fama,
mas quando a riqueza se vai, também se vão os amigos.
Para onde foram nome e fama?
Essa é a maravilha do mundo.

yāvadvittām tāvad bandhuḥ
yāvaddānam tāvatkīrtiḥ
vitte lupte bandhurdūre
kīrtiḥ kva syātpaśya vicitram

Śloka 16

Desejo é a origem da doença.
Satisfeito o desejo, a doença se espalha,
mas o yoga se afasta do alimento ao desejo.

rāgo rogotpattau bījam
bhogo rogaprasaraṇa bījam
yogo rogacchedakabījam
yāhi sudūram rāgāthbogāt

Śloka 17

Respeita teus pais, evita o mal,
busca sempre a companhia dos bons
e venera o Senhor com fé.

tyaja dhikkāram mātāpitroh
kuru nyakkāram piśune manuje
bhaja satkāram bhāvuka boddhari
vasa sadgoṣṭhivasatau satatam

Śloka 18

Não estejas em dívida.
Nunca residas perto de inimigos.
Não prepares para teu corpo a armadilha da doença.
Não esqueças do Senhor e de sua consorte,
que residem no coração.

mā kuru ṛṇamapyalpam heyam
mā vasa ripuparivāre satatam
mākṣipa rogajvalane gātram
mā vismara māramaṇam hṛdaye

***Śloka* 19**

Podes seguir *karma, jñāna* ou *bhakti*,
mas se yoga não for seguido,
esses caminhos conduzem a lugar nenhum.
Essa é a maravilha do yoga.

jñānaratovā karmaratovā
bhaktiratovā sarve lokāḥ
sthitvā yoge nahi nahi labhate
kāmapi siddham paśya vicitram

***Śloka* 20**

Medita no Senhor Krishna
começando por seus pés, subindo então
ao tronco e ao coração.
Medita agora em seus belos braços,
e permanece então com a beleza da Sua forma.

ādau pādau tadanu ca janghe
paścādūru nābhim hṛdayam
dhyātvā bāhū sundaravapuṣam
sumukham lokaya gokulanātham

***Śloka* 21**

Yoga estabiliza a mente.
Cantar a oração do Senhor dá energia e inteligência.
Meditação resulta em maravilhas.
Por mantra *japa*, chega a autorrealização.

nityābhyāsanāt niścalabuddhiḥ
satatādhyayanāt medhāsphūrtiḥ
śuddhāt dhyānāt abhīṣṭasiddhiḥ
santata japataḥ svarūpasiddhiḥ

***Śloka* 22**

Acorda-te antes da aurora e,
de frente para o Leste, venera o Sol.
Constantemente pratica o *prāṇāyāma*
e gozarás de boa saúde.

dyumaṇerudayāt prāgevāsana
sandhyāpūjana vidhayaḥ kāryāḥ
yāme yāme prāṇāyāmān
daśa daśa kuryāt āyuvṛddhyai

***Śloka* 23**

Praticando *āsana*, comendo com moderação
com uma mente estável louvando o Senhor –
assim a paz transborda.

parimita bhojī sucarita yājī
dhvastaśarīrakleśo yogī
susthiracitto bhagavati viṣṇau
ihaiva labhate śāntim paramām

***Śloka* 24**

Começa o dia venerando
os pés de Deus e os do Professor.
Faz então *āsana* e *prāṇāyāma*,
lembrando-te das palavras do Professor.

ādāvāsanapunarāvṛtteḥ
ādyāvṛtterbhagavaccaraṇau
guruvaracaraṇau praṇamya paścāt
samadṛkprāṇaḥ samārabheta

Śloka 25

Pratica *prāṇāyāma* com atenção.
Quando a respiração se tornar longa e macia,
a mente estará pronta para a meditação.

yāvān dīrghaḥ haukṣyo vāyuḥ
prayāti bāhyam sūkṣmastadanu
tāvānantaḥ praviśati novā
matvā manasā samīkuruṣva

Śloka 26

Livra o corpo das impurezas,
permita que a fala seja verdadeira e doce,
nutra amizade pelo mundo e,
com humildade, busca a riqueza e o conhecimento.

vada vada satyam vacanam madhuram
lokaya lokam snehasupūrṇam
mārjaya doṣān dehaprabhavān
ārjaya vidyāvinayadhanāni

Śloka 27

Āsana torna o corpo leve.
Prāṇāyāma fortalece o *prāṇa*.
Dhāraṇā purifica o intelecto.
Meditação purifica a mente.

āsanakaraṇāttarasam sarasam
prāṇāyāmat prabalam prāṇam
dharaṇaśuddham kuru mastiṣkam
dhyānāt śuddham cittam nityam

Śloka 28*

Em *kṛta yuga* o caminho era *jñāna*,
em *treta*, era *karma*,
em *dvāpara*, era tanto *jñāna* quanto *karma*
e, em *kali*, é yoga que dá alegria e *mukti*.

krte jñānā mārgaḥ trite karma mārgraḥ
dvayam dvāpare supraśastam phalāya
kalau yoga mārgaḥ sadā
supraśastassubhuktauvimuktau

Śloka 29

O alimento deve ser oferecido primeiro ao Senhor,
depois comido em silêncio.
Alimenta-te na hora certa, de comida *sāttvika*** –
fresca e bem cozida,
lembrando-te de Deus. Enche metade do estômago.
Encerra bebendo água pura e limpa.

munirbhunkṣva bhojyam sadā deva śeṣam
mitam sātvikamcārdhakālesupakvam
smaran devanātham kuruṣvārdha pūrṇam
svakukṣim tataḥ svacchatoyam pibecca

Śloka 30

Venera primeiro o *prāṇa*
em *prāṇāyāma*, recita
o *praṇava*, na morada do Senhor,
seguramente então o *prāṇa* estará regulado.

pranama prāṇam prathamam yoge
bhajare prāṇam bhaktyā parayā
prāṇāyāmam kuru tatpaścāt
dhyātvā praṇavam pareśa sadanam

* Este texto refere-se às idades do mundo, as *yugas*. *Kṛta yuga* ou *satya yuga* é a primeira das quatro eras, a "era da verdade", também conhecida como a era de ouro, a mais pura e espiritualizada. *Treta yuga* é a era seguinte, e quer dizer "três reis". Os humanos têm menos poder nessa era comparado à anterior. *Dvāpara* significa "duas depois", e é a terceira era. O grau de pureza e de poder continuam decaindo, mas ainda existem dois pilares: compaixão e verdade. A última é *kali yuga*, a era dos conflitos e do declínio espiritual, momento atual da humanidade. É associada ao demônio Kali (não confundir com a deusa Kali). (N.T.)

** *Sāttvika*: da natureza de *sattva*, equilibrada. (N.T.)

***Śloka* 31**

Jamais abandona o *yoga*.
Nunca te alimentes de comida pesada e insalubre.
Pratica sempre o *prāṇāyāma* correto,
orando constantemente aos pés do Senhor.

mākuru mākuru yogatyāgam
mā mā bhakṣaya tāmasamannam
prāṇam bandhaya niyamānnityam
bhaja bhaja bhagavatpādadvandvam

***Śloka* 32**

Regula a respiração, sê feliz,
Vincula a mente ao Senhor em teu coração.
Essa é a mensagem
Do *yogi* Tirumala Kṛṣṇa.

bandhaya vāyum nandaya jīvam
dhāraya cittam dahare parame
iti tirumala kṛṣṇo yogī
pradiśati vācam sandeśākhyām

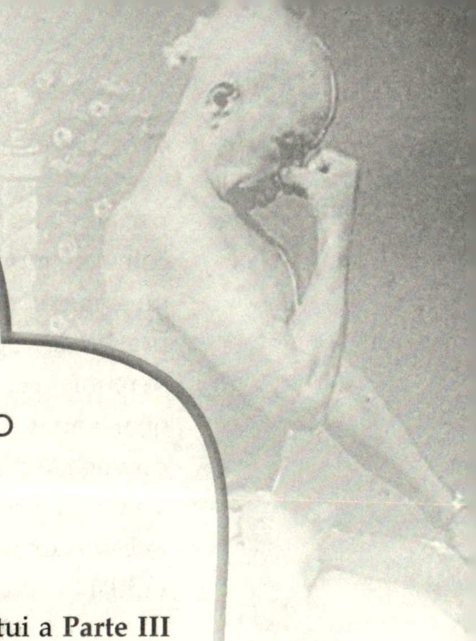

Apêndice 1

Os textos mencionados neste livro

O *Yoga Sūtra*

O mais fundamental texto sobre yoga constitui a Parte III deste livro e data do período entre o século II e o fim do século III. Os 195 versos (*sūtras*) do texto são aforismos curtos, agrupados em quatro capítulos. O primeiro capítulo, intitulado *Samādhipāda*, nos dá a famosa definição de yoga e descreve o nosso estado mental em yoga e em não-yoga. O segundo capítulo, *Sādhanapāda*, apresenta o yoga como uma prática. O terceiro capítulo, *Vibhūtipāda*, discute os resultados que aqueles que praticam yoga podem alcançar, e também discute os perigos dessas mudanças. O quarto capítulo, *Kaivalyapāda*, diz respeito à liberdade a que o yoga pode conduzir.

Vários estudiosos, desde muito tempo atrás, escrevem comentários sobre o *Yoga Sūtra*. Cinco deles têm relevância hoje. O primeiro, que data do século V, é o *Bhāṣya* de Vyasa. Está disponível em incontáveis edições em inglês (há também muitos subcomentários sobre esse comentário). O segundo, o *Vivrana*, foi escrito por Shankaracharya como um subcomentário ao *Bhāṣya* de Vyasa. O terceiro foi escrito no século IX por Vacaspati Mishra. Intitulado *Tattvaiśāradī*, esse texto também discute os comentários de Vyasa. O quarto, o *Rājamārtaṇḍa*, foi escrito por Bhojadeva por volta do século X. Bhojadeva foi um grande rei, que também escreveu textos importantes sobre música e dança. O quinto comentário famoso, que também contém comentários sobre o *Bhāṣya* de Vyasa, foi escrito por Vijñānabikṣu, no século XVI. É conhecido pelo título *Yogavārttika*.

Yoga Yājñavalkya

Esse texto, datado de uma época entre os séculos II e IV, é o mais antigo texto a tratar dos conceitos de *prāṇāyāma*, *āsana* e, especialmente, *kuṇḍalinī*. As práticas mencionadas nele não estão, como em muitos outros textos, restritas a uma determinada casta ou grupo social. Pelo contrário, no texto, Yājñavalkya explica a prática de yoga à sua esposa Gargi e a alguns outros sábios que se reuniam ao seu redor. O décimo segundo e último capítulo, no qual o autor explica o papel da *kuṇḍalinī* no processo de limpeza do yoga, é dirigido exclusivamente à sua mulher. Yājñavalkya a introduz aos "segredos" do yoga; daí o título do capítulo, *Rahasya*. O yoga é definido como a união entre a semente individual (*jivātma*) e a força superior (*parātman*).

Como o *Yoga Sūtra*, o *Yoga Yājñavalkya* descreve oito membros (*aṅgas*) do yoga e descreve também o caminho da prática de yoga como um desenvolvimento desses oito membros. Alguns dos *aṅgas* individuais são, entretanto, compreendidos de maneira levemente diferente daquela como são descritos no *Yoga Sūtra* de Patañjali. Em contraste com trabalhos posteriores sobre *haṭha* yoga da tradição dos *Nath yogis*, não há referência ao *shatkarma*, os exercícios especiais de limpeza e purificação do yoga. Existe uma edição crítica do *Yoga Yājñavalkya*, escrita por Śrī Prabhad C. Divanji.

Yoga Rahasya

Um texto do qual ainda não temos a forma escrita, mas cuja existência é indicada por numerosas referências, é o *Yoga Rahasya* (Segredos do Yoga) de Nathamuni. Ele foi um sábio do século IX, do sul da Índia, que, como muitos professores indianos, não pertencia à tradição monástica, mas estava totalmente envolvido com a vida em família. Sua obra, que originalmente consistiria de doze capítulos, foi transmitida oralmente. Quatro desses capítulos foram trazidos a nós por intermédio de Śrī Krishnamacharya, que os ditou a seu filho e aluno T. K. V. Desikachar.

Para Nathamuni, o significado e objetivo do yoga é a devoção a Deus ou a uma força superior (*bhakti*). Nesse texto, Nathamuni dá instruções muito precisas sobre *aṣṭāṅga* yoga, que, em parte, correspondem às de Patañjali, e enfatiza a necessidade de adaptar o yoga de acordo com as necessidades de quem o pratica. O texto indica a absoluta necessidade de um professor, e isso é repetido numerosas vezes. Um grande número de técnicas de *āsanas* e *prāṇāyāmas* é explicado de maneira muito precisa por Nathamuni. Ele também dá atenção particular ao tratamento de doenças por meio de yoga.

Nathamuni dedica muitos versos do *Yoga Rahasya* à prática de yoga para mulheres grávidas e à importância disso. Como o *Yoga Yājñavalkya*, ele insiste na afirmação de que o yoga é significativo e válido para as mulheres, colocando-se com isso em oposição aos ensinamentos brâmanes, que almejavam excluir completamente as mulheres de todas as práticas espirituais.

Bhagavad Gītā

A *Bhagavad Gītā* (A Canção do Senhor) é o texto sagrado da Índia. Ela constitui a sexta seção, o *Bhīṣma Parva*, de um grande épico intitulado *Mahābhārata*, um longo poema que é também um tratado sobre yoga. A discussão entre o herói Arjuna e o deus Krishna, que aparece como o condutor da carruagem de Arjuna em uma grande batalha entre duas famílias reais, lida com os mais elevados princípios do yoga: a filosofia da ação (*karma*), a demonstração de discernimento, conhecimento e devoção a Deus (*bhakti*).

Haṭha-Yoga Pradīpikā

Esse texto do *yogi* Svatmarama data do século XV. É um dos textos mais importantes e mais abrangentes sobre *haṭha* yoga, embora às vezes contraditório. Ele apresenta sequencialmente, em seus quatro capítulos, as técnicas do *haṭha* yoga: *āsana*, *prāṇāyāma*, *mudrā* e *nāda* (sons externo e interno).

Em acréscimo a esses cinco textos, dois outros são mencionados neste livro: *Gheraṇḍa Saṃhitā* e *Śiva Saṁhitā*. Como o *Haṭha-Yoga Pradīpikā*, todos lidam com técnicas de yoga.

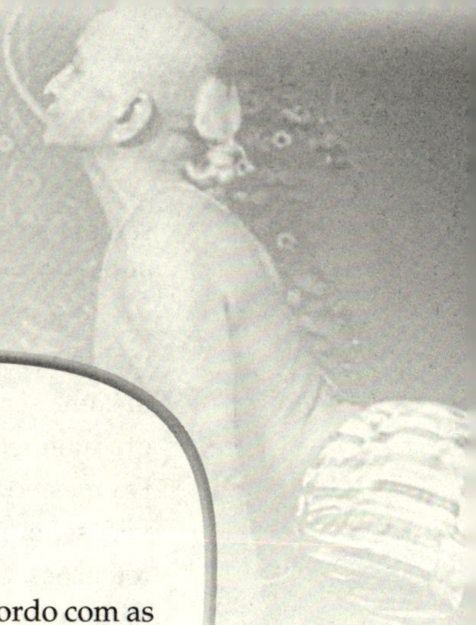

Apêndice 2

Quatro sequências gerais para prática

Uma prática de *āsana* deveria ser planejada de acordo com as necessidades de cada pessoa. Os exemplos a seguir de sequências para prática, construídas cuidadosamente, seguem o princípio de *viṅyāsa krama*, a progressão passo a passo, que pode nos trazer equilíbrio ao corpo, à respiração e à mente. Essas práticas podem não ser adequadas para pessoas sem experiência prévia em yoga. Independentemente de qual seja a sua experiência, a ajuda de um professor competente é importante ao planejar a prática de yoga mais apropriada para você. Estas quatro sequências são apresentadas como exemplos de como uma prática pode ser planejada. Variações para satisfazer necessidades individuais são infinitas.

Assegure-se de se permitir o descanso adequado entre os *āsanas*, para que os batimentos cardíacos e a respiração possam voltar ao normal. Também deve haver descanso adequado antes de começar o *prāṇāyāma* e depois de completá-lo.

Nessas sequências para prática, a palavra *respirações* denota a prática estática de um *āsana*, e *vezes* denota a prática dinâmica. Lembre-se: a respiração é o que dá a medida da prática de *āsana*. Em cada prática de *āsana*, devemos trabalhar para manter a conexão entre o movimento do corpo e o movimento da respiração. Pausas apropriadas podem ser colocadas entre a inspiração e a expiração, sem comprometer a duração da entrada e da saída do ar. Essas retenções podem aumentar conforme a sua prática se desenvolve. Mantendo a ligação entre corpo e respiração, cada *āsana* é sustentado por várias respirações, de acordo com a capacidade de cada pessoa. É apropriado haver esforço para manter a ligação entre corpo e respiração, mas não luta. Uma prática deve sempre ser planejada para você se sentir melhor, e deve resultar em maior equanimidade e mais energia.

O *prāṇāyāma* pode ser praticado aumentando-se gradualmente as retenções em cada ciclo de respiração até uma retenção máxima ser alcançada sem esforço. Então, as retenções podem ser gradualmente reduzidas de novo, para completar o *prāṇāyāma*. Do mesmo modo, a duração da inspiração ou da expiração devem ser aumentadas e reduzidas progressivamente, com ou sem retenções. Como sempre, essas variações dependem das necessidades e da capacidade individuais. É essencial que você pratique *prāṇāyāma* somente sob a orientação de um professor competente.

PRÁTICA 1

1.
2.
8 vezes
EX
INS
3.
12 vezes
alternando
os lados
EX
INS
4.
6 vezes
EX
INS
5.
descanse
6.
6 vezes
INS
EX
7.
descanse
8.
4 vezes
INS
EX
EX
INS
INS
EX
9.
12 respirações
de cada lado
10.
4 a 6 vezes
EX
INS
11.
6 vezes
12.
prāṇāyāma:
12 respirações
nāḍī śodhana

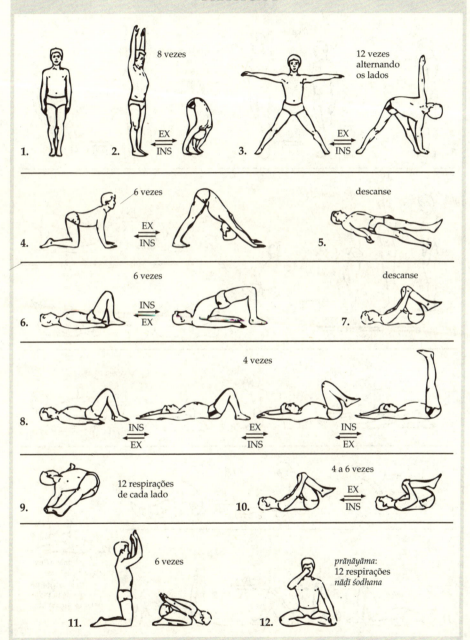

PRÁTICA 2

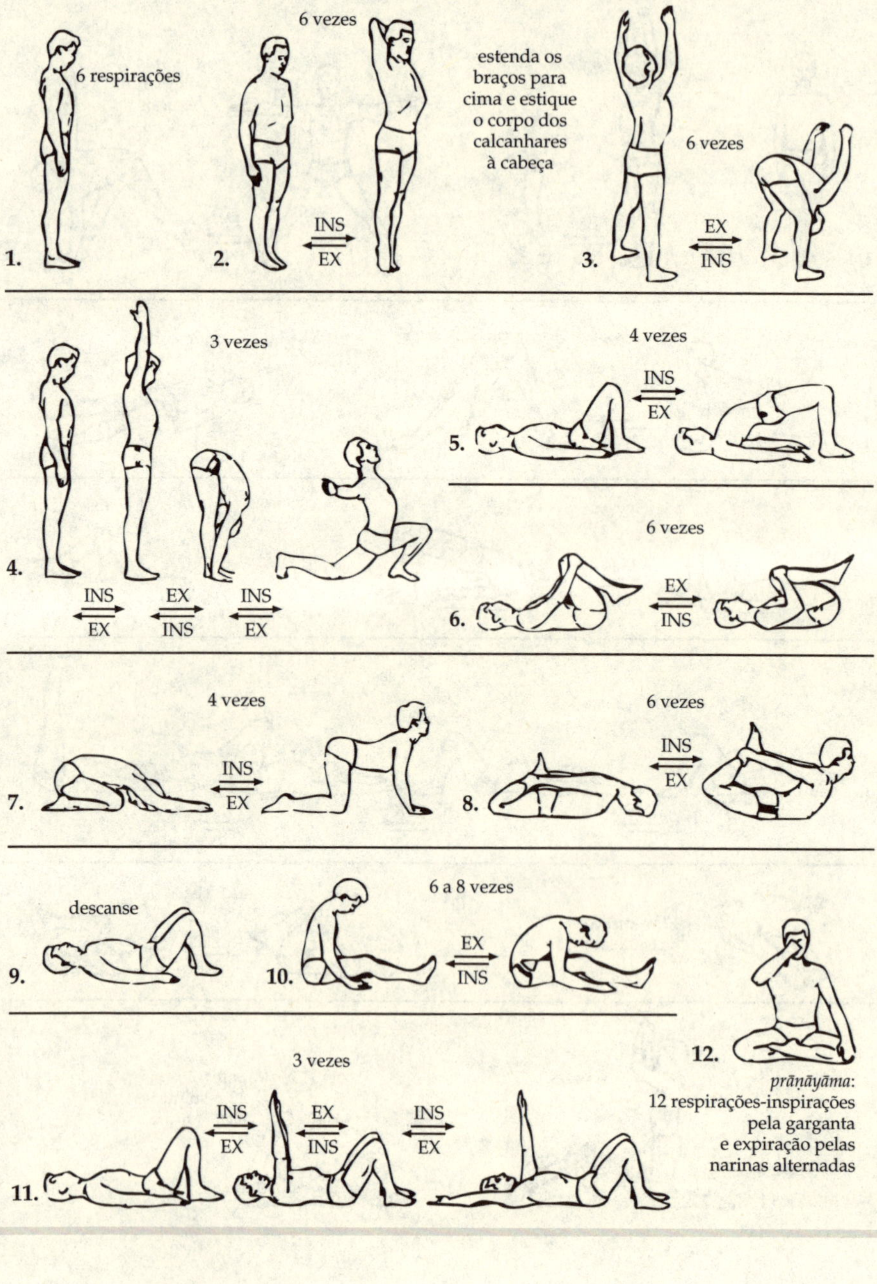
1.
6 respirações
2.
6 vezes
INS
EX
estenda os braços para cima e estique o corpo dos calcanhares à cabeça
3.
6 vezes
EX
INS
4.
3 vezes
INS
EX
EX
INS
INS
EX
5.
4 vezes
INS
EX
6.
6 vezes
EX
INS
7.
4 vezes
INS
EX
8.
6 vezes
INS
EX
9.
descanse
10.
6 a 8 vezes
EX
INS
11.
3 vezes
INS
EX
EX
INS
INS
EX
12.
prāṇāyāma:
12 respirações-inspirações pela garganta e expiração pelas narinas alternadas

PRÁTICA 3

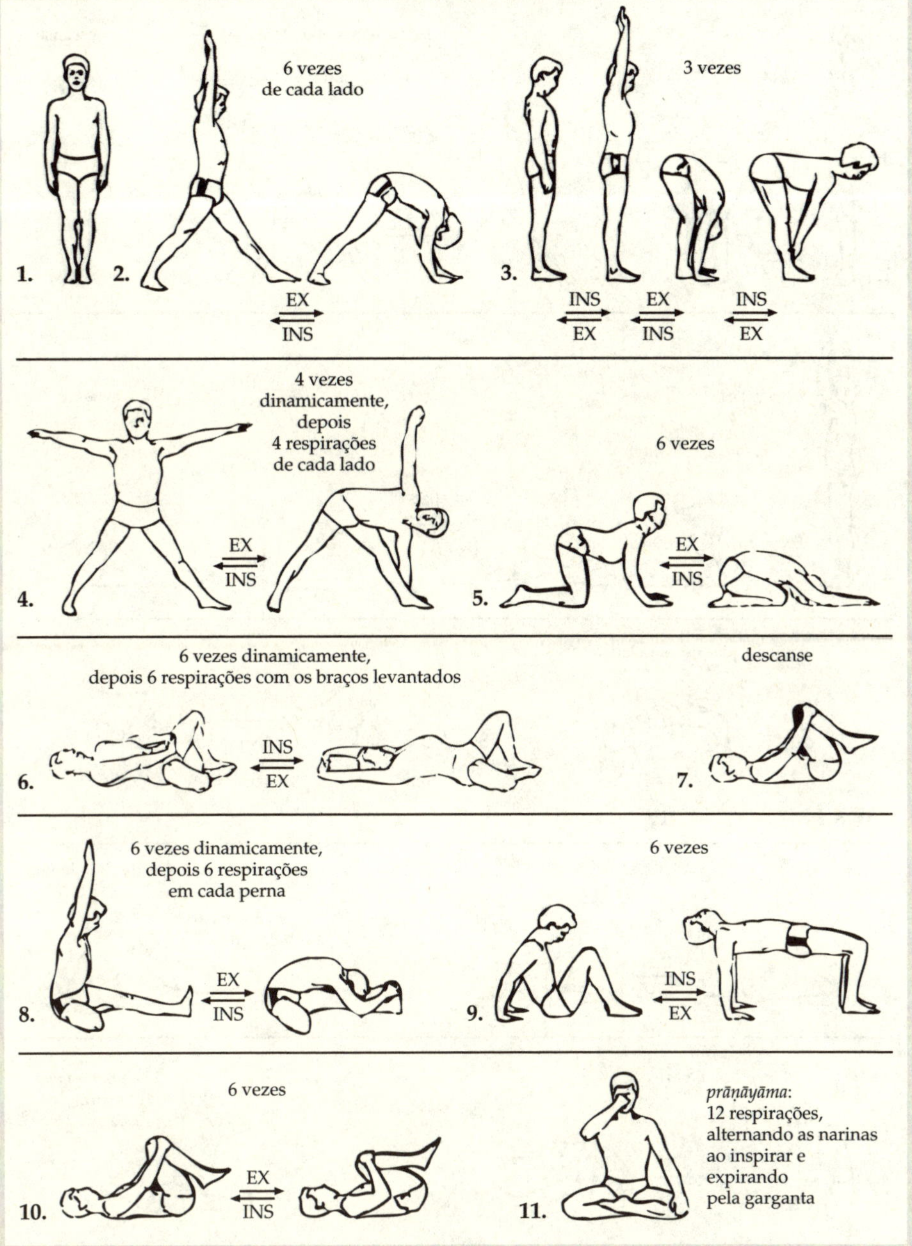

1.
2.
6 vezes
de cada lado
EX
INS
3.
3 vezes
INS
EX
EX
INS
INS
EX
4.
4 vezes
dinamicamente,
depois
4 respirações
de cada lado
EX
INS
5.
6 vezes
EX
INS
6.
6 vezes dinamicamente,
depois 6 respirações com os braços levantados
INS
EX
7.
descanse
8.
6 vezes dinamicamente,
depois 6 respirações
em cada perna
EX
INS
9.
6 vezes
INS
EX
10.
6 vezes
EX
INS
11.
prāṇāyāma:
12 respirações,
alternando as narinas
ao inspirar e
expirando
pela garganta

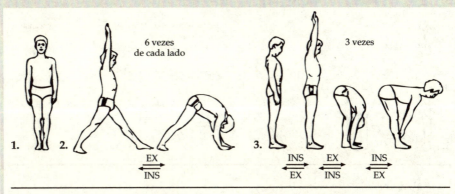

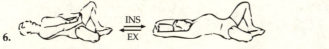

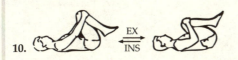

PRÁTICA 4

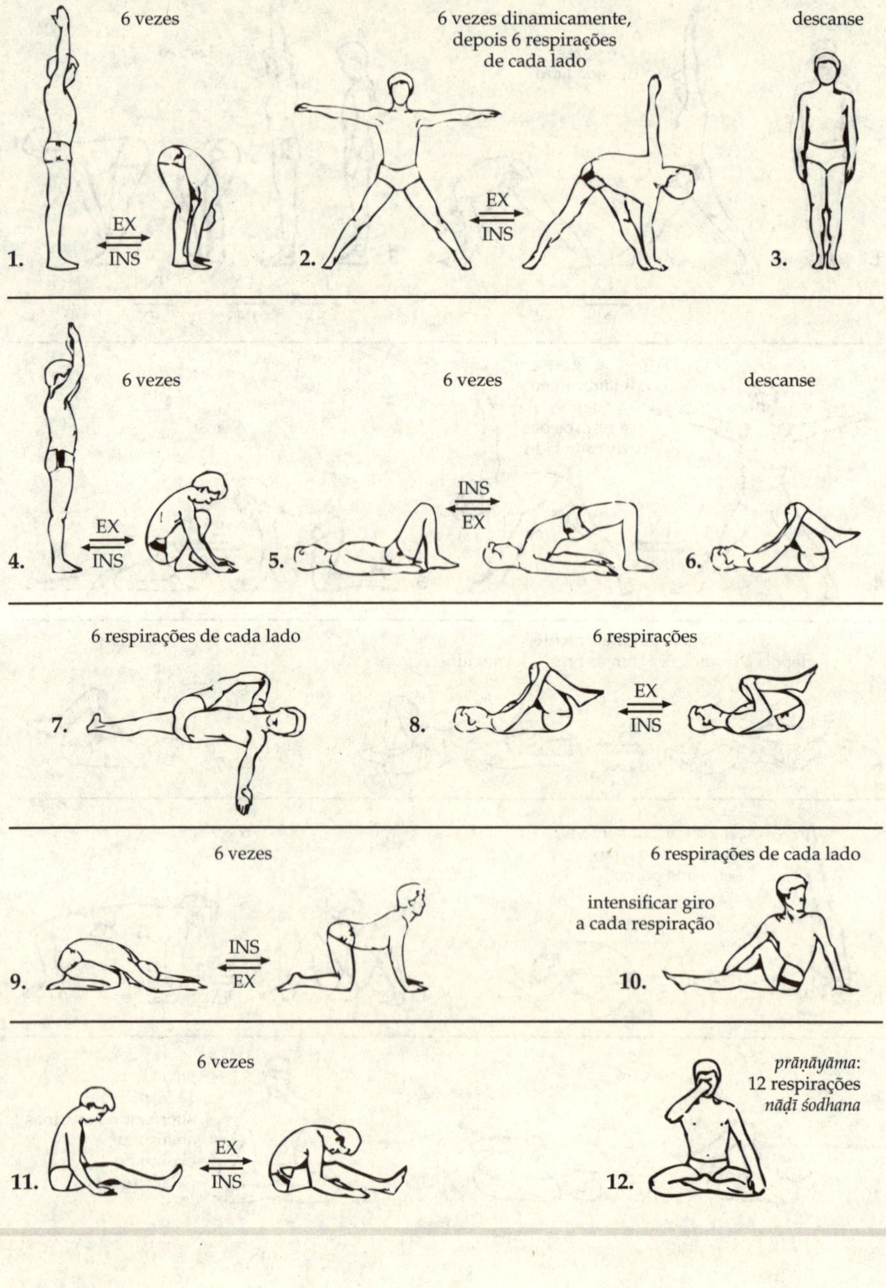

6 vezes
EX
INS
1.
6 vezes dinamicamente, depois 6 respirações de cada lado
EX
INS
2.
descanse
3.
6 vezes
EX
INS
4.
6 vezes
INS
EX
5.
descanse
6.
6 respirações de cada lado
7.
6 respirações
EX
INS
8.
6 vezes
INS
EX
9.
6 respirações de cada lado
intensificar giro a cada respiração
10.
6 vezes
EX
INS
11.
prāṇāyāma: 12 respirações *nāḍī śodhana*
12.

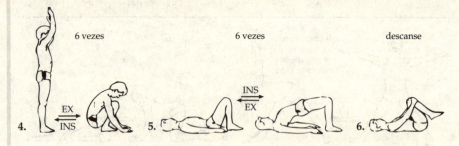

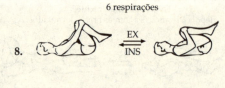

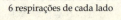

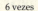

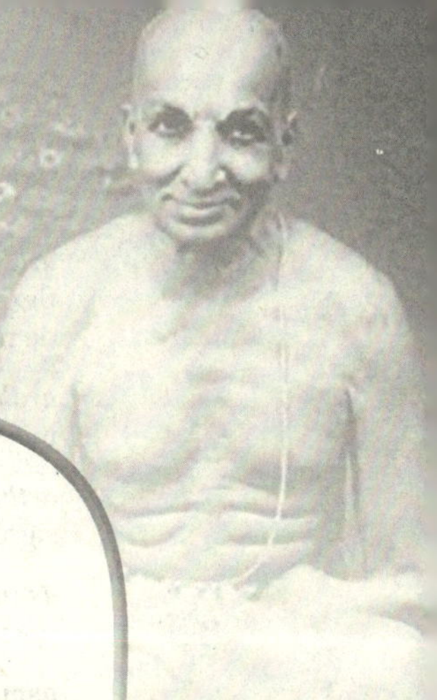

Glossário

abhiniveśa
a fonte do medo, apego à vida; um dos *kleśas*.

abhyantara kumbhaka
retenção da respiração após a inspiração.

abhyāsa
prática.

ācārya
professor.

adhomukha śvānāsana
postura do cachorro olhando para baixo.

advaita
não dualismo.

agni
fogo, um dos *bhūtas*.

agni sāra
um processo de limpeza que usa o "fogo" do corpo humano para remover impurezas.

ahamkāra
a noção de "eu".

ahiṁsā
não violência, consideração, amor; um dos *yamas*.

ākāṣa
espaço; um dos *bhūtas*.

ānanda
um estado de bem-aventurança.

ananta
sem fim.

aṅga
um "membro" – ou aspecto – do yoga.

antara
interior, interno.

antaraṅga sādhana
prática interna em referência ao caminho de concentração (*dhāraṇā*), meditação (*dhyāna*) e integração (*samādhi*) de Patañjali.

antarāya
obstáculo a uma mente clara e estável.

anuloma ujjāyī prāṇāyāma
prāṇāyāma em que se inspira com um som na garganta (*ujjāyī*) e expira de maneira normal por narinas alternadas.

ap
água; um dos *bhūtas*.

apāna
sujeira; o centro no qual os dejetos corporais se acumulam.

apānāsana
postura de eliminação.

apāna-vāyu
o aspecto do *prāṇa* responsável pela excreção.

aparigraha
receber exatamente o que é apropriado e nada mais; um dos *yamas*.

ardha padma paścimatānāsana
flexão à frente em postura de meio lótus.

ardha utkaṭāsana
meia postura de cócoras.

artha
significado, propósito.

āsana
postura.

asmitā
sentido de ego, um dos *kleśas*.

asmitā samādhi
a fusão da mente com o objeto de meditação.

aṣṭāṅga
oito membros. *Aṣṭāṅga* yoga são os oito membros do yoga, como explica Patañjali no segundo capítulo do *Yoga Sūtra*.

asteya
não cobiçar o que pertence aos outros; um dos *yamas*.

ātman
o "self", o si-mesmo.

avidyā
compreensão errônea, conhecimento incorreto, falso entendimento, o mais importante dos *kleśas*.

bahiraṅga
membro externo.

bahiraṅga sādhana
prática externa que inclui os primeiros quatro membros do *aṣṭāṅga* yoga.

bāhya kumbhaka
retenção da respiração após a expiração.

bandha
prender ou fechar.

Bhagavad Gītā
uma parte do épico *Mahābhārata*, em que Krishna ensina yoga a Arjuna.

bhakti
devoção.

bhakti yoga
yoga em que a devoção a Deus é proeminente.

bhastrika
fole.

bhastrika prāṇāyāma
respiração do fole por narinas alternadas.

bhujaṅgāsana
postura da cobra.

bhūtas
os elementos espaço, ar, fogo, água e terra.

brahmacarya
um dos *yamas*. Mover-se em direção à mais elevada modificação dos sentidos; é o estágio da vida em que o jovem aluno estuda os textos sagrados.

bṛmhaṇa
expandir.

buddhi
intelecto.

cakras
centros de energia ao longo da coluna vertebral.

cakravākāsana
postura do gato.

cit
consciência.

citta
mente.

citta vṛtti nirodha
estado mental livre de agitação.

dana
dar, doar.

darśana
um dos seis pontos de vista clássicos do pensamento indiano.

deśa
lugar.

dhanurāsana
postura do arco.

dhāraṇā
o estado da mente em que ela se direciona a um ponto.

dharma
dever, valor ético.

dhyāna
meditação.

dhyāna mudrā
gesto que indica a prática de meditação.

dhyāta
alguém que está em estado de *dhyāna.*

draṣṭṛ
o observador, aquele que vê.

dṛśya
o que é visto.

duḥkha
sensação de desconforto, dor.

dveṣa
rejeição, aversão; um dos *kleśas.*

dvipāda pītham
postura da mesa.

eka pāda uttānāsana
uma postura de pé em que o torso flexiona à frente e uma perna é erguida para trás.

ekāgrāta
direção única, disposição única.

guṇas
qualidades da mente; qualidades do universo.

halāsana
postura do arado.

hasta mudrā
símbolo manual.

haṭha yoga
yoga no qual o objetivo é unificar as duas energias de *ha* (a esquerda) e *ṭha* (a direita), e fundi-las no interior da *suṣumṅā,* no centro da espinha dorsal; a fusão de *prāṇa* e *apāna* no centro do corpo, no coração.

Haṭha-Yoga Pradīpikā
um texto clássico sobre *haṭha* yoga.

iḍā
uma *nāḍī* que termina na narina esquerda.

indriya
sentidos.

Īśvara
Deus ou Senhor.

īśvarapraṇidhānā
entregar-se e oferecer todas as ações a Deus, sem apego aos frutos de nossa ação; um dos *niyamas* e um componente de *kriyā* yoga.

jālandhara bandha
fecho do queixo.

japa
repetição de um mantra.

jñāna yoga
yoga em que a ênfase está na investigação.

kaivalya
estado último do yoga, liberdade.

kapālabhātī prāṇāyāma
respiração do fole.

kāraṇa
causa.

karma yoga
yoga em que a ação é feita como dever, sem preocupação com sucesso ou fracasso.

kleśa
aflição.

kriyā
ação.

kriyā yoga
yoga de ação purificadora segundo Patañjali.

kṣipta
mente agitada.

kumbhaka prāṇāyāma
exercício respiratório em que a ênfase está na retenção da respiração.

kuṇḍalinī
o obstáculo localizado no centro da coluna, que obstrui o movimento do *prāṇa* em *suṣumṇā.*

laṅghana
reduzir.

laya
fundir.

līlā
o jogo divino.

mahāmudrā
uma postura sentada clássica.

mahat
o grande princípio.

manas
o poder por trás dos sentidos.

mantra
um som sagrado, geralmente usado como objeto de foco durante a meditação.

matsyendrāsana
meia torção da coluna.

mṛgi mudrā
posição dos dedos para controlar as narinas durante o *prāṇāyāma.*

mūdha
estado mental de embotamento, inércia.

mudrā
símbolo.

mūla bandha
fecho da base do tronco.

nāda
som.

nāḍī
passagem sutil no corpo pela qual o *prāṇa* se move.

nāḍī śodhana prāṇāyāma
respiração por narinas alternadas, que traz a purificação das *nāḍīs.*

nidrā
sono sem sonhos.

nimitta kāraṇa
causa inteligente, catalisador.

nirodha
contenção, estado em que a mente se focaliza totalmente em uma coisa.

niyama
disciplina pessoal.

om
uma representação de Īśvara.

padmāsana
postura do lótus.

pariṇāmaduḥkha
duḥkha que surge por causa da mudança.

pariṇāmavāda
o reconhecimento de que tudo o que percebemos está sujeito à mudança.

parivṛtti
redirecionamento, reorientação.

pārśva uttānāsana
uma postura de pé com uma perna à frente e o tronco flexionado sobre ela.

paścimatānāsana
flexão à frente sentada.

piṅgalā
nāḍī que termina na narina direita

pradhāna
fonte original.

prajñā
compreensão clara no campo espiritual.

prakṛti
matéria.

pramāṇa
percepção correta.

prāṇa
energia da força vital.

prāṇava
sílaba mística que representa Īśvara.

prāṇa-vāyu
uma das cinco principais energias vitais.

prāṇāyāma
técnica de respiração regulada.

prasarita pada uttānāsana
postura de pé com o torso flexionado à frente entre as pernas.

pratikriyāsana
contrapostura.

pratyāhāra
retirada dos sentidos.

pūraka prāṇāyāma
exercício respiratório em que a ênfase está na inspiração.

puruṣa
fonte da consciência, aquele que percebe.

rāga
apego ou desejo; um dos *kleśas*.

rajas
a qualidade de *parkṛti* responsável por atividade.

rāja yoga
yoga no qual a união com a força superior é o objetivo; o yoga de Patañjali.

recaka prāṇāyāma
exercício respiratório em que a ênfase está na expiração.

ṛta prajñā
percepção de uma verdade espiritual.

sādhana
prática.

śakti
poder.

śalabhāsana
postura do gafanhoto.

samādhi
estado de meditação no qual apenas o objeto de meditação é evidente.

samāna-vāyu
prāṇa da região central do corpo, responsável pela digestão.

samavṛtti prāṇāyāma
técnica respiratória em que os diferentes componentes de respiração são iguais.

saṃskāra
movimento habitual da mente; hábito, condicionamento.

saṃskāra-duḥkha
duḥkha causado por hábitos.

saṃtoṣa
contentamento; um dos *niyamas*.

saṃyama
concentração total e contínua em um objeto.

saṃyoga
confusão ou identificação confusa.

sannyāsin
alguém que desistiu de tudo com exceção de Deus.

sarvajña
que sabe de tudo, onisciente.

sarvāṅgāsana
postura do pouso sobre os ombros.

sattva
uma das três qualidades de *prakṛti* responsável por clareza e leveza.

satvāda
o conceito de que tudo o que vemos, experimentamos e sentimos não é ilusão, mas verdadeiro, real.

satya
verdade, veracidade; um dos *yamas*.

śauca
limpeza, pureza; um dos *niyamas*.

śavāsana
postura do cadáver.

siddhi
dom; poder que é dado.

śīrṣāsana
postura do pouso sobre a cabeça.

śītalī prāṇāyāma
exercício respiratório em que se inspira pela boca, dispondo a língua de maneira particular.

smṛti
memória.

śodhana
purificação.

sthira
estabilidade e alerta.

sukha
leveza e conforto; alegria.

sukhāsana
postura simples de pernas cruzadas.

sūrya namaskar
sequência de *āsanas* coletivamente chamada de Saudação ao Sol.

suṣumṇā
nāḍī central que corre pelo centro da coluna, da base ao topo da cabeça.

svadharma
sua própria posição.

svādhyāya
autoanálise; qualquer estudo que ajude você a compreender-se; o estudo dos textos sagrados; um dos *niyamas* e um dos componentes de *kriyā* yoga.

tadāsana
postura da montanha.

tamas
uma das três qualidades de *prakṛti*, responsável por peso e estabilidade.

tanmātras
as características de som, tato, forma, gosto e cheiro.

tantra
técnica.

tantra yoga
yoga em que o foco é a eliminação dos obstáculos que bloqueiam o movimento livre do *prāṇa* na *suṣumṇā*.

tanu
brando, fraco.

tāpa-duḥkha
dor causada por desejo, ânsia.

tapas
processo de remoção das impurezas; eliminação, purificação; um dos *niyamas* e um dos componentes de *kriyā* yoga.

trāṭaka
olhar fixamente para um objeto estático como preparação à meditação.

trikonāsana
postura do triângulo.

udāna-vāyu
o aspecto do *prāṇa* responsável pela fala e pelo movimento ascendente.

uddāyīna bandha
chave abdominal.

ujjāyī
técnica respiratória em que se inspira com um som na garganta.

urdhva mukha śvānāsana
postura do cachorro olhando para cima.

uṣṭrāsana
postura do camelo.

utkaṭāsana
postura de cócoras.

uttānāsana
postura de pé com o tronco flexionado à frente.

vairāgya
desapego, deixar ir.

vajrāsana
postura do raio.

vāyu
ar, respiração, vento; um dos *bhūtas*.

Vedas
escrituras hindus que são a base de todo o yoga.

vicāra
reflexão sobre um objeto sutil.

vidyā
compreensão clara, nível elevado de conhecimento.

vikalpa
imaginação.

vikṣipta
estado em que a mente se movimenta sem nenhum propósito consistente ou direção.

viloma krama prāṇāyāma
exercício respiratório em que se inspira de maneira controlada por narinas alternadas e se expira pelas duas narinas com um som na garganta.

viloma ujjāyī prāṇāyāma
exercício respiratório em que se usa o controle nas narinas para a inspiração e a expiração.

viṅyāsa krama
uma sequência de *āsanas* corretamente organizada que progride apropriadamente em direção à meta desejada.

viparyaya
percepção falsa.

vīrabhadrāsana
postura do guerreiro.

vīrāsana
postura do herói.

viṣamavṛtti prāṇāyāma
técnica respiratória em que as diferentes fases da respiração têm durações diferentes.

viśeṣa puruṣa
Īśvara.

Viṣṇu
Deus, um dos deuses da Trindade.

vitarka
reflexão sobre
um objeto concreto.

viveka
discernimento.

vyāna-vāyu
prāṇa responsável pela
distribuição da energia
por todo o corpo.

yama
disciplina que diz respeito
ao nosso relacionamento
com a sociedade
e com o mundo.

yoga sādhana
prática de yoga.

Yoga Sūtra
texto clássico de Patañjali
sobre o yoga.

yogi
adepto do yoga.

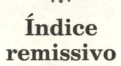

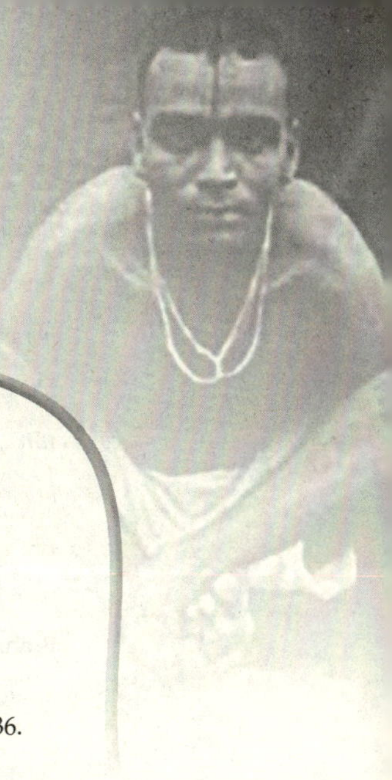

Índice remissivo

A

abhinivesa, 49-50.

abhyantara vṛtti, 113.

adhomukha śvanāsana, 130-131.

adhyāya, 53.

advaita, 33-34.

agni, 110.

ahiṁsā, 158-159.

alabdhabhūmikatva, 195.

ālasya, 194.

anavasthitatvāni, 195.

antārayas, 193.

ver também obstáculos para a clareza mental.

anuloma ujjāyī, 114.

apāna, 109-110.

apānā-vāyu, 109.

apānāsana, 70, 74-75, 79 e 82.

aparigraha, 160-162.

āsanas,

definição de, 55-56.

e descanso, 84-85.

prática dinâmica de, 71-73.

prática estática de, 71.

princípios, 77.

qualidades de, 56 e 267.

sequência de, 86-89 e 331-336.

variações de, 91-101.

ver também contraposturas.

asmitā, 49-50, 52, 138, 140, 151 e 182.

asteya, 159.

avidyā, 48, 52-53 e 140-141.

quatro ramificações de, 49-50 e 138.

relação com *duḥkha*, 143-144.

avirati, 195.

B

bāhya vṛtti, 113.

bandhas, 129-133.

e *āsanas*, 131-132.

e *prāṇāyāma*, 132-133.

técnicas de, 129-131.

Bhagavad Gītā, 27, 29, 207, 209 e 329.

bhakti, 26-27 e 328-329.

bhakti yoga, 207-208.

bhastrika, 116-117.

Bhāṣya, 327.

Bhojadeva, 327.

bhrāntidarśana, 195.

bhujaṅgāsana, 59, 75, 82, 97 e 99.

Blitz, Gerard, 18.

brahmacarya, 160.

Brahmachari, Ramamohan, 17, 19 e 220.

Brahmatantra, Krishna, 17.

bṛmhaṇa, 83-84.

C

cakra, 210-211.

cakravākāsana, 59, 75, 77, 79 e 88.

cin mudrā, 123.

contraposturas, 66-68.

exemplos de, 74-82.

D

darśana, 43.

Desikachar, T. K. V., 18 e 220-221.

entrevista com, 18-38.

Devi, Indra, 18 e 28.

dhanurāsana, 71 e 84-85.

dhāraṇā, 173-174, 178-179, 181-184 e 271.

dhyāna, 142-143, 174 e 180-188.

dhyāna mudrā, 123.

ver também mṛgi mudrā.

duḥkha, 143-149.

dveṣa, 49-50.

dvipāda pītham, 59, 79 e 88.

E

ekāgrāta, 190.

F

flexão ("para a frente"),

em pé, 59, 70, 75, 77, 88 e 92-93.

sentada, 72, 77-79, 83-84, 95-96 e 98.

G

Gheraṇḍa Samhitā, 329.

guṇa, 145 e 148.

H

halāsana, 71.

hasta mudrā, 123 e 128.

ver também mṛgi mudrā.

haṭha yoga, 210-213.

Haṭha-Yoga Pradīpikā, 211 e 329.

I

iḍā, 210-211.

Īśvara, 198-205.

īśvarapraṇidhānā, 54, 164, 198 e 236-239.

Iyengar, B. K. S., 18.

J

jālandhara bandha, 129.

jñāna yoga, 207.

K

kaivalya, 146, 177 e 220.

kapālabhātī, 116.

karma yoga, 209-210.

Klein, Jean, 18.

Krishnamacharya, Tirumalai, 17-33.

ensinamentos de, 17, 21-32 e 220-221.

informação biográfica, 17-21 e 28-30.

Krishnamacharya Yoga Mandiram, 18.

kriyā yoga, 54, 139-140 e 209-210.

kṣipta, 189.

kuṇḍalinī, 211-215.

L

laṅghana, 83-84.

M

mahāmudrā, 131.

mantra, 24-25.

mantra yoga, 208.

matsyendrāsana, 60.

meia torção da coluna, 60.

mente,

cinco atividades da, 149 e 229-231.

cinco níveis da, 189-190.

e interrupções da clareza mental, 193-201 e 239-243.

e obstáculos para a percepção clara, 248-254.

e percepção, 254-259.

no estado de yoga, 189-192, 227-229, 232-235 e 242-246.

três qualidades da, 145-146, 148 e 254-255.

ver também dhāranā; dhyāna; samādhi; saṃyama.

mṛgi mudrā, 115.

ver também dhyāna mudrā.

Mishra, Vacaspati, 327.

mūdha, 189.

mūla bandha, 131.

N

nādī, 210-211.

nāḍī śodhana, 114.

Nathamuni, 17, 19, 26, 29 e 328.

nidrā, 149.

nirbījah samadhi, 274.

nirodha, 189-190.

niyama, 31-32, 157-158 e 162-164.

O

obstáculos para a clareza mental, 193-195 e 238-240.

superação dos, 196-200 e 240-246.

P

pariṇāmavāda, 51.

parivṛtti, 150.

pārśva uttānāsana, 72-73 e 79.

paścimatānāsana, 72, 75, 77, 84, 86 e 95-96.

Patañjali, 47, 53 e 219-220.

piṅgalā, 210-211.

posturas,
- da cobra, 59, 75, 82, 97 e 99.
- da mesa, 59, 79 e 88.
- da montanha, 70.
- das pernas cruzadas, 88-89.
- de cócoras, 75.
- de eliminação, 70 e 75.
- de pé, 77.
  - com uma perna à frente, 72-73 e 77.
- do arado, 71.
- do arco, 71 e 85.
- do cachorro, 131-132.
- do cadáver, 77 e 79.
- do gafanhoto, 79-80, 82, 92 e 94-95.
- do gato, 59, 75 e 77.
- do guerreiro, 83.
- do raio, 70.
- do triângulo, 70-71.
- pouso sobre a cabeça, 70-71 e 74-75.
- pouso sobre o ombro, 74-75.
- *ver também āsanas.*

pradhāna, 153.
prakṛti, 153-156.
pramāda, 194.
pramāna, 149.
prāṇa, 104-111 e 210-212.
- *ver também prāṇāyāma;* respiração.

prāṇa-vayu, 109.
prāṇāyāma, 103-128 e 267-269.
- *āsanas* para, 88-89.
- aspectos do, 111-113.
- posições das mãos para, 114, 123 e 128.
- posições para, 117-119.
- processo do, 117-119.
- técnicas de, 113-117.
- *ver também prāṇa;* respiração.

pratikriyāsana, 66.
- *ver também* contraposturas.

pratyāhāra, 171-173 e 178-181.
puruṣa, 52, 149-151 e 153-156.

R

rāga, 49.
rājā yoga, 208-209.
Rājamārtaṇḍa, 327.
rajas, 145 e 148.
respiração,
- ligando corpo com movimento, 57-60 e 100.
- quatro partes da, 82.
- técnicas de respiração, 61-64 e 82-84.
- variando em *āsanas*, 96-97.
- *ver também prāṇa; prāṇāyāma.*

S

sādhana, 166 e 191.
śalabhāsana, 79-82, 92 e 94-95.

samādhi, 174-176, 182-188 e 227-246.
samāna-vāyu, 109.
samasthiti, 77.
saṃśaya, 194.
saṃskāra, 48 e 150-151.
saṃtoṣa, 162-163.
saṃyama, 176-177, 273-275, 279-287 e 291-296.
sannyāsin, 28-29 e 160.
sarvāngāsana, 74-75.
sattva, 145 e 148.
satvāda, 51.
satya, 159.
śauca, 162.
śavāsana, 75 e 77.
Shankaracharya, Jayendra Saraswathi, 327.
siddhi, 176.
śīrṣāsana, 71 e 74.
śītalī, 115-116.
Śiva Samhitā, 329.
smṛti, 149.
stambha vṛtti, 113.
sthira, 56, 65 e 103.
styāna, 194.
sukha, 56, 65-66 e 103.
sukhāsana, 89.
suṣumṅā, 210-211.
svādhyāya, 53, 139 e 163.
Svatmarama, 329.

T

taḍaka mudrā, 131-132.
tadāsana, 70.
tamas, 145 e 148.
tantra yoga, 210 e 212.
tapas, 53, 139 e 163-164.
Tattvaiśāradī, 327.
trikonāsana, 71.

U

udāna-vāyu, 109.
uddīyāna bandha, 130.
ujjāyī, 108 e 113.
Upaniṣads, 37 e 160.
utkaṭāsana, 75.
uttānāsana, 59, 70, 72, 75, 77, 88 e 92.

V

varjrāsana, 70.
Vedas, 43 e 220.
vidyā, 48.
Vijnañābikṣu, 327.
vikalpa, 149.
vikṣipta, 189.
viloma ujjāyī, 114.
viṅyāsa krama, 24, 65-66 e 331.
viparyaya, 149.
vīrabhadrāsana, 83-84.
viveka, 151.
Vivrana, 327.
viyādhi, 193.

vyāna-vāyu, 109.

Vyasa, 328.

Y

Yājñavalkya, 328-329.

yama, 157-162 e 260.

yoga,

definição de, 43-44, 47, 137 e 189-190.

diferentes caminhos do, 207-215.

e a mente, 189-192, 227-228, 232-235 e 242-246.

nove obstáculos ou interrupções do, 193-202 e 239-243.

oito membros do, 17, 171-177 e 259-274.

origem do, 43.

propósito do, 55 e 188.

teoria da evolução, 153-154.

três aspectos do, 52-54.

Yoga Makarandam, 18.

Yoga Rahasya, 17, 21, 26 e 328.

Yoga Sūtra, 19, 43, 47, 217-311 e 327.

a mente, 228-231, 242-246, 255-258 e 275-311.

definição de yoga, 189-190.

interrupções, sintomas e controle do, 199-205.

natureza de Deus, 236-254.

obstáculos, 248-254.

oito componentes do yoga, 259-275.

Yoga Yājñavalkya, 105, 212-213 e 327-329.

Yogavārttika, 327.

Este livro foi impresso pela BMF Gráfica e Editora
em fonte URW Palladio ITU sobre papel Pólen Bold 70 g/m²
para a Mantra no outono de 2023.